臨床工学講座

生体機能代行装置学
体外循環装置

第2版

一般社団法人
監修 日本臨床工学技士教育施設協議会

編集 見目　恭一
　　　福長　一義

医歯薬出版株式会社

【編　集】

見目恭一（けんもくきょういち）　埼玉医科大学

福長一義（ふくながかずよし）　杏林大学保健学部臨床工学科

【執筆者および執筆分担】

見目恭一（けんもくきょういち）　埼玉医科大学
　第1章-1〜4，付録1〜2

福長一義（ふくながかずよし）　杏林大学保健学部臨床工学科
　第1章-5，第2章-1，2，第10章-3〜6

大塚勝哉（おおつかかつや）　日本工学院専門学校 臨床工学科
　第2章-3〜7

奥村高広（おくむらたかひろ）　埼玉医科大学保健医療学部臨床工学科
　第3章，第8章-2，第10章-1，2

中村淳史（なかむらあつし）　杏林大学保健学部臨床工学科
　第4章

上田惠介（うえだけいすけ）　結核予防会新山手病院循環器科／松弘会三愛病院心臓血管外科
　第5章

大島　浩（おおしまひろし）　東海大学工学部医工学科
　第6章

加藤伸彦（かとうのぶひこ）　北海道情報大学医療情報学部医療情報学科
　第7章

山田康晴（やまだやすはる）　鈴鹿医療科学大学医用工学部臨床工学科
　第8章-1

関口　敦（せきぐちあつし）　元埼玉医科大学国際医療センターMEサービス部
　第8章-3

百瀬直樹（ももせなおき）　自治医科大学附属さいたま医療センター臨床工学部
　第9章

This book is originally published in Japanese
under the title of：

Rinshokogakukoza Seitaikinoudaikousouchigaku

（Clinical Engineering Series　Extracorporeal perfusion systems）

Editors：
Kenmoku, Kyoichi
　Saitama Medical University

Fukunaga, Kazuyoshi
　Kyorin University, Faculty of Health Science, Depertment of Clinical Engineering

©2012　1st ed.
©2019　2st ed.

ISHIYAKU PUBLISHERS, INC.
　7-10, Honkomagome 1 chome, Bunkyo-ku,
　Tokyo 113-8612, Japan

「臨床工学講座」の刊行にあたって

　1987 年に臨床工学技士法が制定されるとともに本格的な臨床工学技士教育が始まり，早 20 年が経過した．

　この間，科学技術は大きく進歩し，臨床工学技士が従事する医療現場でも，新しい医療技術や医療機器が導入され，多くの人の命を支える役に立ってきた．

　日本臨床工学技士教育施設協議会では，1997 年より「教科書編集委員会」を設け，臨床工学技士育成に必要な教科書作りについて検討を重ねてきた．当時は教育施設数が少なかったこと，また 1998 年度から始まった規制緩和推進 3 カ年計画のなかで，いわゆるカリキュラム大綱化が臨床工学技士教育制度でも検討されると予想されていたことにより，教科書作成事業をしばらく休止した経緯がある．政府によって「カリキュラム等を規制している国家試験受験資格付与のための養成施設の指定制度を見直し，各大学等が社会のニーズに適切に対応した多様な医療技術者等の養成ができるようにする」との方針が打ち出されたのである．

　その後，2004 年 4 月にカリキュラム大綱化が行われ，また 2006 年度第 20 回国家試験から国家試験出題基準が大きく改訂されたことを受け，日本臨床工学技士教育施設協議会は 2007 年度より改めて『教科書検討委員会』を設けて教科書作成事業を再開した．そして今般，『臨床工学講座』シリーズとして，全国 53 校の臨床工学技士教育施設で学ぶ約 2,600 名にも及ぶ学生達のために共通して使用できる標準教科書シリーズを発刊する運びとなった．

　教科書検討委員会および本講座編集委員会では，他医療系教育課程で用いられている教科書を参考にしつつ，今後の臨床工学技士育成に必要，かつ教育レベルの向上を目的とした教科書作成を目指して検討を重ねてきた．

　その骨子として以下の 3 点を心掛け，臨床工学技士を目指す学生がモチベーションを高く学習でき，教育者が有機的に教育できる内容を目指した．

　①本シリーズは，国家試験対策用テキストではなく臨床工学技士が本来的に理解しておくべき基本的事項をしっかりと分かりやすく教えることに重点をおくこと．

　②ゆとり教育世代の高校卒業者にも理解しやすい導入と内容の展開を心掛け，とくに基礎科目については随所に "Tips" などを挿入することにより読者の理解を深めていただくことを目指し，実務上での応用へのつながりを明確にすること．

　③大綱化後の新カリキュラムの内容をベースに「平成 19 年度国家試験出題基準」を念頭においた編集とすること．

　よって本講座は，これまでの教科書とは一線を画した理想を掲げており，医療

系教育課程用教科書の歴史に新たな1ページを刻む意気込みにて，執筆者・編集者ともども取り組んだ次第である．

　医療現場において臨床工学技士に求められている必須な資質を育むための本教科書シリーズの意義を十分にお汲み取りいただき，本講座によって教育された臨床工学技士が社会に大きく羽ばたき，医療の発展の一助として活躍されることを願ってやまない．

　本講座のさらなる充実のために，多くの方々からのご意見，ご叱正を賜れば幸甚です．

2008 年春

日本臨床工学技士教育施設協議会　教科書検討委員会
臨床工学講座　教科書編集委員会

第 2 版の序

　本書は，卒業後に臨床工学技士として関与する体外循環装置の全体像について，基礎から応用までを網羅した内容を学ぶ教科書として，学生目線で分かりやすく理解できるように，経験豊富な先生方に執筆をお願いした．内容については多くの図表を駆使し，平易な記載に心掛けた．

　1933 年に Gibbon が開発に着手した体外循環装置は，その 20 年後の 1953 年に Jefferson Medical College で 18 歳女性の心房中隔欠損症の閉鎖手術に用いられ，初めて心臓手術を成功に導いた．その後，約 80 年に及ぶ研究開発の成果として，現在の体外循環システムがある．

　体外循環装置の構成機器類の進化をみると，人工肺は気泡型から膜型肺に移行し，現状は中空糸外部灌流型肺に集約している．送血の圧力発生器としての血液ポンプは，長い期間ローラポンプであった．近年は安全性を考慮して多量の気泡を送りにくい遠心ポンプの利用施設が急増し，現在は約 80 ％の施設が使用している．静脈血を体外に導出する脱血法は，落差法から，その後陰圧吸引補助脱血法が登場して，現在は多くの施設で落差脱血に陰圧吸引補助脱血を加味した脱血法が採用されている．本法は，カニューレサイズが厳しく制限される乳児・新生児症例，末梢動静脈アクセス症例である低侵襲手術，再手術などで特に効果が具現されている．

　体外循環装置の受け皿となる国内の心臓血管手術は，日本胸部外科学会の 2014 年度の資料によると，約 550 施設において約 66,800 症例が施行された．内訳は，先天性約 8,870 例（13.2 ％），弁疾患約 22,490 例（33.6 ％），虚血約 15,520 例（23.2 ％），動脈瘤約 17,420 例（26 ％），その他約 2,530 例（3.8 ％）であった．近年の傾向は，先天性はほぼ一定，弁疾患と動脈瘤が漸増傾向，虚血は漸減傾向である．

　ここでの注目点は，漸減傾向の虚血症例である．心臓の動きを止めての開心術でないため，全体の約 60 ％で，体外循環装置を用いず冠動脈吻合部近辺のみを特殊器具にて心臓の動きを抑制し，心臓は動かした状態での off pump bypass 法が用いられている．体外循環システムは進歩発展してきたが，抗凝固，血液希釈，低体温，定常流，空気との接触などの非生理的使用条件による合併症を内在している．特に高齢者は，これらの体外循環リスクを避けるための手術法を採用する必要がある．

　今後も生体の心肺系とは似て非なる体外循環装置を必要とする症例に対して，手術成績の向上を図るため，手術チームが綿密に連携して，安全で効率的な業務を遂行し，体外循環装置の作動時間の短縮を図ることで少しでも合併症を減らす継続的な努力が求められている．

　本書が臨床工学技士の国家試験合格を目指す学生を中心に，現任の臨床工学技士に

も知識の再確認としてより安全な人工心肺業務遂行の一助となれば幸いである．最後に，本シリーズの充実を発展のため，多くの皆様からのご意見，ご叱咤を頂戴したく，ここにお願い申し上げます．

2019 年 1 月

福 長 一 義
見 目 恭 一

第1版の序

　1933年, Gibbon は人工心肺装置の開発に着手し, 3年後に動物実験を成功させた. その後, 人間に応用できる酸素加能を有する人工肺を誕生させるのに17年もの歳月を費やし, ついに1953年, Mayo Clinic において世界で最初の人工心肺装置を用いた心房中隔欠損症の根治術が行われ, 18歳女性が無事救命された.

　これを契機に人工心肺装置の開発競争の火蓋が切られ, 今日まで60年以上にわたる先人の連綿とつながる世界的な研究開発の成果として, 現在の人工心肺システムがある. 人工肺は, 気泡型から中空糸外部灌流膜型肺へと改良進化し, 高い酸素加能を獲得するとともに, 充填量が削減された. これはガス交換のみならず, 無輸血症例の拡大と使用輸血量の削減につながっている. 長くローラポンプが主流であった送血ポンプとして, 新たに遠心ポンプが登場し, わが国では安全性を求める流れから70%強もの施設で利用されるようになっている. 安定して血液を体外に導くため, 落差脱血に陰圧吸引補助脱血法を付加する方法が登場し, カニューレサイズが厳しく制限される乳児・新生児症例, 低侵襲手術例および末梢動静アクセス症例などにとくに大きな恩恵を供している. また, 抗血栓処理法の進歩に伴い血液接触面のコーティングが普及し, 生体適合性が大幅に向上している.

　国内の心臓血管手術の施行数は, 日本胸部外科学会2007年度統計によると558施設で55,218例と報告されている. その内訳は, 冠動脈バイパス17,317例(31%), 弁手術15,218例 (28%), 大血管10,081例 (18%), 先天性7,260例 (13%), その他となっている. ここで注目すべきは, 心停止をかならずしも必要としない冠動脈バイパス術の増加である. そして, 17,317例のうち実に63%の10,979例が, 人工心肺使用リスクを避ける目的に人工心肺を用いずに手術が行われていることである. 前述のように, 人工心肺は開発当初に比してシステム全体で進歩改善が図られてきたが, 依然として抗凝固, 血液希釈, 低体温, 血液と空気との接触, 定常流など, 非生理的な条件を有し, これらが合併症の要因ともなっており, 合併症を避けるための手術法が選択されている現状がある. それゆえに, 人工心肺を必要とする症例においては, 治療チームが綿密に連携し, 安全で効率的な業務遂行を通して人工心肺作動時間の短縮を図り, 合併症を減らして治療成績の向上を目指すことが求められる.

　人工心肺がわが国に導入された当初は, おもに医師が人工心肺装置を操作していた. しかし, 技術の進歩に伴って専門性が増すにつれ, 装置を適切に扱うことができる人材が必要となり, その国家資格者として1988年臨床工学技士が誕生し

た．臨床工学技士誕生前年に体外循環技術認定士制度が創設され，認定士が誕生した．現在866名の認定士が活躍している．さらに2015年より日本胸部外科学会の修練施設認定条件に1名以上の体外循環技術認定士の雇用が求められることになり，より専門職としての社会的な使命と役割が明確化する．

　本書の作成にあたり，体外循環領域の教科書という位置づけを鑑みて，人工心肺関連領域を基礎から応用まで網羅する内容となるように，経験豊富な先生方に執筆をお願いした．本書が臨床工学技士の国家試験を目指す学生を中心に，現任の臨床工学技士にも治療の質の向上と安全な人工心肺業務遂行の一助となれば幸いである．最後に，本シリーズの充実・発展のために多くの皆様からご意見，ご叱咤を頂戴したく，ここにお願い申し上げます．

2012年1月

福 長 一 義

見 目 恭 一

生体機能代行装置学
体外循環装置　第2版
CONTENTS

Tips CONTENTS

【臨床工学講座　教科書編集委員会委員】

委員長　　：菊池　眞（(公財)医療機器センター）

副委員長：出渕靖志（四国医療工学専門学校）

　　　　　　生駒俊和（宇治徳洲会病院）

委　員　：石原　謙（愛媛大学大学院）

　　　　　　小谷　透（昭和大学）

　　　　　　篠原一彦（東京工科大学）

　　　　　　戸畑裕志（九州保健福祉大学）

　　　　　　中島章夫（杏林大学）

第1章 人工心肺総論

1 人工心肺とは

　人工心肺は，心臓大血管外科手術の際，心静止と無血視野を確保して，外科医の手術の間，患者の呼吸・循環を代行して患者の生命を維持するシステムである．

図1-1　人工心肺システム

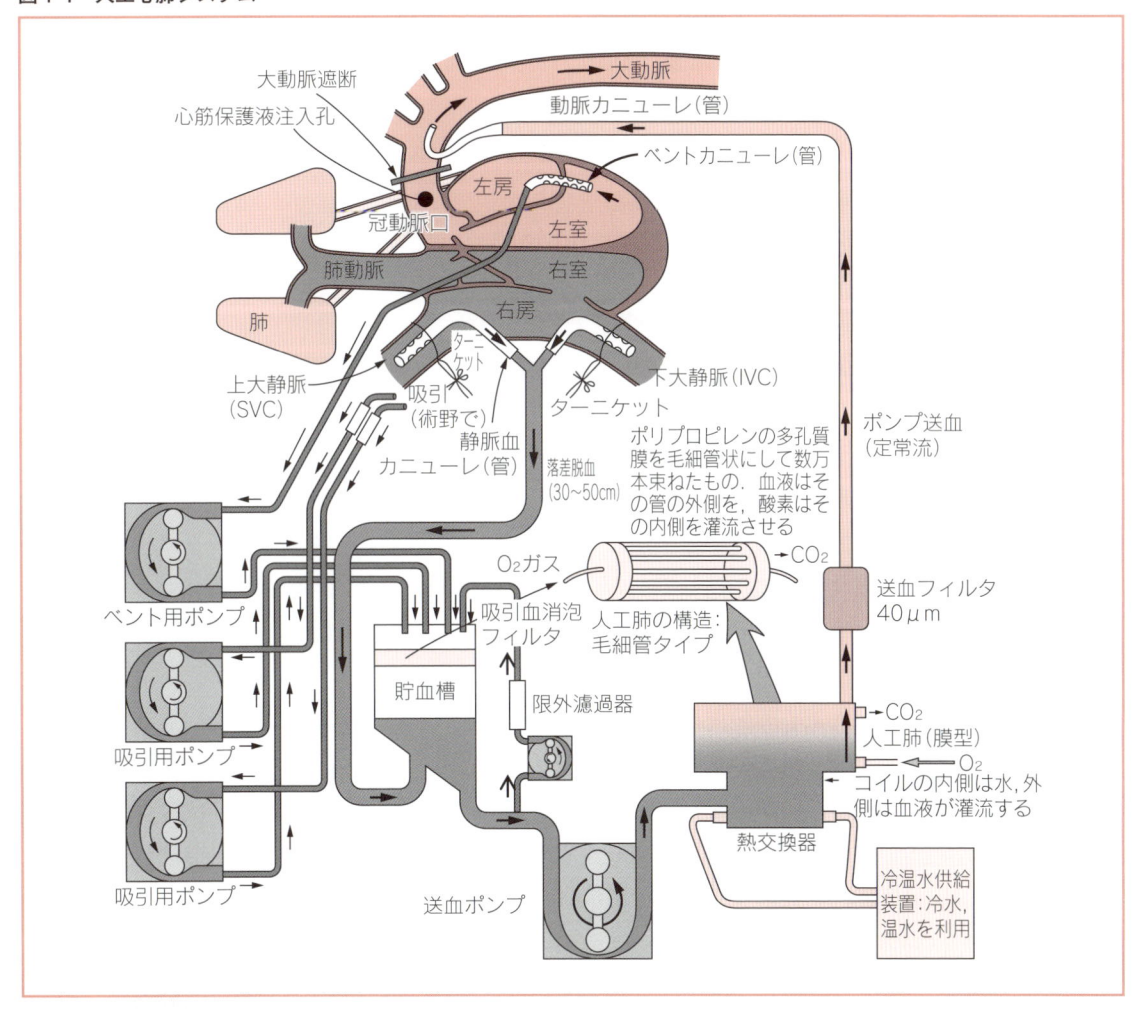

1—人工心肺システムの構成

一般的な人工心肺は，主回路として，

① 静脈血を上大静脈・下大静脈よりサイフォンの原理に基づく落差圧（または落差圧＋陰圧吸引補助，ポンプ脱血）を利用して静脈貯血槽に脱血する脱血回路

② 貯血槽の静脈血を動脈ポンプ（ローラポンプまたは遠心ポンプ）で人工肺に送り酸素加と二酸化炭素排出をし，動脈フィルタを介して動脈に戻す送血（動脈）回路

補助回路として，

③ 出血を回収し心血貯血槽を介して血栓，組織片，脂肪組織などを除き静脈貯血槽に戻すための吸引回路

④ 左心系への灌流血液を吸引し，左心室の過伸展防止と無血視野確保のためのベント回路

⑤ 大動脈遮断後，心臓の動きを停止し低温を維持して心筋細胞の温存を図るための心筋保護液供給回路

⑥ 必要時に大量投与される心筋保護液，補液などを処理する限外濾過回路

でシステムが構成される（**図 1-1**）．

2—人工心肺システムの特徴

人工心肺システムは，心臓大血管手術の際に使用される，患者の呼吸と循環の機能代行装置であり，人間と機械のマン-マシンインターフェースシステムでのマニュアル運転装置である．

現実のシステムの特徴は，①全身循環維持のため多量の血液を灌流する，②動作後の途中停止がむずかしい，③送脱血量の微妙なバランス操作が必須なマニュアル運転である，④患者側情報を適切に判断して機械側へフィードバックする操作が必要となる（**図 1-2**），⑤手術は外科医，麻酔科医，看護師，臨床工学技士のチーム医療で実施する．

人工心肺装置はいまだ理想的な機能代行装置にはほど遠く，血液と異物および空気との接触に伴い炎症反応が惹起され，強烈な抗凝固療法を要し，脈圧のない血流維持，肺循環の停止，低血圧，血液希釈，低体温などの非生理的条件下で使用可能なものである．その結果，人工心肺作動時間に伴う合併症，偶発的な合併症が避けられず，自己の心肺での全身灌流とは大きく異なる似て非なるシステムである．冠動脈バイパス術は開心の必要がなく，人工心肺のリスクを回避すべく血管吻合部位近傍の動きを制御する固定器具を開

図 1-2　人工心肺の仕組みと監視調整項目

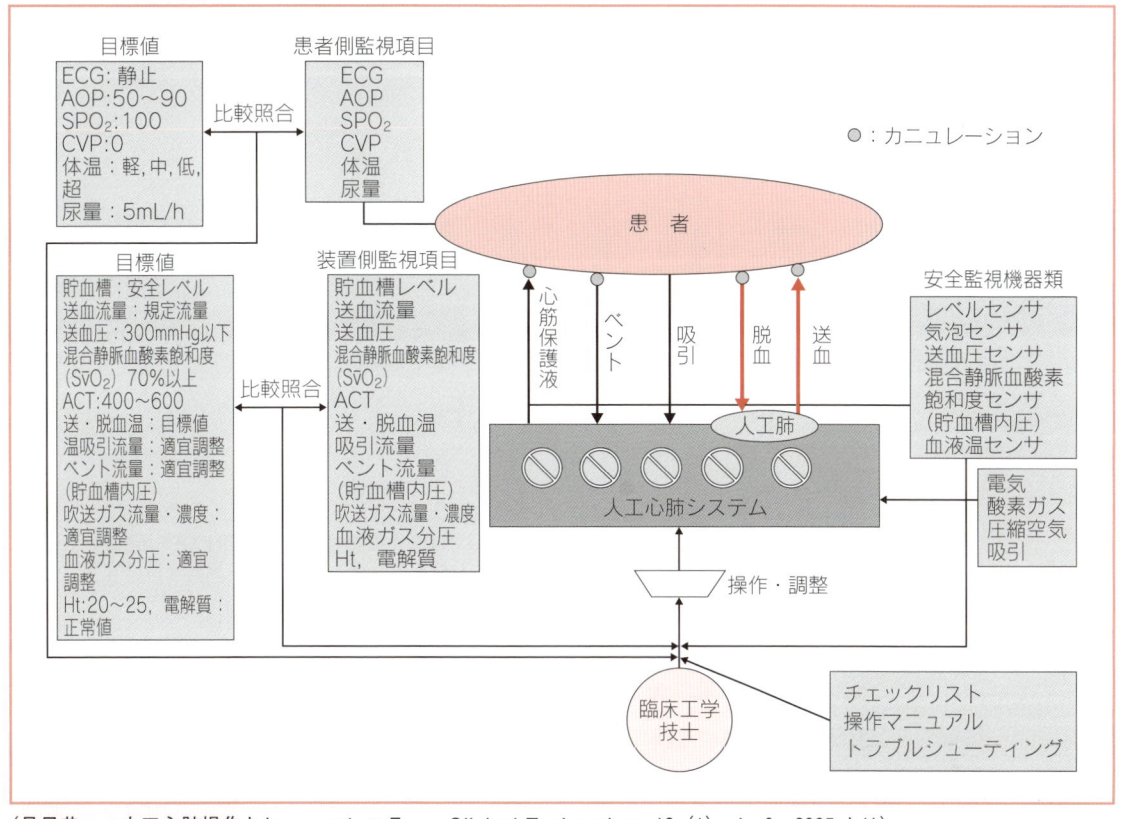

（見目恭一：人工心肺操作とヒューマンエラー. *Clinical Engineering*, 16（1）：4〜9, 2005 より）

発，活用して，人工心肺を用いない off pump バイパス法にて国内冠動脈バイパス術の 60％強の症例が実施されている.

2 人工心肺の歴史

1—人工心肺を用いた開心術

▶ 1）人工心肺

　人工心肺の開発への扉を開いたのは，アメリカの若き外科医 Gibbon であった（1930 年）. ある日の彼の役割は，胆嚢手術後に発生した静脈血栓から肺動脈塞栓症を発症した女性患者の監視であった. 容態が急変した場合には，肺動脈を切開して血栓除去手術を実施するという治療方針に基づくベッドサイドでの監視であった. 患者の容態は悪化し，補助手段なしでの手術が

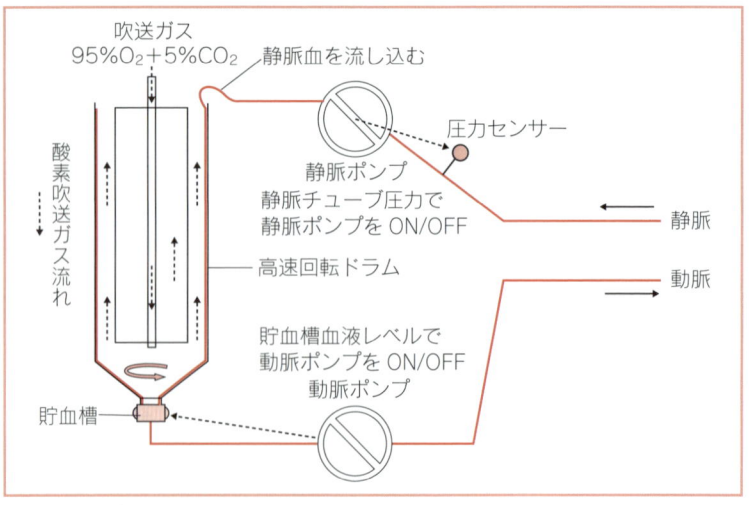

図 1-3　Gibbon の人工心肺装置の原理

吹送ガス
95%O$_2$+5%CO$_2$
静脈血を流し込む
圧力センサー
静脈ポンプ
静脈チューブ圧力で
静脈ポンプを ON/OFF
高速回転ドラム
貯血槽血液レベルで
動脈ポンプを ON/OFF
動脈ポンプ
酸素吹送ガス流れ
貯血槽
静脈
動脈

ローラポンプによる静脈脱血と酸素加血の送血.
静脈ポンプは静脈回路圧で，送血ポンプは貯血槽血液レベルで ON/OFF 制御.
酸素加は高速回転するドラムの上部より静脈血を流し込みドラム表面を自然降下.
落下血液表面に酸素ガスを吹送し酸素加を行う.

施行され，結果は循環停止時間が 6 分となり救命しえなかった．本法は危険な手術ではあったが，当時はこの方法しか救命の手段はなく，仮に手術を行わなくても 100%死亡する疾患であったので，わずかな望みをかけた決断であった．17 時間に及ぶ監視のなかで Gibbon は，「脳を中心に循環維持を図る肺と心臓の代行装置があれば脳の虚血時間を気にせず安全な手術ができる」と結論づけた.

　1933 年より本格的に人工心肺装置の開発に着手して改良を重ね，1935 年，ついに人工心肺をネコに装着し，肺動脈遮断実験を行い救命したが[2,3]（図 1-3），これを人間に利用できる人工肺の開発にはその後 18 年の歳月を要した．完成した酸素加装置は，金網の平板を並列に並べたスクリーン型人工肺で，血液を薄いフィルム状にして酸素ガスと接触を図るガス交換法であった.

　1953 年に Jefferson Medical College で Gibbon が開発した人工心肺装置を世界で最初に用い，18 歳女性の心房中隔欠損症患者を救命した[4]．その後，同装置で 2 例の手術を実施したが救命に至らず，Gibbon は同装置を用いた手術を中止した．後に，Mayo Clinic の Jones Kirklin らにより同装置の改良が図られ，良好な臨床成績を残した[5].

　同時期に Minnesota 大学の Lillehei，DeWall らは，酸素ガスを小泡化して直接血液と混合させてガス交換を行う混合管と，浮力利用の酸素ガス除泡槽と酸素加血貯血槽で構成された気泡型肺を開発して 1955 年に臨床使用した[6]（図 1-4）．ヨーロッパでもほぼ同時期に Bjork，Crafoord らがフィルム

図 1-4　DeWall-Lillehei 気泡型人工肺

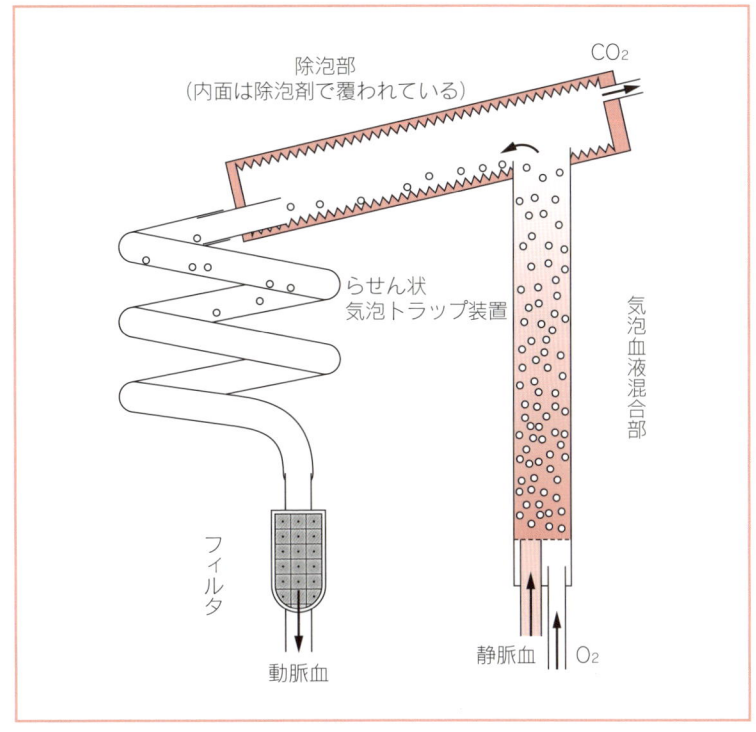

(Gibbon, J. H. Jr.：Application of mechanical heart and lung apparatus to cardiac surgery. *Minn. Med.*, 37：171, 1954. より)

図 1-5　回転円板型人工肺

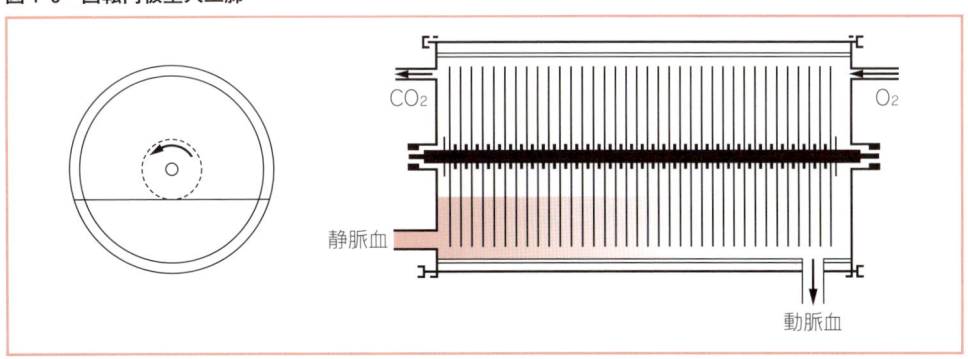

(Gibbon, J. H. Jr.：Application of mechanical heart and lung apparatus to cardiac surgery. *Minn. Med.*, 37：171, 1954. より)

方式の回転円板型人工肺のプロトタイプを開発して臨床使用した[7,8]．その後1956年，酸素加能の向上を図った回転円板型人工肺が開発され[9]（図 1-5），一時全世界で使用されたが，構造が複雑で使い捨てタイプに進化しなかったため，ほどなく使用されなくなった．

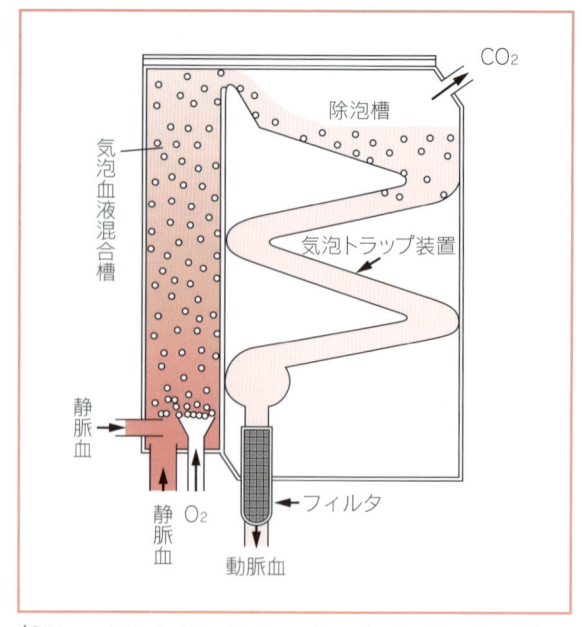

図1-6　Gottらの使い捨てシート式気泡型肺

（Gibbon, J. H. Jr.：Application of mechanical heart and lung apparatus to cardiac surgery. *Minn. Med.*, 37：171, 1954. より）

　国内でも海外とほぼ同時期の 1956 年，曲直部らは DeWall 気泡型人工肺と Sigmamotor Pump を用いて Fallot 四徴症の根治手術に成功[10]，榊原らは僧帽弁閉鎖不全症にイルリガートルと称する気泡型人工肺とローラポンプを用いて弁輪縫縮術に成功した[11].

▶2）使い捨て型気泡型人工肺

　Rygg, Gott らは，ビニールシートを用いた気泡型人工肺を開発し[12,13]（図1-6），高酸素加効率と使い勝手のよさから各メーカーが製品化した．使い捨てタイプの血液回路も同時に世に出た．その後，唯一再消毒の作業が必要であった熱交換器を内蔵した気泡型人工肺が登場し，血液回路も含めてすべてが使い捨て方式となった．

▶3）膜型人工肺の登場

　Kolff, Balzer らは，1955 年膜型人工肺の研究を開始した[14]．Clowes, Neville らはテフロン膜の人工肺を臨床使用したが[15]，低酸素透過能，高充填量，不均一ガス交換，膜破損の多発，難操作などから利用拡大とはならなかった．

　1969 年にシリコーン膜積層型 Lande-Edwards 肺[16]，1971 年にはシリコー

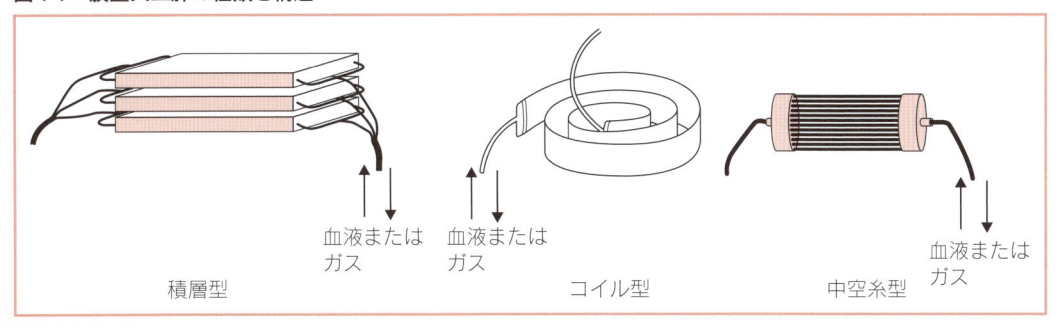

図 1-7　膜型人工肺の種類と構造

血液または
ガス

血液または
ガス

血液または
ガス

積層型　　　　　　　　　　　　　　コイル型　　　　　　　　　中空糸型

ン膜コイル型 Kolobow 肺が登場して臨床使用された[17].　1964 年頃から多孔質膜の研究が開始されたが，微小細孔加工に難渋した．1981 年，0.1 μm 程度の細孔のポリプロピレン膜の TMO 肺が登場し臨床使用された[18].　これを契機に高酸素加効率のポリプロピレン多孔質膜型人工肺が登場し，その後国産中空糸内部灌流型多孔質膜型人工肺の開発[19,20]，そして高酸素加効率，低圧損，低充填量の外部灌流型へと進化して今日に至っている（図 1-7）.

2──人工心肺を用いない開心術

▶ 1）低体温法

　低体温法での開心術は 1952 年，Lewis らにより，表面冷却法で中程度低体温下，上下大静脈を遮断して心房中隔欠損症に世界で最初に行われた[21].　本法は簡便な方法で全世界的に利用されたが，大動脈遮断許容時間が約 10 分という厳しい限界があった．そこで，Sealy，Drew，Anderson[22,23] らは，低体温で惹起される不整脈にも強い体外循環を利用して，15℃の低体温下，60 分の循環停止が可能との証明をした．これらの研究成果は，超低体温循環遮断法として，複雑心奇形や弓部大動脈手術などの領域では今でも貴重な補助手段として利用されている．

　国内では，1954 年，榊原らが本法を用いた肺動脈狭窄症の開心術に成功している[24].

▶ 2）交差循環法

　Lillehei らは，親と患児の動脈，静脈を接続して患児の循環を維持する方法にて 45 例に手術を実施し，28 例を退院させた．ドナーである親の侵襲が大きく，免疫学的にも問題があるため，その後は利用されなくなった．

▶ 3）選択的脳灌流冷却法

　1955 年浅野らは，全身循環遮断法でもっとも許容時間が短い脳に選択的に

図 1-8　選択的脳灌流冷却法

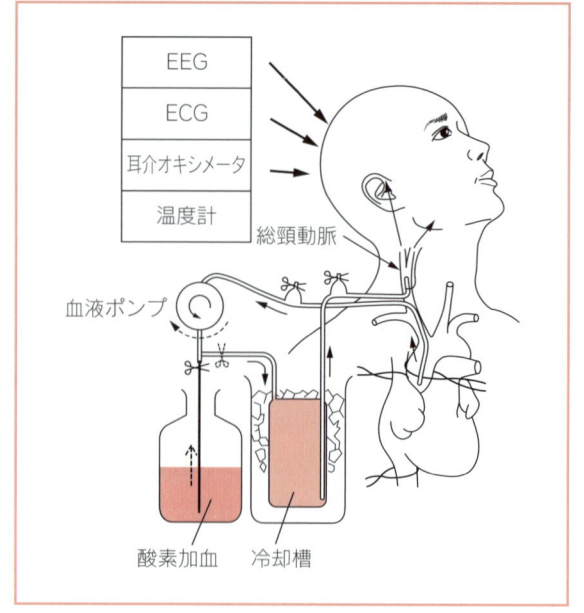

（Gibbon, J. H. Jr.：Application of mechanical heart and lung apparatus to cardiac surgery. *Minn. Med.*, 37：171, 1954.　より）

冷却血を灌流させて保護を図る方法で，心房中隔欠損症に国内初の開心術を行った[25]（図 1-8）．

3 血液ポンプの歴史

1—ローラポンプ

　Gibbon が開発した人工心肺装置にはすでにローラポンプが用いられていた．しかし，開発当初は"生命は拍動流でのみ生かせる"との考えで多くの拍動流ポンプが世に出されたが，短時間であれば定常流での循環維持で支障がないことが明らかになった．ローラポンプは開発当初輸血用ポンプ（開発者名から DeBakey ポンプと呼称）[26]として世に出た．構造が簡単で，易操作性，安価，滅菌処理可能，弁機構が不要，流量校正が容易などの優れた特徴をもつため，血液ポンプへ流用された．

　国内でのローラポンプは，田代が海外より早く同様なローラポンプを開発して輸血に用いた記録がある[27]（図 1-9）．

図 1-9　田代式ローラポンプ

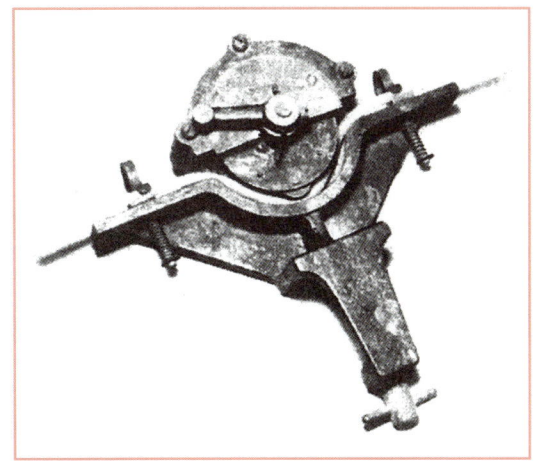

（田代勝州：余ノ考案シタル純粋輸血器及ビ同器ニヨル輸
血 100 回（65 例）ニ就テ．日外会誌，**34**：1065，1933 よ
り）

🌸 2─遠心ポンプ

　開発当初は血液ポンプとして遠心ポンプも注目されたが，血液損傷が大き
く，流量計測および流量制御がむずかしく，滅菌処理がむずかしいなどの当
時の遠心ポンプの性能から臨床に使用するには至らなかった．Kletschka,
Rafferty ら[28)] は，コーンを回転させて渦流を発生させ，コーン部電磁結合で
の回転駆動力の伝達，電磁血流量計での流量計測方式で，低溶血性の遠心ポ
ンプを開発した．当初はコスト高もあり，補助循環を中心に世に受け入れら
れた．近年は医用安全の大量空気誤送回避の観点から利用施設が増え，約
85％の施設で人工心肺用血液ポンプとして利用されている．

4 人工心肺と臨床工学技士のかかわり

　1987 年，関係者の長い間の悲願であり，関連学会，関連団体による議論と
努力と働きかけにもかかわらず日の目をみなかった臨床工学技士法が，晴天
の霹靂のごとく国会に上程されて可決，成立した．翌 1988 年 3 月に第 1 回
の国家試験が実施され，晴れて国家資格である臨床工学技士の誕生となっ
た．それ以来これまでに 31 回の国家試験にて，2018 年 4 月現在延べ 43,541

名の臨床工学技士が誕生している．そのうちの約3,000名が人工心肺領域に関与している．臨床工学技士法の骨子は，①医師の指示の下，生命維持管理装置である呼吸，循環，代謝の代行装置の操作と保守点検を業とし，②業務遂行にはチーム医療の徹底に努める，の2点である．

　臨床工学技士誕生直後は，臨床工学技士を中心に種々の職種との混成チームで体外循環業務が行われていたが，資格者数の増加に伴い臨床工学技士に業務を委ねる施設が増加した．この流れを推し進めたのは2003年の診療報酬改定で，臨床工学技士未雇用施設での手技料30%減額措置である．これにより臨床工学技士の雇用が急速に進み，現在はほとんどの施設での体外循環業務は臨床工学技士の担当となっている．

　体外循環領域の専門資格である体外循環技術認定士試験は，第1回国家試験実施前年の1987年に，体外循環領域に関連する日本胸部外科学会，日本心臓血管外科学会，日本人工臓器学会合同（現在は日本体外循環技術医学会を含め4学会合同）で実施された．受験条件は，セミナーで規定項目の履習，トラブルシミュレーションの受講，30症例以上の人工心肺操作証明記録提出，3年以上の実務経験のうえ，筆記・口答試験である．この資格維持には5年ごとの更新が課されている．2017年現在，31回の試験が実施され，1,730名が認定され，安全な体外循環業務遂行に貢献している．さらに2015年より，胸部外科修練認定施設の条件に1名以上の体外循環技術認定士の雇用が義務づけられ，施設での人工心肺操作技士の役割がさらに明確となった．

　最近の症例の傾向として，先天性心疾患はほぼ一定，弁疾患と動脈瘤が漸増傾向，虚血は漸減傾向にある．ここでの注目点は，漸減傾向の虚血症例である．全症例の約60%で人工心肺を用いない off pump bypass が実施されている．体外循環システムは進歩発展してきたが，使用に際して，抗凝固，血液希釈，低体温，定常流，空気との接触などの非生理的条件を必要とし，これらによる合併症を内在しており，このリスクを避けるための体外循環装置を用いない手術法が選択されている．それゆえに，体外循環装置を必須とする症例では，手術チームの綿密な連携，的確，安全，効率的な業務遂行により，体外循環の作動時間の短縮と合併症を減らして，手術成績の向上に努める必要がある．

5 人工心肺に必要な工学的知識

ここでは，体外循環技術の理解に最低限必要な工学的用語を紹介する．

1—質量（mass）

質量のSI単位は［kg］（キログラム）である．1 kgは，もともと水1リットルの重さとして定義されていた．

2—体積（volume）

体積のSI単位は［m^3］（立方メートル）である．これ以外に体外循環分野では，リットルやccなどの容量が用いられている．

▶1）リットル（liter：ℓ, l, L）

1 Lの牛乳パック（およそ縦7 cm×横7 cm×高さ20 cm）は誰もが手にしたことがあるだろう．1 Lは10 cm×10 cm×10 cm＝0.1 m×0.1 m×0.1 m＝1×10^{-3} m^{3}である．

▶2）cc

SI単位系では使用を認めていないが，体積の単位として現在でも［cc］が使われることがある．シーシーは立方センチメートル（cubic centimeter）のことで，1 cc＝1 cm^3＝1 mLである．

3—密度

▶1）密度（density）

密度 ρ［kg/m^3］とは，単位体積あたりの質量を表している．

$$\rho = \frac{質量\ m}{体積\ V}$$

同じ大きさならば，密度が大きい方が重い．水の密度（4℃）は，1 kg/1×10^{-3} m^3＝1,000 kg/m^{3}である

▶2）比重（specific gravity, relative density）

水の密度を基準にして，他の物質の密度との比を比重という．比重が1より小さな物質は水に浮き，大きな物質は水に沈む．血圧計に用いられている

水銀の密度はおよそ $13.6\ \mathrm{kg/m^3}$であるから，水銀の比重は 13.6 となる．血液の比重は 1.05 程度で，水よりわずかに大きい．

4 — 圧力（pressure）

▶ 1）圧力の単位

血圧といえば現在でも ［mmHg］（ミリメートル水銀柱，millimeter of mercury）が用いられている．これは，水よりも重い液体を使って血圧を測定したことの名残である．100 mmHg は大気中において水銀を 100 mm 持ち上げることができる圧力である．また，生体内圧力の単位として［Torr］（トル，人名 Torricelli に由来）も用いられており，その大きさは 1 mmHg = 1 Torr である．

100 cmH₂O は水を 100 cm 持ち上げることができる圧力.

SI 単位系における圧力の単位は Pa（パスカル）であり，基礎単位との関係は次の通りである．

$$1\ \mathrm{Pa} = 1\ \mathrm{N/m^2} = 1\ \frac{\mathrm{kg \cdot m/s^2}}{\mathrm{m^2}}$$

すなわち圧力とは，単位面積あたりに加わっている力［N］（ニュートン）のことである．

さて，1 mmHg は何［Pa］であろうか．前述のように水銀 1 L（$10^{-3}\ \mathrm{m^3}$）の重さは 13.6 kg である．地球上で重力によって生じる加速度のことを重力加速度とよび，およそ $9.8\ \mathrm{m/s^2}$であることが知られている．たったこれだけの基礎知識で，1 mmHg が何 Pa かを換算することが可能である．

$$\frac{13.6\ \mathrm{kg}}{10^{-3}\ \mathrm{m^3}} \times 9.8\ \mathrm{m/s^2} \times 1\ \mathrm{mm} \fallingdotseq 133\ \frac{\mathrm{kg \cdot m/s^2}}{\mathrm{m^2}} = 133\ \mathrm{Pa}$$

▶ 2）絶対圧とゲージ圧

圧力の値を示す方法として，絶対真空を基準とする絶対圧力と，大気圧を基準とするゲージ圧力の 2 種類がある（絶対温度［K］とセルシウス度［℃］のようなもの）．血圧は，トランスデューサで測定する際に大気開放によってゼロ調整することからわかるように，ゲージ圧で示した値である．たとえば，血圧 100 mmHg の絶対圧は，大気圧が 760 mmHg（＝ 101325 Pa）であるから 860 mmHg となる．

5 — 流体のもつエネルギー

▶ 1）ベルヌーイの定理

流体のエネルギー保存の法則としてもっとも基礎的なものにベルヌーイの定理がある．密度 ρ［$\mathrm{kg/m^3}$］，流速 v［m/s］，圧力 p［Pa］，重力加速度 g

図 1-10　ベルヌーイの定理の概念

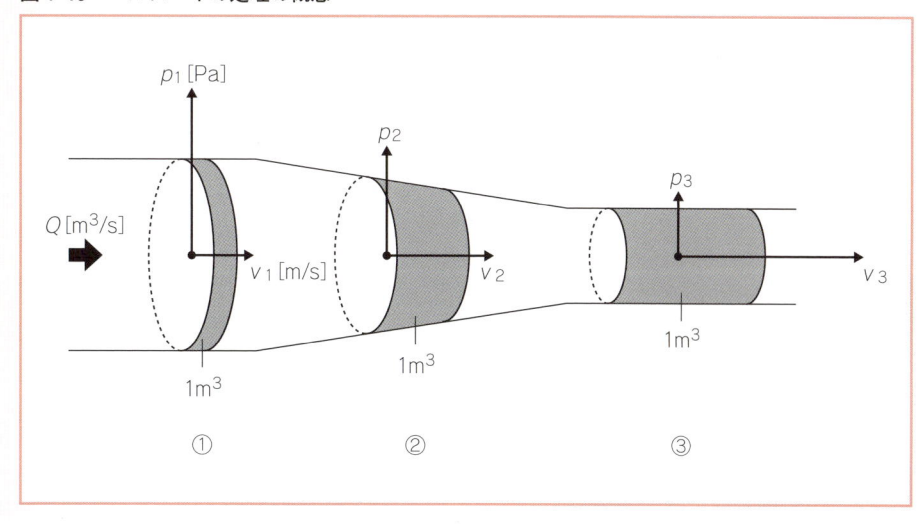

$[m/s^2]$，高さ h $[m]$ としたとき，次式が成り立つ．

$$\frac{1}{2}\rho v^2 + p + \rho gh = 一定\ [J/m^3]$$

それぞれの項は単位体積あたりのエネルギーを表しており，左辺第1項は運動エネルギー，第2項は圧力エネルギー，第3項は位置エネルギーである．エネルギーというと物理が苦手な人にはアレルギーが出るかもしれないが，ここで使われている単位体積あたりのエネルギーとは圧力のことである．

$$[J/m^3] = [N \cdot m/m^3] = [N/m^2] = [Pa]$$

図1-10において，管が水平だとすれば，重力によるエネルギーの増減はないので，位置エネルギーを無視することができる．管の内部ではどこでも単位時間に流れる流量 Q $[m^3/s]$ は同じなので，管の径が大きな①では流速 v $[m/s]$ は遅く，管径が小さくなるにつれて流速が速くなっていくことがわかる．ベルヌーイの定理より，流線に沿った①から③までのどの位置でも流体エネルギーが一定であるとすれば，

$$\underset{①}{\frac{1}{2}\rho v_1{}^2 + p_1} = \underset{②}{\frac{1}{2}\rho v_2{}^2 + p_2} = \underset{③}{\frac{1}{2}\rho v_3{}^2 + p_3}$$

$$v_1 < v_2 < v_3 および p_1 > p_2 > p_3$$

が成り立つはずである．

ベルヌーイの定理は非圧縮，定常流，粘性を無視，外力は重力のみという条件において流れに沿って成り立つものである．流れの乱れや渦，粘性は考慮されていないが，流れの概念をつかむうえで重要な定理である．

▶2）静圧，動圧，全圧

ベルヌーイの定理において重力による位置エネルギーを無視したならば，

図 1-11　血管内の圧力測定

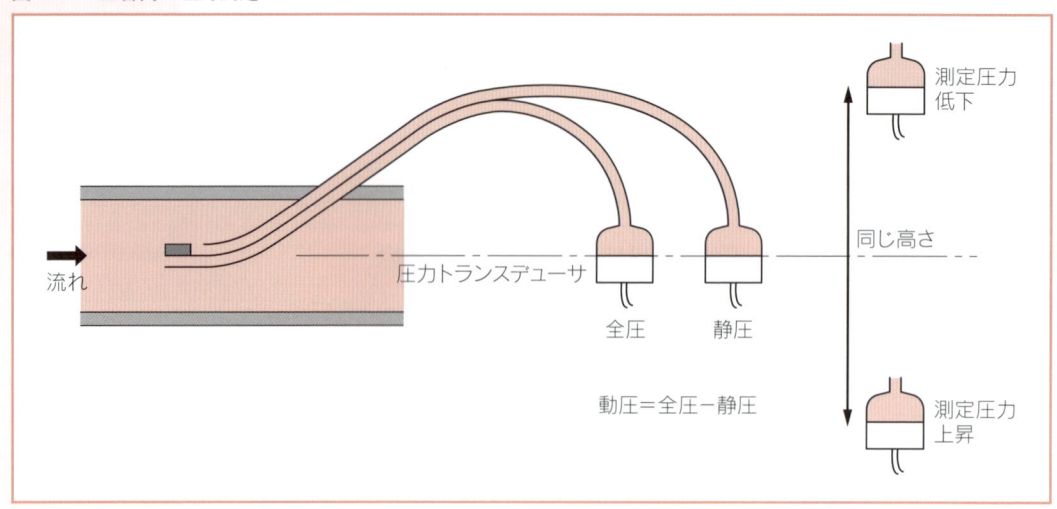

流体の圧力を次のように考えることができる.

$$\frac{1}{2}\rho v^2 + p = 一定 \; [\mathrm{J/m^3}] \; \rightarrow \; 動圧 + 静圧 = 全圧 \; [\mathrm{Pa}]$$

　観血血圧測定では，全圧と静圧を測定することができる（**図 1-11**）．流れをせき止める位置に開いている孔には全圧が加わり，側面の孔には静圧が加わっている．流れがなければ2つの孔の圧力は同じである．高さによるエネルギー変化を除けば，カテーテルの孔と測定ラインに満たされた液体のどの点でも同じ圧力となる（パスカルの原理）．測定部のトランスデューサをカテーテル先端より高く（低く）すると，位置のエネルギーだけ圧力が小さく（大きく）計測される.

▶ 3）位置エネルギー

　重力がある地球では，物体でも流体でも高いところにあること自体がエネルギーをもつことになる．穴をあけたペットボトルに一定量の液体を満たすと，位置エネルギーによって下の方にある穴の内側ほど圧力が高まるため，その穴から勢いよく液体が流れ出す（**図 1-12**）．これは，人工心肺で患者から血液を抜き出す，落差脱血の駆動力となる.

▶ 4）サイフォン

　図 1-13 のように，ポンプを使うことなくタンク1の水面よりも高い位置を通過して液体をタンク2に流すことができる．この現象をサイフォンの原理といい，落差脱血はこれによって実現されている．この原理はタンク1か

図 1-12　位置エネルギーと水の勢い

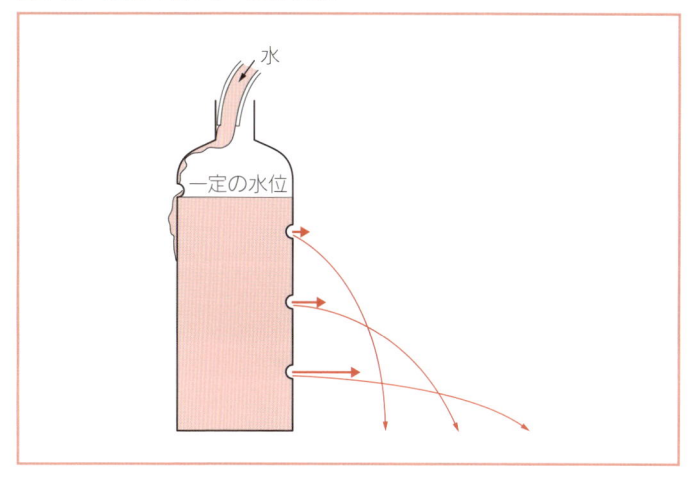

図 1-13　サイフォンの原理

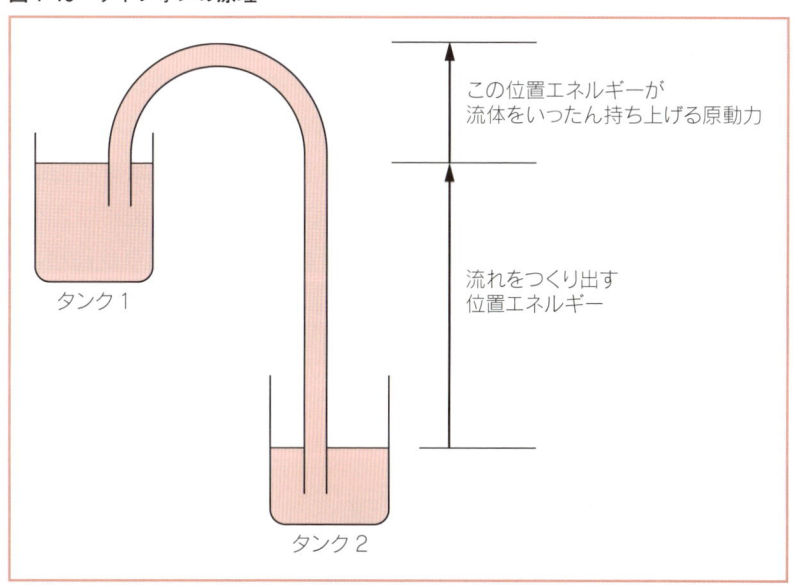

らタンク 2 までの管路に液体が満たされている必要があり，管路に空気が混入していると流れない．

6 — 粘性 （viscosity）

　粘というとネバネバといったイメージだが，流体における粘性は，ドロドロ，サラサラのほうがしっくりくる．オレンジジュースよりもシェイクをストローで飲むほうが苦労するが，これが粘性そのものである．普段，流体は自由に形を変えることができると考えがちだが，例え水でも速く変形させよ

図1-14　粘性の概念

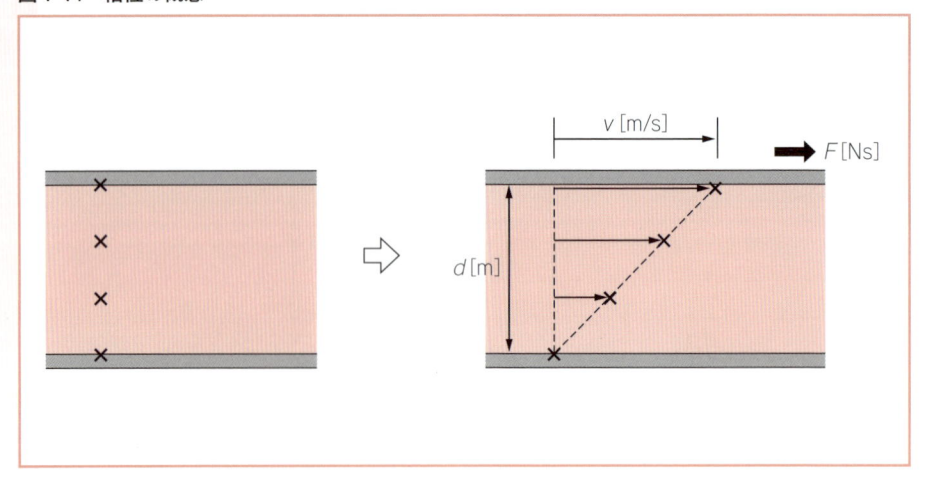

うとすると大きな力が必要になる（静かな水面を手のひらでたたけばわかる）．このように流体は，変形の早さに応じて必要な力が変わる性質がある．

　図1-14のように，間隔 d [m] の2枚の板の間に液体が満たされているとき，板に接している（板表面の）液体は板と同じように動くと考えることができる（壁面すべりなし）．上の板だけを右方向に速度 v [m/s] で動かすと，板の間に満たされている液体は，図右のように変形することになる．このとき，上の板を動かすために必要な単位面積あたりの力 F [N] をせん断応力（shearing stress）τ [N/m^2]＝[Pa] という．

$$\tau = \mu \frac{v}{d}$$

　上式の μ を粘性といい，単位は [Pa・s] である．

7——層流と乱流

　線香の煙を観察すると，煙ははじめはまっすぐの線を描いて上昇していくが，十数cm上昇したところで急に乱れるのをみることができる．煙は周囲を無風状態にしても乱れる．流れの乱れがない状態を層流，乱れのある状態を乱流とよぶ．レイノルズ（物理学者）は，この現象を流体とガラス管を用いて詳細に研究し，他の条件を同じにした時「密度が小さい」「流速 v が遅い」「管径 d が小さい」「粘性 μ が大きい」ほど流れが乱れにくいことを突き止めた．これは，流れが潜在的に不規則に乱れようとする性質をもっている一方，粘性が流体の変形を妨げる抵抗となっていることに起因している．

　流れの状態を表す指標として，レイノルズ数 Re（無次元）が定義されている．

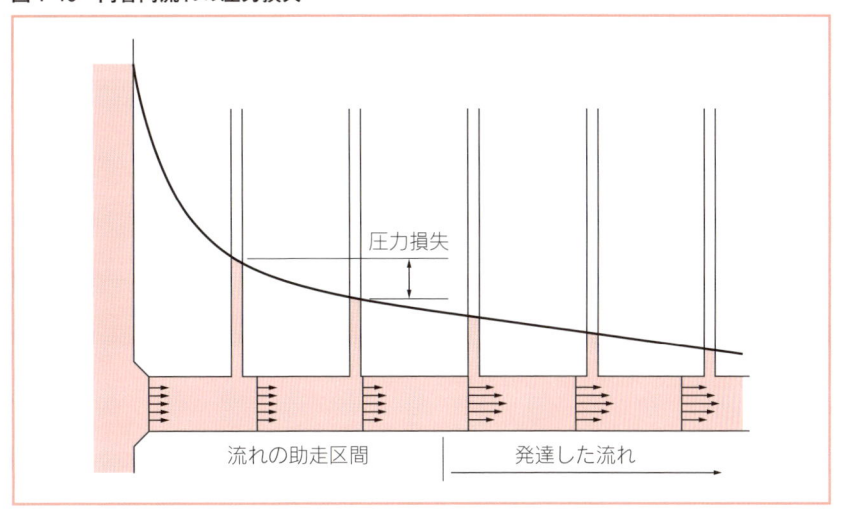

図 1-15　円管内流れの圧力損失

$$Re = \frac{\rho v d}{\mu}$$

　円筒管の流れでは，流れが乱れ始める臨界レイノルズ数は 2,300 であることが知られている．

8 ── 摩擦損失

　流れとは流体の変形であることから，この変形に伴って粘性摩擦が発生する．**図 1-15** のように，非圧縮流体が硬い管を流れているとすると，管のどの部位でも流量は同じである．一方，上流側よりも下流側にいくにしたがって圧力が低下していく．これは，摩擦による圧力損失（摩擦損失という）が原因である．一般に，粘性が高い，管が細い，管が長い，流量が速いほど損失が大きくなる．

圧力損失は，粘性のみでなく，層流，乱流といった流れの質によっても変化する．

9 ── 円管内の流れ

　半径 r [m]，長さ l [m] の硬くて滑らかな表面をもつ円管内を，粘性係数 μ の流体が層流の状態で流れたとき，圧力損失が Δp であったとする．このときの流量 Q [m/s] と各パラメータとの関係は，ハーゲン・ポアズイユの式で表される．

$$Q = \frac{\pi r^4 \Delta p}{8 \mu l}$$

　同じ流量を流す場合，チューブの径を 1/2 にすると圧力損失は 16 倍に増加する．

図 1-16　キャビテーションの発生原理

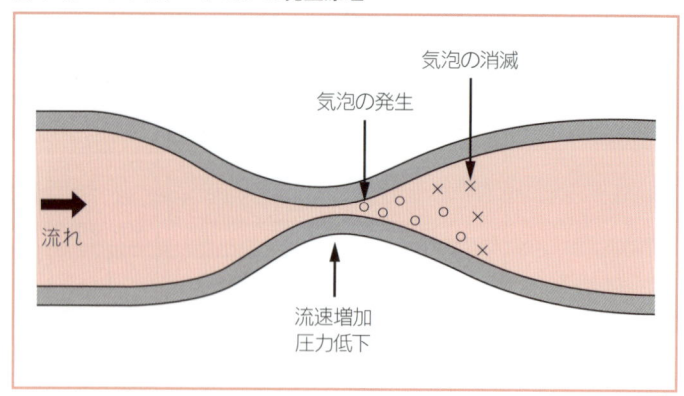

10—キャビテーション

　温度上昇や圧力低下によって分子が自由に動きやすくなると，液体は気化しやすくなる．炭酸飲料の泡も，ふたを開けたときにボトル内の圧力が低下することによって，液体に溶けた二酸化炭素（溶存ガス）が気化してできたものである．

　さて，**図 1-16** のように，チューブの一部がつぶれて流路が狭くなっているとする．ベルヌーイの定理より，狭窄部の流速は増加し，圧力は減少することがわかる．減圧が大きくなると液体や溶存ガスの気化が始まり，液体中に微小気泡が発生する．この気泡の一部はふたたび圧力の上昇などによって消滅するが，消滅の際に気泡が存在していた場所に周囲の液体が一気に流れ込み，中心部で衝突したときに強い圧力波が発生する．このように，流体中の圧力変化によって短時間に気泡の発生と消滅が起きる現象をキャビテーションという．気泡の消滅時の高圧力は周囲に機械的なダメージを与えるため，たとえば液体が血液の場合は血球破壊（溶血）を引き起こす．

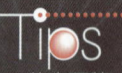

体表面積

体表面積は容易に実測することができないが，基礎代謝量との相関が大きく，必要なエネルギーや薬剤の量を計算するために用いられることがある．統計学的に体重 W [kg] と身長 H [cm] から体表面積 S [m^2] を推定する式が考案されている．

　DuBois の式（国際的に代表的な式）
$$S = W^{0.425} \times H^{0.725} \times 71.84 \times 10^{-4}$$

藤本の式（日本人を対象に算出した式）[28]
①6 歳以上
$$S = W^{0.444} \times H^{0.663} \times 88.83 \times 10^{-4}$$
②1〜5 歳（幼児期）
$$S = W^{0.423} \times H^{0.362} \times 381.89 \times 10^{-4}$$
③1 歳未満（乳児期）
$$S = W^{0.473} \times H^{0.655} \times 95.68 \times 10^{-4}$$

参考文献

1) 見目恭一：人工心肺操作とヒューマンエラー. *Clinical Engineering*, **16**（1）：4〜9, 2005.

2) Gibbon, J. H., Jr.：Artificial maintenance of circulation during experimental occlusion of pulmonary artery. *Arch. Surg.*, **34**：1105, 1937.

3) Gibbon, J. H., Jr.：The maintenance of experimental occlusion of pulmonary artery. Followed by survival. *Surg. Gynec. Obstet.*, **69**：602, 1939.

4) Gibbon, J. H., Jr.：Application of mechanical heart and lung apparatus to cardiac surgery. *Minn. Med.*, **37**：171, 1954.

5) Jones, J. E., Donald, D. E., Swan, H. J. C., et al.：Apparatus of Gibbon type for mechanical bypass of the heart and lungs：preliminary report. *Proc. Mayo Clin.*, **30**：105, 1955.

6) Lillehei, C. W., DeWall, R. A., Read, R. C., et al.：Direct vision intracardiac surgery in man using a simple, disposable artificial oxygenator. *Dis. Chest*, **29**：1, 1956.

7) Bjork, V. O.：Brain perfusion in dogs with artificially oxygenated blood. *Acta. Chir. Scand.*, **96**（suppl 137）：1, 1948.

8) Crafoord, C., Norberg, B., Senning, A.：Clinical studies in extracorporeal circulation with a heart-lung machine. *Acta. Chir. Scand.*, **112**：220, 1957.

9) Kay, E. B., Cross, F. S.：Direct vision repair of intracardiac defects utilizing a rotating disc reservoir oxygenator. *Surg. Gynec. Obstet.*, **104**：701, 1957.

10) 曲直部寿夫, 藤本　淳, 星田嘉朗, 他：人工心肺による直視下心臓内手術. 臨床外科, **11**：443, 1956.

11) 榊原　仟：心臓手術の手技の改良に関する研究. 第56回日本外科学会総会演説（1956）. 日外会誌, **57**：832, 1956.

12) Rygg, I. H., Kyvsgaard, E.：A disposable polyethylene oxygenator. System applied in heart-lung machine. *Acta. Chir. Scand.*, **112**：433, 1956.

13) Gott, V. L., DeWall, R. A., Paneth, M., et al.：A self-contained disposable oxygenator of plastic sheet for intracardia surgery. *Thorax*, **12**：1, 1957.

14) Clowes, G. H. R. Jr., Neville, W. E.：Membrane oxygenator. Extracorporeal circulation（Allen, J. G., ed.）. 81, Thomas, Springfield Ⅲ, 1958.

15) Lande, A. J., Edwards, L., Bloch, J. H., et al.：Prolonged cardio-pulmonary support with a practical membrane oxygenator. *Trans. Am. Soc. Artif. Int. Organs*, **16**：352, 1970.

16) Kolobow, T., Spragg, R. G., Pierce, J. E., et al.：Extended term（to 16 days）partial extracorporeal blood gas exchange with the spiral membrane lung in unanesthetized lambs. *Trans. Am. Soc. Artif. Int. Organs*, **17**：350, 1971.

17) Cosgrove, D. M., Loop, F. D.：Clinical use of Travenol TMO membrane oxygenator. Techniques in extracorporeal circulation（Inosecu MI ed）. 85, Butterworths, London, 1981.

18) Tsuji, T., Suma, K., Tanashita, K., et al.：Development and clinical evaluation of hollow fiber membrane oxygenator. *Trans. Am. Soc. Artif. Int. Organs*, **27**：280, 1981.

19) Valdes, F., Hrasaki, H., Meserko, J., et al.：Ex vivo evaluation of new capillary membrane oxygenators. *Trans. Am. Soc. Artif. Int. Organs*, **27**：270, 1981.

20) Lewis, F. J., Tauffic, M.：Closure of atrial septal defects with the aid of hypothermia：experimental accomplishments and the report of one successful case. *Surgery*, **33**：52, 1953.

21) Sealy, W. C., Brown, I. W. Jr., et al.：Hypothermia low-flow extracorporeal circulation and controlled cardiac arrest for open heart surgery. *Surg. Gynec. Obstet.*, **104**：441,

1957.

22) Drew, C. E., Anderson, I. M. : Profound hypothermia in cardiac surgery : report of 3 cases. *Lancet*, **1** : 748, 1959.

23) 榊原　仟，織畑秀夫，中山耕作，他：冬眠麻酔下心血流遮断による心臓内直視下手術の成功例．日本医事新報，1954.

24) 浅野献一：直視下心臓内手術の研究，特に選択的脳灌流冷却法．A．動物実験編，B．臨床応用編．日外会誌，**56**：1131，1955.

25) Debakey, M. E. : A simple continuous-flow blood transfusion instrument. *New Orleans Med. Surg. J.*, **87** : 386, 1934.

26) 田代勝州：余ノ考案シタル純粋輸血器及ビ同器ニヨル輸血100回（65例）ニ就テ．日外会誌，**34**：1065，1933.

27) Kletschka, H. D., Rafferty, E. H. : Articial heart Ⅲ : Development of efficient atraumatic blood pump. A review of the literature concerning in vitro testing of blood pumps hemolysis. *Minn. Med.*, **58** : 756, 1975.

28) 藤本薫喜，渡辺　孟，坂本　淳，湯川幸一，森本和枝：日本人の体表面積に関する研究　第18篇　三期にまとめた算出式．日本衛生学，**23**（5）：443〜450，1968.

Clinical Engineering

第2章 人工心肺装置

図1-1のように，人工心肺システムはさまざまな役目をもつ構成要素から成り立っている．本章では，それぞれの装置について，構造や特徴を説明する．

1 血液ポンプ

❈ 1—ポンプとは

▶ 1）ポンプ形式

ポンプは漢字で喞筒（そくとう）と書く．

ポンプ（pump）とは，押したり引いたり，あるいは回転などの機械的エネルギーを，流体の流れと圧力に変換するものである．図2-1に示したように，さまざまな形式のポンプが実用化されている．

ポンプ形式は仕組みの違いにより，流体が満たされる部屋（押除け室）の

図 2-1　ポンプ形式

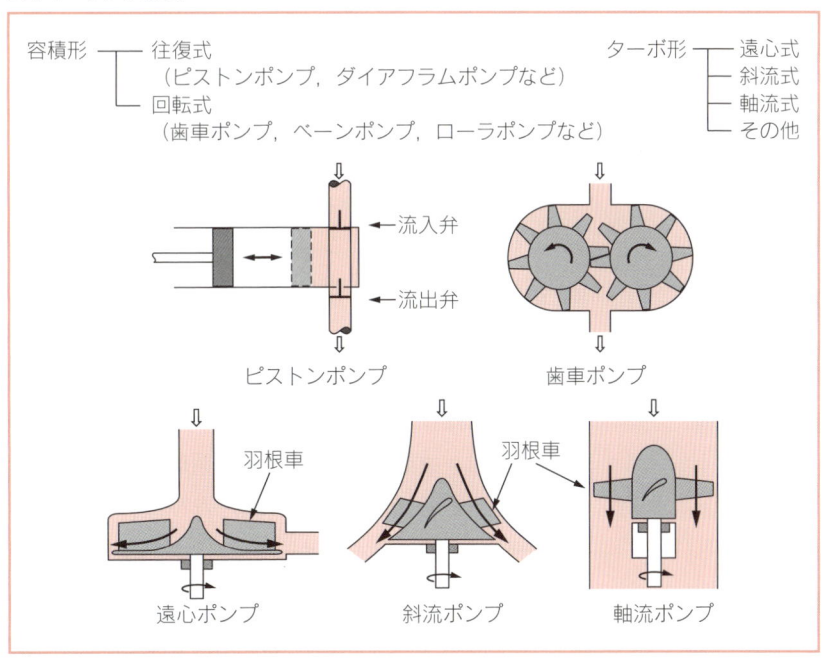

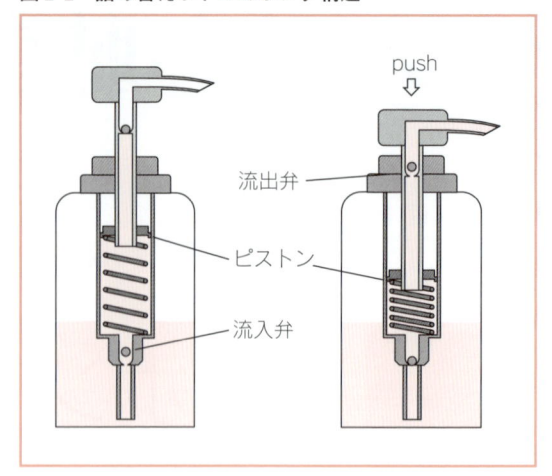

図 2-2　詰め替えボトルのポンプ構造

（図中ラベル）push / 流出弁 / ピストン / 流入弁

容積を変化させる容積形と，羽根車（インペラ：impeller）を回転させるターボ形（ロータリ形）に大別される．一般的に，容積形は高圧・低流量，ターボ形は低圧・高流量に適している．

　容積形ポンプは，一方向に流体を流すための弁機構が必要となる往復式と，弁機構と容積変化機構が一体化された回転式の 2 通りに分類することができる．ヒトの心臓も，心筋の緊張・弛緩によって心室内の容積を変化させ，血液の駆出・充満を行う容積形のポンプである．

　ターボ形ポンプは，流体が回転羽根車を通り抜ける方向によって，遠心式（centrifugal），軸流式（axial flow）と，その両方の流れをもつ斜流式（mixed flow）に分類される．

▶ 2）身近なポンプ

　シャンプーの詰め替えボトルは身近なポンプの一つであり，れっきとした容積形ポンプである．このポンプは，ピストンによって容積が変化する部屋，流入口，流出口，および 2 個の一方向弁から構成されている（図 2-2）．ボトルの頭を押し下げることによってピストンが動き，容積室が狭くなることによって内部の液体が外に出るという仕組みである．また，ピストンを戻して液体をふたたび充満させるためにバネが組み込まれている．

　身近なポンプから，生体の血液循環についてさまざまな考察を行うことができる．たとえば，容積室にふたたび液体が充満される前に頭を押してもほとんど液体は出てこないが，これは病的な頻脈や心タンポナーデによって心拍出量が減少するのと同じである．また，一方向弁が壊れれば，逆流や流路の狭窄が起こることは容易に想像できる．

2—血液ポンプに求められる特徴

　これまでに，産業用途のポンプを応用したさまざまな血液ポンプが検討されてきたが，現在体外循環でおもに用いられているのはローラポンプと遠心ポンプである．血液ポンプに求められる特性は，使用条件（短時間の開心術，中長期の経皮的心肺補助など）によって異なる．ここでは，一般的な人工心肺手術において，血液ポンプに要求される特徴について述べる．

▶ 1）血液適合性（blood compatibility）

　赤血球の破壊（溶血：hemolysis）は酸素運搬能力を著しく低下させ，血栓の誘発は塞栓症の原因となる．血液を直接扱う血液ポンプでは，まずはじめに血液適合性を考慮しなければならない．血液適合性に影響を及ぼす項目を以下にあげる．

　①**過度の陽圧，陰圧**：赤血球は陽圧よりも陰圧に弱く，採血時のシリンジ吸引などでも溶血することが知られている．

　②**せん断流れ場**：たとえば，一定流量で液体が流れているチューブ内の流速分布は，中央部でもっとも速く，チューブ材料表面でほぼゼロとなる．これはいわゆる流体の「ずり」変形に起因する（第1章，図1-14参照）．このずりのことを「せん断」とよび，流れの速度勾配をせん断速度という．赤血球は，せん断速度が低いと凝集し，高いと溶血する．また，血小板や白血球は高せん断速度で凝集（活性化）が起こる．

　③**死腔**：流れが停滞するような空間があると，気泡の係留や，血栓の原因となる．淀みの部分に直接血栓が形成されなくても，血液凝固因子が活性化されれば，以降の回路，生体内で血栓のリスクが増加する．

　④**材料表面粗さ**：材料表面に凹凸があると流れが複雑になり，乱流やせん断流れが発生する．

　⑤**段差やオリフィス**：段差やオリフィスは流れを乱し，高せん断流れと死腔を生じる．極端な場合，キャビテーションの原因となる．

　⑥**化学的要因**：エタノールなどのアルコール類，アセトンなどの有機溶媒，石けんなどの界面活性剤は，赤血球細胞膜を構成する脂質を損傷し溶血の原因となる．

　⑦**充填量（プライミングボリューム）**：血液希釈の低減や輸血量を削減するため，血液ポンプのプライミングボリュームは少ない方が好ましい．

　これらの因子は複合的に作用し，溶血や血液凝固系，炎症系を活性化させる．また，表面粗さがどの程度だとかならず溶血するといった単純な指標に

オリフィス：ここでのオリフィス（orifice）とは，円筒管の内径を絞るような直径の小さな仕切板のことを指す．オリフィス板の前後で生じる圧力差から流量を求める流量計などに応用されている．

高分子材料は特性を改善するためにさまざまな化学物質が添加されている．

着目するだけでなく，曝露時間，曝露回数およびそれぞれの因子が互いに影響を及ぼし合うため，個々のリスク要因を可能なかぎり低減させることが重要である（血液損傷については第5章を参照のこと）．

後負荷：血液ポンプの流出側の抵抗を後負荷という．

▶ 2）性能（performance）

500 mmHg の後負荷に対して 7 L/min を送血できるポンプ性能が必要である[1]．生体内の血液循環に必要な圧力が 100 mmHg 程度であったとしても，回路チューブや人工肺，送血カニューレなどの圧力損失を考慮すると，ポンプ流出口には大きな圧力を発生させる必要がある．また，日本人の平均的な体格では 5 L/min 程度の流量で十分なことが多いが，欧米でみられるような大柄な患者にはそれ以上の流量が必要である．

▶ 3）信頼性（reliability）

完全体外循環中はまさしく生命維持を担う装置であるため，高い信頼性が求められる．医用安全では，平均故障間隔（MTBF：mean time between failures）をその指標とすることが多いが，血液ポンプの場合は機械そのものの寿命という概念のみでなく，たとえばローラポンプではチューブの劣化を考慮して，使い捨て部の信頼性を平均故障時間（MTTF：mean time to failure）などの指標を使って考慮する必要がある．

▶ 4）保守性（maintainability）

較正が簡単で，使用前後のメンテナンスが容易である必要がある．いくら性能がよくても，自動車レース用のエンジンのように使用後に分解整備が必要では，医療現場では使い物にならない．保守性のことを，狭義では平均修理時間（MTTR：mean time to repair）で表すこともあるが，血液ポンプの場合は，修理の時間というよりも故障や事故などから復旧（recovery）する時間という考え方が必要である．

▶ 5）安全性（safety）

故障や誤操作，誤動作が発生した場合に，常に安全側にその機能を作用させる必要がある（フェイルセーフ）．たとえば，人工心肺装置の電源ケーブルに誰かが足を引っかけて誤ってコンセントを抜いてしまった場合でも，自動的にバッテリ駆動に切り替わるような機構が必要である．さらに，バッテリの充電切れや停電時に手動操作（手回し）でポンプを駆動できる機構も必須である．また，ポンプの回転方向を切り替えるスイッチに誤って触れたことによりただちに反転するような仕組みだと危険なため，2つのボタンを同時

に押さなければ切り替えられないなどのフールプルーフの仕組みも必要である．さらに，チューブを傷つけないように，ポンプ外装に突起部やバリなどがあってはならない．

▶ 6）再現性（reproducibility）

同じ条件にもかかわらず，使用するたびに流量が大きく異なるようでは，安全に体外循環させることはできない．

▶ 7）ユーザビリティ（usability）

ユーザビリティは，ISO 9241-11 において「特定の利用状況において，特定のユーザによって，ある製品が，指定された目標を達成するために用いられる際の，有効さ，効率，ユーザの満足度の度合い」と定義されている．これは人間工学的な側面を含み，何年も修練を積んだ職人が精神を集中させて操作しなければ使えないというものではなく，適宜訓練を積んだ臨床工学技士が，目標とする圧力や流量を容易に制御可能で，適切な運用によって手術終了まで事故や故障がなく，操作が不快でないような装置と考えることができる．たとえば，流量ツマミを反時計回りに回転させると流量が増加するように設計された血液ポンプでは，ユーザビリティは大きく低下すると考えられる．

▶ 8）滅菌（sterilization）

血液接触部が滅菌できなければ使い物にならない．ポンプ装置本体は，構造が単純で，清掃や消毒が容易である必要がある．

▶ 9）使い捨て（single use, disposable）

患者および医療従事者の感染防止の観点からも，血液に接触する医療機器は使い捨てが望ましい．

3─ローラポンプ

▶ 1）原理

ローラポンプ（roller pump）は，黎明期の Gibbon の人工心肺（第 1 章，図 1-3 参照）から今日に至るまで，世界でもっとも利用されてきた血液ポンプである．これは，ローラポンプが血液ポンプとしてさまざまな利点を有しているからに他ならない．

このポンプは名称にもあるように，日本語では「ころ」ともよばれる円筒状の回転物によってチューブをしごくことで，チューブ内の流体に流れを作

図 2-3　ローラポンプの原理

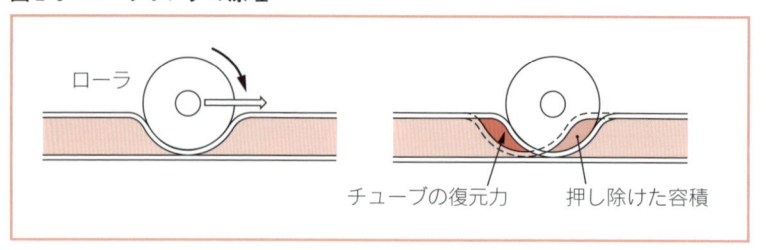

ローラ

チューブの復元力　押し除けた容積

図 2-4　ローラポンプの構造

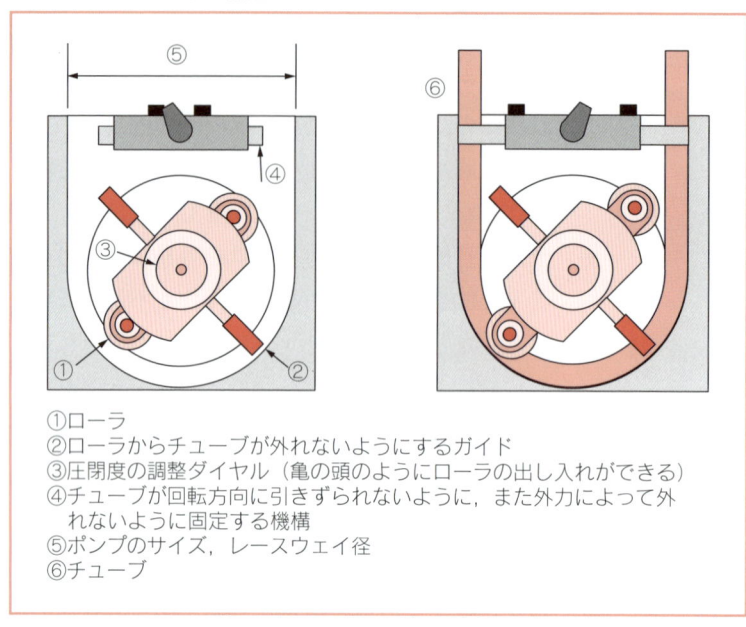

①ローラ
②ローラからチューブが外れないようにするガイド
③圧閉度の調整ダイヤル（亀の頭のようにローラの出し入れができる）
④チューブが回転方向に引きずられないように，また外力によって外
　れないように固定する機構
⑤ポンプのサイズ，レースウェイ径
⑥チューブ

り出すものである（**図 2-3**）．広義に，管圧迫形ポンプ，チューブポンプなど
とよばれることもある．ローラを転がす力によって最大発生圧力が決まる．
一方，ローラが転がった後の空間にふたたび血液を導くためには，チューブ
そのものの弾性力（復元力）が影響する．

▶2）構造

　U字形あるいは馬蹄形のポンプケーシングにチューブを取り付け，2個の
ローラを回転させるローラポンプが主流である（**図 2-4**）．

▶3）規格

　ローラポンプの性能や安全性は JIS T1603（人工心肺用電動式血液ポンプ）
によって規格化されている．電撃に対する保護はクラスⅠもしくはⅡのB形

表2-1　オクリュージョンの影響

圧迫の程度	オクリュージョンの影響
強い	血球がチューブの隙間に押しつぶされて挫滅する．強い機械的ストレスを与え続けることによりチューブの寿命が著しく低下する．ローラを回転させるために大きな力が必要となるため，モータに過負荷が加わり発熱や故障の原因となる．
最適	わずかな逆流があるが，血液損傷が少なく，チューブに加わる機械的ストレスも小さい．
弱い	逆流により目標流量が得られない．狭い隙間を血液が速い速度で流れる（逆流する）ことにより，溶血やキャビテーションの原因となる．

図2-5　ローラの圧閉度試験回路（JIS T1603 より）

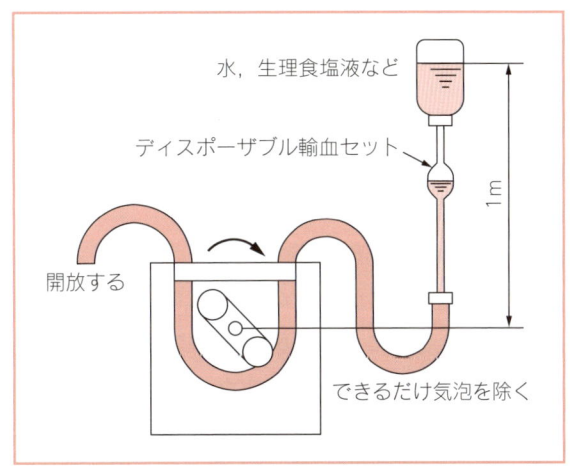

水，生理食塩液など

ディスポーザブル輸血セット

1m

開放する

できるだけ気泡を除く

図に示す回路によって，ポンプ軸を任意の位置に止め，ローラ1個ごとについて水，生理食塩液などを用いて滴下が毎分5〜10滴になるように圧閉度を調節し保持する．次に，ローラの位置をポンプ周壁に対して45度以下おきに変化させ，滴下数を測定する．

JIS T1603 が規定されたときの輸液セットの滴下量は 15 滴/mL であった．したがって 5〜10 滴は 0.33〜0.66 mL である．現在の標準輸液セットの滴下量は 20 滴/mL であるため，およそ 6〜13 滴と読み替える必要がある．

または BF 形とし，回転数表示誤差は ±5％以内，ポンプヘッド各部の温度は 55℃以下とするなど，さまざまなことが規定されている．

▶ 4）圧閉度の調整

　ローラでチューブを押し付ける程度によって，ポンプの性能は大きく変わってくる．血液を対象とする場合，ただチューブを強く圧迫しながらしごけばよいというものではない（**表2-1**）．一般的に，チューブがかろうじて閉鎖しない程度に圧迫するのが適当といわれている[2]．チューブの圧迫の具合を圧閉度またはオクリュージョン（occlusion）といい，JIS T1603 に最適圧閉度を得るための試験方法が規定されている（**図2-5**）．

図 2-6　ローラポンプの流量圧力特性

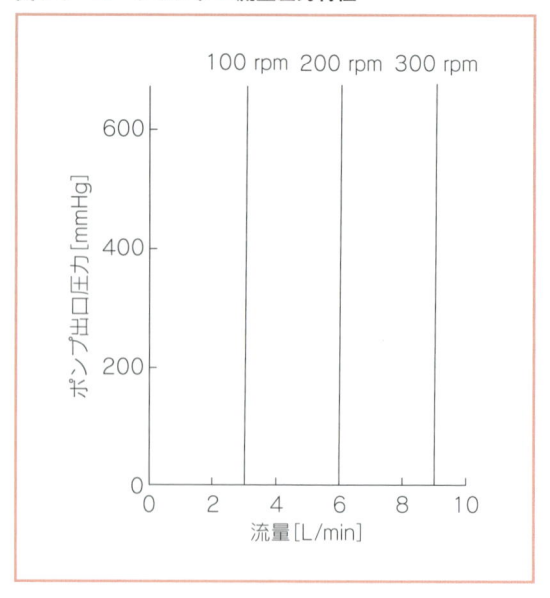

▶ 5）流量圧力特性

　ローラポンプの流量は，ポンプ後の負荷（ポンプ出口圧力）によって影響を受けにくい（**図 2-6**）．容積形のため，チューブ内径，ポンプヘッドのローラ回転直径（レースウェイ径）および回転数からポンプ流量を容易に推定できる．チューブの断面積 S [m²]，レースウェイ径 R [m]，回転数 N [rpm] とすれば，1 分間に押し出す体積 V は次式で求まる．市販ローラポンプのレースウェイ径は 100 mm と 150 mm が主流である．

1 m³/min＝1,000 L/min

[rpm]：revolution (rotation) per minute

$$S \cdot \pi R \cdot N = V \ [\mathrm{m^3/min}] \tag{2-1}$$

　やわらかいチューブやへたったチューブを使用したり，ポンプ流入側に閉塞がある場合などには，チューブの復元力だけでは吸引が間に合わず，ローラ通過後のチューブが完全に膨らまないことがある．この状態で駆動させると，回転数から推定した表示流量よりも流量が低下するので注意が必要である．

▶ 6）チューブ

　ポンプに用いられるチューブの材質には，ポリ塩化ビニル（PVC：polyvinyl chloride）やシリコーン（silicone）が使われている．チューブのサイズ（内径）は目標とする流量によって選択され，成人用では，送血用のメインポンプで 1/2 inch（12 mm）や 3/8 inch（10 mm），吸引やベントなどのその他のポンプには 1/4 inch（6 mm）が用いられることが多い．

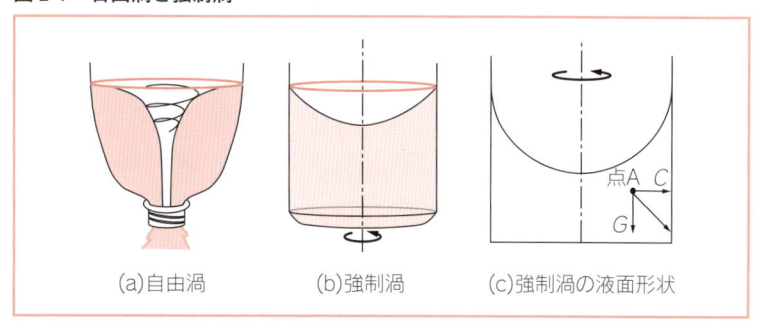

図 2-7　自由渦と強制渦

(a)自由渦　　　(b)強制渦　　　(c)強制渦の液面形状

　チューブにはたび重なる機械的ストレスが加わるため，長期に使用すると材料疲労が引き起こされる．弾性力の低下（へたり）により流量が低下したり，チューブ表面の摩耗により微粒子が発生（スポレーション）[3]したりする．

　PVC チューブは，ローラで繰り返ししごかれると静電気を発生，蓄積することがある[4]．熱交換部にPVCを使用した熱交換器や人工肺と組み合わせて使用するとき，この静電気の放電に伴いピンホールが発生し，漏血などが起こる危険性がある[5]．

▶ 7）脈動と拍動モード

　ポンプ流出（送血）側において，ローラがチューブから離れる際に圧力の変動が起こるため，わずかであるが脈動が発生する．普通この脈動の振幅は小さいため，ローラポンプを定回転駆動している場合，定常流とみなされる．また，ある程度ポンプ流出口で脈動があっても，チューブなどの回路のコンプライアンスによって生体に届くまでにほぼ定常流となる．

　回転と静止，高回転数と低回転数などを交互に繰り返すことによって，ある程度大きな脈圧を作り出すことが可能なため，拍動流モードがオプションとして組み込まれている製品がある．

4─遠心ポンプ

▶ 1）基本原理

　液体を回転させると渦が発生する（図 2-7）．水を満たしたペットボトルを逆さまにして排水したときに発生する渦を自由渦といい，回転する流体の周速が渦の中心からの半径に反比例する（外周より中心が速い）．一方，ペットボトルの口をヒモで吊るすなどして回転させると，内部の液体も同じ速さで回転し，周速が半径に比例する（どの半径でも角速度が同じ）強制渦が発生する．

　さて，なぜ強制渦の水面は半径が大きくなるほど液面が上昇するのであろ

理想的な自由渦は中心で速度が無限大となるため，自然界には存在しない．

遠心力＝$mr\omega^2$

G, **C** はベクトル

うか．物体を回転させると半径方向に慣性力，すなわち遠心力が発生する．遠心力は物体の質量 m [kg]，中心からの距離 r [m]（すなわち半径）および角速度 ω [rad/s] の 2 乗の積で表される．液体が外力によって回転させられると，液中の任意の点 A には重力による力 **G** と遠心力による力 **C** が加わり，かかる力の絶対値は回転前 |**G**| よりも回転後 |**G**+**C**| に増加する（図 2-6 (c)）．圧力は単位面積あたりに加わる力なので，点 A の圧力は回転によって増加することがわかる．このモデルでは，外壁が外側に向かう液体の流れを妨げるので，遠心力はすべて圧力に変換され位置エネルギーの上昇，すなわち液面を押し上げることになる．

この流体が回転することで発生する遠心力により，中心から外周部に向けて圧力を増加させるのが遠心ポンプの原理である．

▶ 2）構造

羽根車を回転させるために，モータと羽根車の軸を直結してしまうとディスポーザブル化できない．また，ポンプ内外を貫通する軸があると，血液の漏洩や空気の引き込みなどのリスクが高まる．血液適合性向上のためには，機械的摩擦部，高いせん断流れ場，死腔・滞留部を可能なかぎり排除することが重要である．これらを考慮して，磁気結合（マグネットカップリング）によってポンプヘッドとモータ駆動部を切り離せる単回使用遠心ポンプが開発され，臨床で用いられている．磁気結合といっても，インペラの回転を保持するための軸，軸受および液漏れを防ぐシールは必要であるため，この部位の摩耗，発熱に伴う溶血，血栓がポンプの耐久性を決める主要因となる．

遠心ポンプの羽根車形状や軸受けは製品ごとにさまざまである（図 2-8）．補助循環など，人工心肺よりも長期的な使用にも耐えられるように，機械的接触部を排除した磁気浮上遠心ポンプや動圧浮上遠心ポンプ（図 2-8 (d)）が開発されている．

▶ 3）流量圧力特性

遠心ポンプの特性を理解するために，損失などを無視して考えてみる．羽根車が回転によって流体にエネルギーを与えたとき，ポンプ出口の圧力が P [Pa] 上昇し，流量 Q [m³/s] を出力したならば次式が成り立つ．

$T\omega = \rho gHQ$

液体の密度 ρ [kg/m³]，重力加速度 g [m/s²]，揚程 H [m] を乗じると圧力を示す．揚程（ようてい）はヘッド，あるいは水に限定すると水頭ともよばれ，圧力によって液体が持ち上がる高さを意味する．

$$T\omega = PQ \tag{2-2}$$

羽根車の回転トルク T [N・m]，回転角速度 ω [rad/s]

入力（左辺）を一定としたときのターボ形ポンプは，高圧力を発生させると流量が減少し，高流量を吐出すると発生圧力が低下する特性を示す．実際

図2-8　さまざまな遠心ポンプ

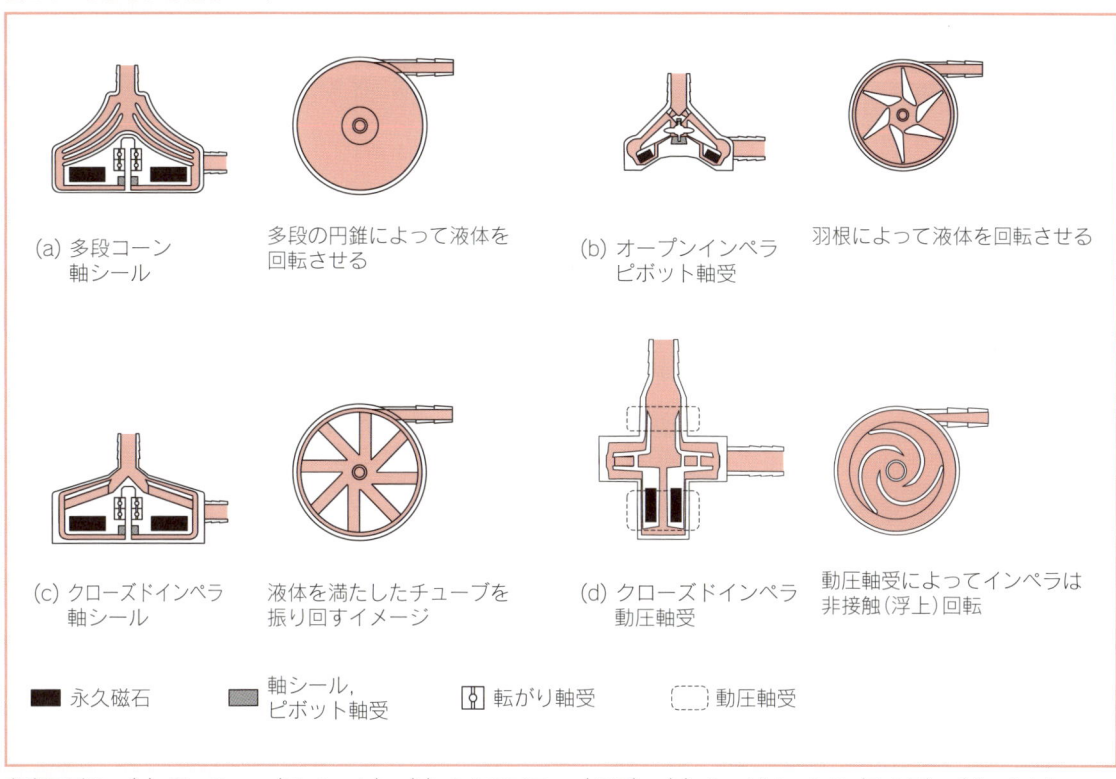

(a) 多段コーン　軸シール

多段の円錐によって液体を回転させる

(b) オープンインペラ　ピボット軸受

羽根によって液体を回転させる

(c) クローズドインペラ　軸シール

液体を満たしたチューブを振り回すイメージ

(d) クローズドインペラ　動圧軸受

動圧軸受によってインペラは非接触（浮上）回転

■ 永久磁石　　■ 軸シール, ピボット軸受　　▯ 転がり軸受　　⌂ 動圧軸受

参考モデル：(a) Bio-Pump（Medtronic），(b) ミクスフロー（JMS），(c) キャピオックス（テルモ），(d) バイオフロート（ニプロ）.

には式（2-2）の等号は成り立たず，軸受の摩擦などで発生する機械損失や，粘性摩擦や流れの乱れ（2次流れや剥離など）による流体力学的損失，回転部分とポンプケーシングなどの静止部との隙間を流体が漏れる漏れ損失により，ポンプ出力は低下する.

　遠心ポンプの出力特性として一般的に用いられるのがポンプ特性曲線である．ここでの圧力とは，ポンプによる増圧（流出口圧-流入口圧）を意味する．式（2-2）で概念が示されたように，同じ回転数であっても流量ゼロの条件がもっとも発生圧力が大きくなり，流量が増加するにつれて圧力が低下する右下がりの特性となる．回転数を上げれば，全体の特性が上にシフトする．**図2-9**のポンプでは，流入口圧を 0 mmHg としたとき，ポンプの流出口圧力 200 mmHg，流量 5 L/min を発生させるためには 2,000 rpm の回転が必要である．もし流出口側の負荷が増加して圧力が 250 mmHg まで上昇した場合，流量は 1 L/min まで低下することになる．ちなみに，2,000 rpm，5 L/min で駆動しているとき，流出口圧力が 100 mmHg であったなら，流入口圧力が-100 mmHg となり，吸引力が発生していることになる．「遠心ポンプ

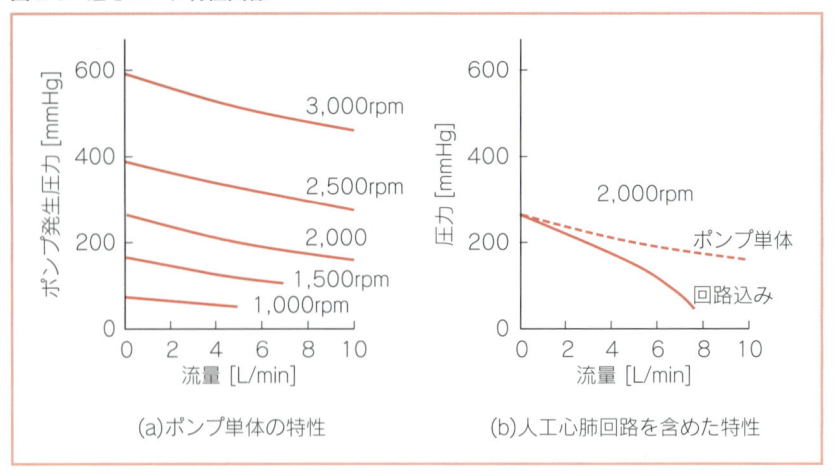

図2-9　遠心ポンプ特性曲線

(a)ポンプ単体の特性

(b)人工心肺回路を含めた特性

は吸引できない」には語弊があり，ポンプが液体で満たされているならば運転条件によって能動的な吸入も可能である．

　人工心肺では，遠心ポンプの前後に人工肺や回路チューブ，カニューレなどがつながった状態で患者と接続される．これら回路の流体抵抗は，流量が増加するほど大きくなるため，これを考慮した特性は，**図2-9（b）**のようにポンプ単体のものと異なることに注意が必要である．

▶ 4）安全性と注意点

　遠心力は物体の質量に比例するため，血液に比べて空気に働く遠心力は非常に小さい．このため，ポンプ内が空気に置き換わるにつれ，遠心ポンプの出力は低下する．多量の空気がポンプ内に一度に混入すると，回転していてもポンプの吐出が停止（de-prime現象）するため，空気誤送のリスクが低下する．図2-9の流量圧特性からわかるように，チューブの折れ曲がりなどで回路が閉塞した場合でも，流量ゼロにおける発生圧力がポンプ前後の最大圧力差となる．これは，過度な陽圧によるチューブ破損やコネクタ脱落，過度の陰圧によるキャビテーションなどのリスクを減らすことができる．これらがローラポンプよりも安全性に優れる点である．

　注意点としては，ポンプ前後の負荷特性によって流量が変化するだけでなく，血液の冷却，薬液投与などで血液の粘性が変化した場合にもポンプの特性が変化するため，流量計による監視が必須となる．また，ポンプが停止しているときだけでなく，ポンプが回転していても患者の大動脈圧を十分にこえる圧力を発生させられる回転数以下では，患者の大動脈側から逆流する危険があるため，適切な回路クランプ操作が求められる．

表2-2 ローラポンプと遠心ポンプの比較

項目	ローラポンプ		遠心ポンプ	
ポンプ形式	容積形	負荷に影響されずに一定の流量を維持することが可能である.	ターボ形	ポンプ特性が，過負荷に対するフェイルセーフとなる.
負荷変動の影響	少	利点であり欠点でもある.	有	一定の回転数でも，ポンプ前後の負荷変動によって流量が変化する.
血液性状（粘性など）の影響	無		有	血液粘度の増加により流量が低下する.
逆流	無	ローラが常にチューブの一部を圧迫しているため，回転を停めても逆流がほとんどない.ただし圧閉が弱い，回転方向を間違えるなどで逆流する.	有	ポンプを停止したら，逆流する.低回転数で発生圧力が患者動脈側よりも低くなると，回転していても逆流する.
流量計	なくても可	チューブ内径，レースウェイ径および回転数から流量を推定できる.	必要	前後負荷や血液粘度の影響で流量が変化する.
過度の陽圧発生	有	ローラポンプの駆動モータはトルクが大きく，流出口回路が閉塞しても回転し続ける.これに伴い発生する過度の陽圧は，血液へのダメージに加え，回路接続部の外れやチューブの破裂などの事故につながる.	無	ポンプの発生圧力は，特性曲線の流量ゼロの圧力をこえないので，回路を破壊するような過度の陽圧が発生しない（図2-9参照）.
過度の陰圧発生	有	脱血カニューレの先端に組織が吸い付きを起こすなどの原因でポンプ入り口側回路が閉塞した場合，過度の陰圧を生じる.溶血およびキャビテーションの原因となる.	無	回路閉塞などの状態で流量がとれないにもかかわらず，回転数を増加させると，羽根車周辺で大きな陰圧を発生させることがある.
吸引ポンプ	適	液体も空気も吸い込みながら送り出せる.吸引やベントに使用できる.	不適	ポンプ内がいったん空気で満たされるとポンプとしての機能が停止する.
大量空気の誤送	有	たとえ空気のみでも送り出す能力がある.	無	de-prime 現象により大量空気の誤送は抑制される.
少量，微小気泡		流入したものをそのまま送り出す.		少量の空気は羽根車によって細かく砕かれて送り出される.より除去が困難になる.
オクリュージョン	必要	チューブの圧閉具合によって，性能が得られなかったり，血液適合性が悪化したりする.この重要な調整を操作者が毎回行う必要があるため人為的なリスクとなる.	不要	
小型化	不利	チューブが復元しないと十分な流量を得られない.すなわち回転数を上げて小型化するには限界がある.	有利	一般にモータの発生トルクは大きさに比例するため，ローラポンプよりも小型なモータで駆動可能である.
価格	安い	チューブのみ	高い	ディスポーザブルポンプヘッド
耐久性	短期	チューブに依存する.開心術など数時間程度の使用で問題になることはない.	中期	軸受および軸シールに依存する.
溶血※	少ない	回路閉塞時，オクリュージョン不良時に増加	少ない	高回転，高圧力，低流量時に増加
キャビテーション		流入口側閉塞に伴う陰圧，圧閉が弱いと発生		流入口側閉塞に伴う陰圧，高回転によるせん断流れなどで発生
発熱		チューブの過度の圧閉		高回転，高圧力，低流量時

※：開心術においては，血液を能動的に吸い込むベントや吸引にローラポンプが用いられるが，ここでの陰圧，空気曝露が溶血の大部分を占める.人工心肺のメインポンプとして使用した場合，両者の溶血性能に有意な差はない.

表 2-3　各社の血液ポンプの例

泉工医科工業	メラ人工心肺装置 HAS II，メラ遠心ポンプ（HCF） www.mera.co.jp/
テルモ	サーンズアドバンストパーフュージョンシステム 1，キャピオックス遠心ポンプ，サーンズセントリフューガルポンプ www.terumo.co.jp/
テクノウッド	トーノックコンポーネントシステム III 型人工心肺装置 www.technowood.co.jp/
JMS	ミクスフロー遠心ポンプ www.jms.cc/
ニプロ	バイオフロート www.nipro.co.jp/
Medtronic （メドトロニック）	Bio-Pump，Affinity CP www.medtronic.com/
MAQUET （マッケ）	HL20，ROTAFLOW 遠心ポンプ www.maquet.com
LivaNova （リヴァノヴァ）	スタッカート人工心肺装置 S5，レボリューションポンプ www.livanova.co.jp/

　遠心ポンプは高圧力，低流量の駆動域では効率が悪く，羽根車で流体に与えたエネルギーの多くが熱に変換される．さらに低流量では，ポンプ内部を再循環する 2 次流れも増加するため，溶血，血栓のリスクが増加する．過度な圧力が発生しないとはいえ，締め切りでの連続運転は避けるべきである．

5—ローラポンプと遠心ポンプの比較

　ローラポンプと遠心ポンプの構造の違いについて，**表 2-2** に示した．

6—製品紹介

　各社の血液ポンプ（一部）を紹介する（**表 2-3**）．医療機器添付文書は医薬品医療機器総合機構（PMDA）で検索するとよい．なお，表に掲載したホームページの多くは，医療関係業務に従事している人を対象にしている．

2　人工肺

1—人工肺とは

　開心術や大血管手術などで心臓を停止させる場合，全身への血液循環を維

表 2-4　人工肺のタイプ

タイプ	構造		気液接触	血液適合性	ガス交換効率	圧力損失	コスト
フィルム型	スクリーン型など		直接	△	△	◎	×ディスポ不向き
気泡型			直接	△	◎	◎	○
膜型	コイル型		膜	◎	○	△	△
	積層型		膜	◎	○	△	△
	中空糸型	内部灌流	膜	◎	○	△	△
		外部灌流	膜	◎	◎	○	△

図 2-10　肺胞と毛細血管（解剖）

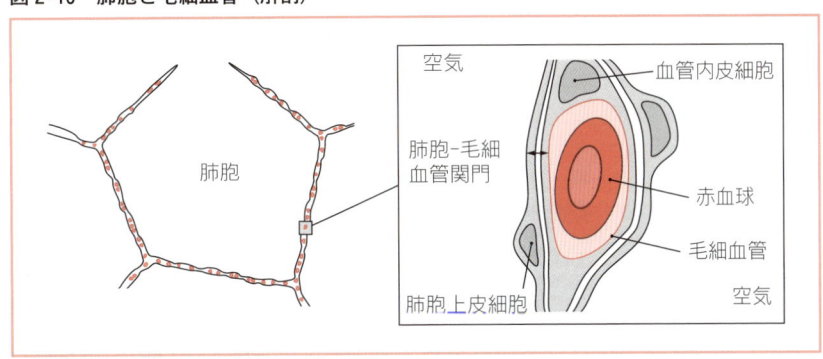

持するとともに，失われる右心系循環，すなわちガス交換機能の代行が必要である．

　人工肺のタイプには臨床応用された順に，材料表面に血液を薄く伸ばしてガス交換を行うフィルム型（スクリーン型，回転円板型，ドラム型など），血液中に酸素の気泡を通過させる気泡型，ガスを通過させる半透膜を用いる膜型がある（**表 2-4**）．膜型とそれ以前の人工肺の大きな違いは，ガス交換のために血液とガスの直接的な接触があるかないかにある．膜型人工肺も，コイル型，積層型，中空糸型（第 1 章，図 1-7 参照）と開発が進められてきたが，現在は特殊な用途を除いて中空糸型外部灌流膜型人工肺が主流である．

人工肺を英語では oxygenator という．酸素加装置という意味だが，二酸化炭素の除去も重要な役割である．

2 — 生体のガス交換

　ここでは人工肺でのガス交換を学ぶ前に，生体肺と赤血球の機能を知ることから始める．肺胞の解剖学的な大きさは 1/3 mm 程度で，空気を出し入れする肺胞孔をもつ（**図 2-10**）．肺胞はぶどうの房のようにそれぞれ独立しているのではなく，スポンジの断面のようにほとんどの面は隣の肺胞と接している．この肺胞と肺胞の間には毛細血管が無数に存在し，その直径は 8 μm

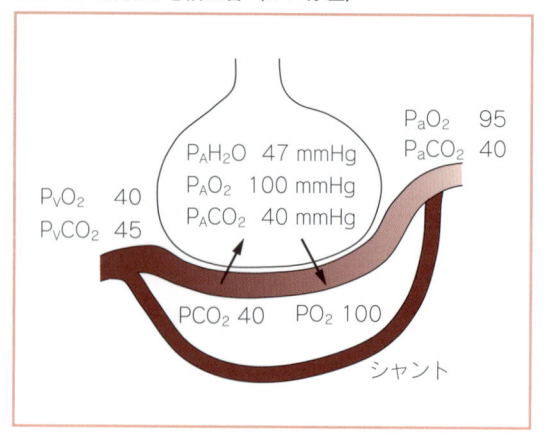

図 2-11　肺胞と毛細血管（ガス分圧）

程度と赤血球のサイズとほぼ同じである．実際にガス交換が行われる境界のことを肺胞-毛細血管関門といい，I型肺胞上皮細胞と基底膜，血管内皮細胞で構成される．この 3 層の膜の厚みは細胞核のない部分で 0.3 μm 程度と非常に薄い．血液が肺毛細血管ネットワークを通過する時間は 0.8 秒程度で，このわずかな時間に数個の肺胞を通過する．

　これらの解剖学的特徴から，生体肺の優れた設計思想をうかがうことができる．赤血球は毛細血管を 1 列に通過するため，むらなくガス交換の機会が得られる．流体抵抗の高い毛細血管を通過する距離（時間）が短いため，圧力損失が小さい．さらに複数の肺胞を通過するたびに，常にフレッシュな空気に接することができ，高いガス交換効率が得られる．

　生体肺では解剖学的にガス交換に関与しない血管が存在するため，この短絡血流により肺胞内と動脈血の酸素分圧較差（A-aDO$_2$）が生じるが，正常な肺胞-毛細血管関門は空気と血液を隔てる膜の厚みが非常に薄いため，ほとんどガス移動の抵抗とならない（**図 2-11**）．ちなみに，二酸化炭素は同じ条件において酸素よりも 20 倍ほど拡散しやすい特性があるため，シャントや肺胞-毛細血管関門病変の影響を受けにくい．

　生体肺でのガス交換の最前線は肺胞とそれを取り巻く毛細血管で，主役は赤血球である．赤血球に含まれるヘモグロビンは，4 個のヘム（鉄）から構成されている．鉄が錆びやすいように，ヘムは酸素分子と結合しやすい特性をもつ．肺で酸素化された血液は全身をめぐり，末梢の組織まで酸素を運搬する．細胞は，受けとった酸素とブドウ糖を用いて，生命の活動の源となるエネルギー（ATP）を生成する．このとき発生する二酸化炭素は，血漿に溶存（7%），重炭酸塩 HCO$_3^-$（70%），ヘモグロビンとの結合（23%）という形態[6]をとって血流により運ばれ，肺から体外に排出される（**図 2-12**）．赤血

図 2-12　酸素，二酸化炭素の運搬と交換

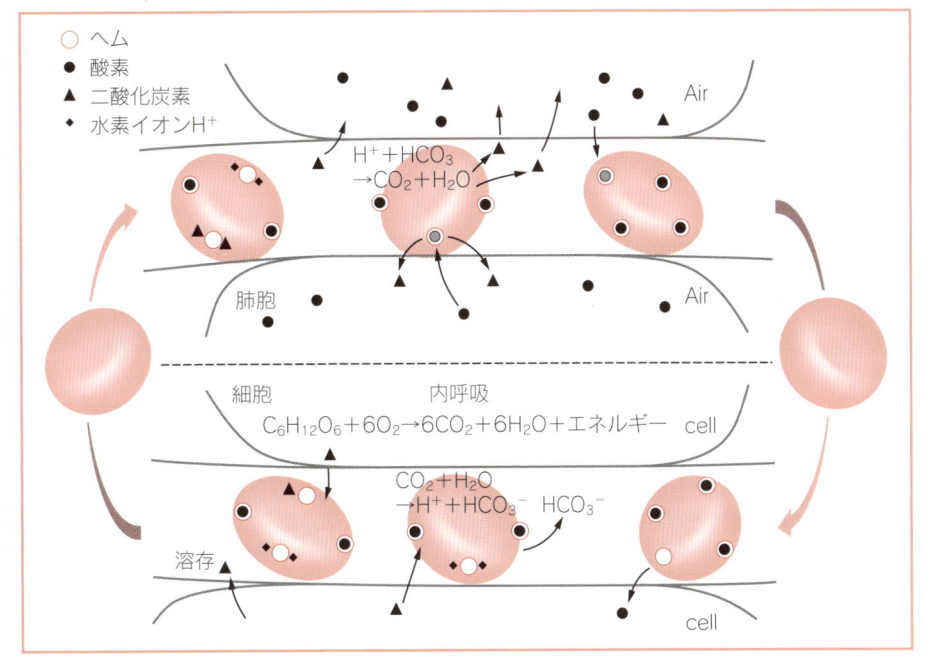

○　ヘム
●　酸素
▲　二酸化炭素
◆　水素イオンH$^+$

$H^+ + HCO_3^-$
$\rightarrow CO_2 + H_2O$

Air

肺胞　Air

細胞　内呼吸
$C_6H_{12}O_6 + 6O_2 \rightarrow 6CO_2 + 6H_2O + エネルギー$　cell

$CO_2 + H_2O$
$\rightarrow H^+ + HCO_3^-$　HCO_3^-

溶存

cell

赤血球内に取り込まれた二酸化炭素には，単に水中に溶存した時に比べて約5,000倍も速く
$CO_2 + H_2O \rightarrow H^+ + HCO_3^-$
の反応が起きる.

球というと酸素運搬能が思い浮かぶが，二酸化炭素運搬の9割に関与しており，外呼吸の主役であることを認識しておく必要がある.

最後に，肺胞-毛細血管関門における酸素分子と二酸化炭素分子の移動の動力は，濃度差による拡散である．したがって，静脈血ガス分圧と気体側のガス分圧の較差を常に（適正に）大きく保つことが，速やかなガス交換の決め手となる.

3─膜型人工肺

生体肺と同様に，血液と気体との間に気体分子を透過させやすく，血漿や赤血球などを通過させない半透膜を用いたならば，血液にブクブクと微小気泡を吹き込むような方法よりも生理的なガス交換ができるはずである．これを実現するためには，酸素と二酸化炭素を透過させるガス交換膜と流体力学を考慮した設計技術が必要である.

▶ 1）ガス交換膜の材質

高分子膜は，穴が開いていなくても分子結合の合間をぬって気体分子や水蒸気を通過させる．この透過性は気体透過係数で表される．同じ高分子名でもさまざまな種類があるため，表2-5に示した数値は参考値にしかならないが，他の材質と比較してシリコーンが桁外れに高い気体透過性能を有してい

表 2-5　ガス交換膜の気体透過係数と物質移動係数

高分子材料	気体透過係数 ×10⁻¹⁰		膜の種類	膜厚	物質移動係数 ×10⁻⁶	
	O_2	CO_2		[μm]	O_2	CO_2
シリコーン (polydimethylsiloxane)	600	3,200	均質	100	6.2	31
ポリプロピレン (polypropylene)	2.2	9.2	多孔質	25	40,000	34,000
			PP-シリコーン薄膜	25	3,100	15,500
ポリエチレン (polyethylene)	0.4	1.8	PE-PU 薄層-PE	27	3.6	34
ポリメチルペンテン (polymethylpentene)	32	93	非対称	25	64	186

すべて 25〜30℃における測定値．PU：ポリウレタン．
気体透過係数 [cm^3（0℃，1 気圧）・cm/cm^2・s・cmHg]＝透過量（体積）×膜厚/（面積×時間×圧力差）
物質移動係数 [cm^3（0℃，1 気圧）/cm^2・s・cmHg]＝気体透過係数/膜厚
（出典：気体透過係数は永井一清監修：気体分離膜・透過膜・バリア膜の最新技術．シーエムシー出版，2007 より．物質移動係数は井野隆史，安達秀雄編：最新体外循環—基本的知識と安全の確保第 2 版．金原出版，2003 より）

ることがわかる．しかし，だからといってシリコーン膜の人工肺がもっとも優れている，とは簡単に決めることができない．

　気体透過係数はあくまで材料そのものの特性である．ガス交換膜を製品化する際には，膜に一定の厚みを設けて，製作段階，使用環境において破れない機械的強度を保証することが必要となる．容易に想像されるように，膜の厚みが薄いほど気体分子の移動を妨げる抵抗は減少する．一般的に，シリコーンは柔らかく機械的強度が低いため，膜の厚みを薄くすることが困難である．一方，気体透過係数の小さいポリプロピレンは，ナイロンと同程度の引っぱり強度があり，膜を薄くしても強度を保つことができる．

　さらに，ポリプロピレンなどの一部の材料は，製膜の工程で微小孔を成形することが可能である．微小孔は，気体分子の移動をほとんど妨げないためガス透過性能を著しく向上させる．適切なポアサイズの多孔質膜は，疎水性膜表面と血液との界面張力（Tips 参照）によって気体側への血漿漏洩を防ぐとともに，気体側から血液側への気泡の侵入も防ぐことが可能である．

　以上から，膜厚 25 μm の多孔質ポリプロピレン膜は，材料そのもののガス透過性能が高い 100 μm シリコーン膜の 1,000 倍程度の物質移動係数を獲得することが可能となる（表 2-5）．

　現在ポリプロピレン多孔質膜は，臨床でもっともポピュラーな膜となっている．

▶ 2）ガス交換膜の種類

製品化されているガス交換膜は，多孔質膜，複合膜，非対称膜，均質膜に分類される（**図2-13**）．多孔質膜は，使用開始時には微小孔を介して血液と気体が直接接触しているが，血液を灌流させるとすぐに接触界面に血漿タンパクが付着することによって，その後は血液と気体との直接接触はなくなる．したがって，穴があいているといっても気泡型のように血液にダメージを与えることはない．しかし，長時間の使用で膜表面が親水化したり，体外循環による血液性状の変化により血漿の表面張力が低下したりすると，微小孔から血漿成分が漏れ出し（血漿漏出：plasma leakage），ガス交換能が著しく低下する．この欠点を解決するために，複合膜と非対称膜が考案されている．複合膜は，多孔質膜の表面に気体透過係数の大きな材料をコーティングしたり，多孔質膜の間にサンドイッチ状に薄膜をはさんだりすることで貫通孔を塞いでいる．非対称膜は，1つの材料で緻密層と多孔質層を形成したものである．これらの膜は，ポリプロピレン多孔質膜に比較して高価になるため，おもに長期使用目的で使用されることが多い．貫通孔をもたない均質膜として応用されているのは，材料そのものの気体透過係数が高いシリコーンのみである．シリコーンシートをコイル状に丸めたKolobow肺が実用化

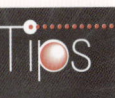

表面張力，界面張力，親水性，疎水性

購入したときは雨滴をはじいた傘も，使用を重ねていくうちに表面が濡れるようになる．これは，材料表面の特性が，疎水性から親水性に変化したためである．液体は無重力空間での水滴の形が示すように，液体分子間に働く引き合う力によって，表面積がもっとも小さくなる形状（球）になろうとする．これを表面張力という．降ってきた雨滴が傘の表面に触れると，今度は水分子と材料表面の分子との間に接触面積を小さくしようとする界面張力が働く．界面張力が大きいと接触面積が小さくなるので，雨滴は材料表面に浮き上がり，材料が濡れる面積は少なくなる．このような性質を疎水性という．一方で，水となじみやすい材料表面では濡れる面積が大きくなるが，この性質を親水性という．前述の傘は，購入時は界面張力が大きくなるような撥水材料でコーティングされていたが，使用しているうちにその効果が薄れ，表面が親水性となったものと思われる．

袋状の肺胞は表面張力により表面積を最小（極端に

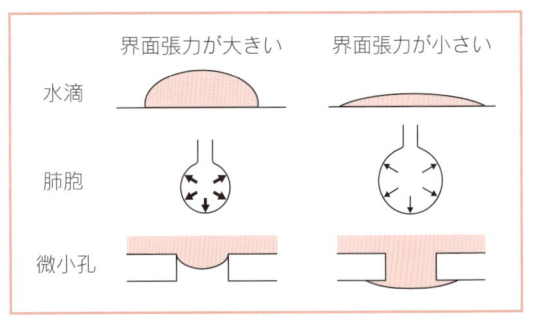

界面張力（表面張力）

は虚脱）とする力が常に働いている．そこで，生体肺のⅡ型肺胞上皮細胞は，生体界面活性剤（サーファクタント）を分泌することで表面張力を減少させ，肺胞を膨らみやすくしている．

ポリプロピレン多孔質膜は，使用前の材料表面が疎水性であることに加え，孔の径をサブミクロンオーダーにすることで液体の漏洩を防いでいる．しかし，血液との接触時間が長くなると表面が親水化し，濡れ面積が増加することによって，微小孔から水分や血漿が漏れるようになる．

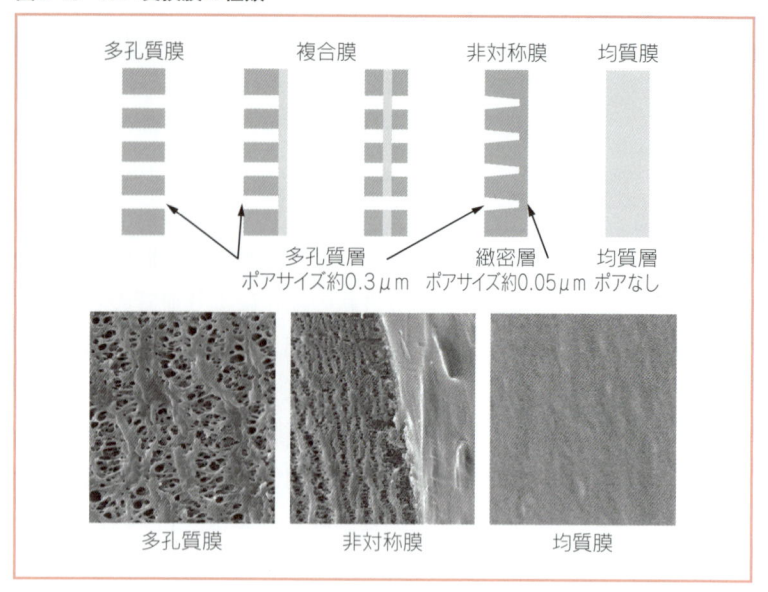

図 2-13　ガス交換膜の種類

されているが，圧力損失が大きく，気泡除去などの取り扱いが煩雑なため，人工心肺に用いられることはない．シリコーンのもつ高い血液適合性や血漿漏出がないなどの特徴から，呼吸補助（ECMO）などに用いられている．また，研究段階ではあるが，わが国において機械的強度を改良したシリコーン中空糸膜の開発が進められている．

▶ 3）中空糸を用いたガス交換

中空糸（hollow fiber membrane, あるいは capillary membrane）とは名前の通り，糸のように細い中空の管である．人工肺に用いられる中空糸のサイズは製品によってさまざまだが，外径 200〜400 μm 程度で膜の厚みが 50 μm 前後のものが多い．外径 300 μm とすれば，だいたい髪の毛の太さ（平均 70 μm）の 4 倍程度である．中空糸を束ねたり，ボビンに巻き取ったり，簾（すだれ）状にして重ねたりしたものを，箱形や円柱形のハウジングに封入し，中空糸の両端面をハウジングと接着固定（ポッティング）した後，中空糸の内腔が開くようにポッティング面をカットすれば，血液側とガス側を中空糸膜で隔てた膜型人工肺が完成する．

中空糸内径 200 μm，長さ 20 cm，2 万本束ねた人工肺（膜面積 200×10^{-6}×π×0.2×20,000＝2.5 m^2）を仮定し，中空糸内部に粘度 3 mPa・s，密度 1×10^3 kg/m^3 の血液を 5 L/min で流すモデルを考えてみる（**図 2-14**）．酸素は濃度勾配（分圧較差）で移動するため，ガス側の酸素分圧を血液側よりも高めてある．また，常に一定濃度・流量のフレッシュなガスが流れており，ガ

図 2-14 内部灌流モデルの酸素分圧

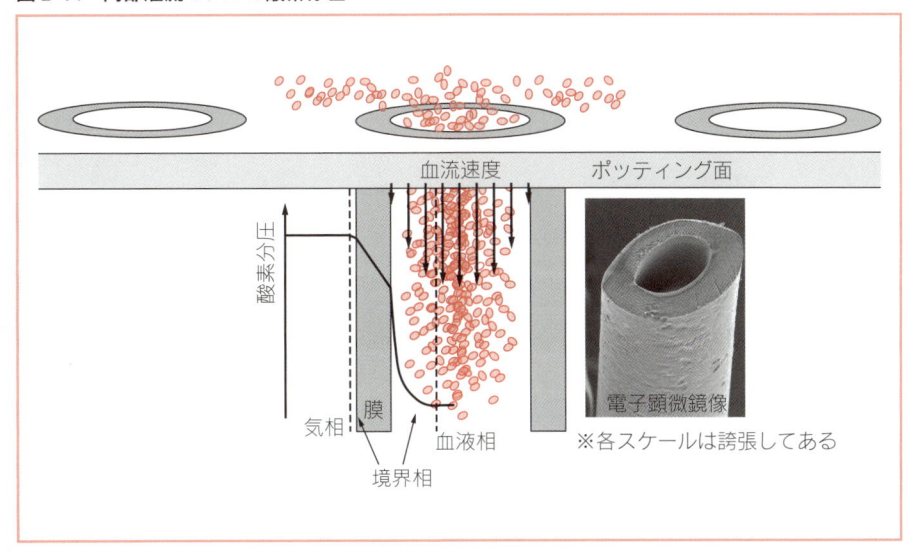

血流速度　ポッティング面

酸素分圧

気相　膜　　　血液相
　　　境界相

電子顕微鏡像
※各スケールは誇張してある

ス相の酸素分圧は一定であるとする．まず，酸素はガス側よりも酸素濃度の低い膜の中へと拡散する．このとき，膜とガス相との境界ではガスの流れのない薄い境界層が生じるため酸素移動の抵抗となるが，これは無視できるほどわずかである．中空糸膜中では，気体透過係数と膜の厚み，構造に依存して酸素分圧が低下する．

　1本当たりの中空糸内部の血液の流れは，流量 4.17 μL/s，平均流速 133 mm/s であり，ここから計算されるレイノルズ数は9となる．この条件では中空糸内部の流れは層流（※）となり，流速分布は膜表面でゼロ，中央でもっとも速くなる（**図 2-15（a）**）．血液は膜に沿って流れるため膜近傍の流れは常に遅く，膜と血液との境界では中央部に向けた酸素の拡散を大幅に妨げる境膜抵抗が発生する．結局，ガス相と血液相のガス分圧較差は途中の抵抗で大幅に減少することになる．また，このモデルの中空糸で発生する圧力損失はおよそ 526 mmHg となる．これはあくまで説明用モデルの値であるが，狭い流路に血液を流す内部灌流では，圧力損失が大きな課題となることがわかる．

　膜型人工肺の開発当初は内部灌流タイプだったが，ガス交換効率，圧力損失の観点から現在はほぼすべて外部灌流タイプとなっている．血液を中空糸の外側に流す人工肺実現のためには，血液（赤血球）を酸素分圧の高い膜近傍に偏りなく流すことが重要である．一般に中空糸の長さ方向に沿って血液を流すと，内部灌流のように膜近傍の流れが遅くなるため比較的大きな境膜抵抗が生じるが，流れがスムーズなため圧力損失を最小限におさえることが

※　実際には血球成分が含まれており，集軸効果などの影響も考えられるため，完全な層流の流速分布にはならない．

図 2-15　内部灌流と外部灌流の流れの違い

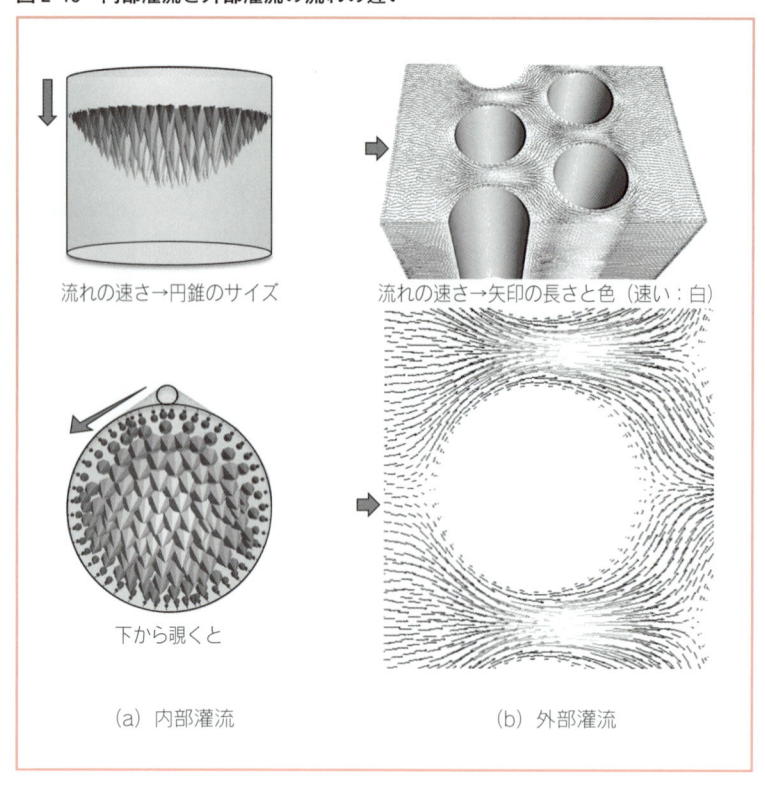

流れの速さ→円錐のサイズ　　　　　流れの速さ→矢印の長さと色（速い：白）

下から覗くと

(a)　内部灌流　　　　　　　　　　(b)　外部灌流

できる．また，血液とガスを対向して流すことにより，ガス分圧の勾配を最適に保つことが可能となる．また，中空糸の軸方向と直行する向き，あるいは軸と斜めに交差するような向きに血液を流すと，膜に血流がぶつかることにより境膜抵抗が低下するとともに，血液が攪拌されるためガス交換能が向上する．一方，流路抵抗が大きくなることと乱流によるエネルギー消費により圧力損失は大きくなる．

▶ 4）膜型人工肺の特徴と注意点

（1）ガス濃度とガス流量

　膜型人工肺は生体肺のガス交換と方式が似ているため，比較的容易に独立して酸素加と脱二酸化炭素をコントロールすることができる．酸素加の程度は，人工肺に供給するガスの酸素濃度 F_1O_2（ガス側の酸素分圧）を変化させることで調整できる．脱二酸化炭素は，ガス流量すなわち換気量で調整可能である．

ヘモグロビンは酸素<u>化</u>だが，人工肺は酸素<u>加</u>が用いられる．

（2）気泡捕捉能力と気泡除去能力

　人工心肺後の高次脳機能障害（pump head）は，体外循環回路に混入した

微小気泡（マイクロバブル）が毛細血管を閉塞させる（GME：gaseous microemboli）ことが原因のひとつとして考えられている．外部灌流タイプの中空糸膜型人工肺は，中空糸が密に充填されており，かつ流路面積が広く流速が遅くなるためフィルタのような働きをする．この副産物として微小気泡を捕捉する能力があげられるが，一方これは微小気泡の除去が困難であることを意味する．多孔質膜の場合，捕捉した気泡が膜に接するように設計すると，微小孔からガス側に速やかに（拡散ではなく移動のため）気泡を排気することができる．動脈フィルタを一体化するなどして，マイクロバブルの捕捉，除去を特徴とした人工肺も市販されている．

（3）ウエットラングと血漿漏出

多孔質膜は疎水性と界面張力によって血漿の漏出は防げるが，水蒸気として水分子がガス側に拡散することを防ぐことはできない．また，シリコーンは均質膜であるが，気体透過性能が高いゆえに水分子も通過させてしまう．

人工肺のガス側を流れる医療グレードの気体は，配管から供給される時点で室温程度である．たとえば血液側が35℃，ガス側が20℃とすると，それぞれの飽和水蒸気量 $[g/m^3]$ はおよそ40と23である．ガスは血液によって温められるのと同時に，血液側からガス側に水分が蒸発する．中空糸出口などでふたたび気体の温度が低下すると，水蒸気として存在できなくなるため結露を起こす．中空糸の内部が結露による水で覆われたり満たされたりすると，気相側の境膜抵抗が増加することでガス交換能が著しく低下する．この状態は血漿漏出（39ページ Tips 参照）と区別され，ウエットラングとよばれる．長期使用で膜の疎水性が大きく低下している場合などを除いて，ガス流量を一時的に増加させること（フラッシュ）によって中空糸内部の水分をとばせば，ふたたびガス交換能が戻る．

（4）ガス側からの空気の混入

膜型人工肺は，ガス側よりも血液側の圧力が下がると，ガス側から空気を吸い込む危険がある．したがって，かならず血液ポンプから人工肺に向けて血液を送り込むように回路を接続する．決して人工肺から血液を引き込むような回路を組んではならない．また，ガス側の圧力が高まると同様の現象が発生するため，人工肺のガス出口が塞がれるような状況を作ってはならない．

（5）コーティングによる血液適合性の改善

成人用の膜型人工肺の膜面積は $2\ m^2$ 程度である．生体肺の肺胞-毛細血管関門面積（約 $70\ m^2$）に比べ，きわめて小さな面積でガス交換を行っていることがわかる．しかし，視点を体外循環回路に移すと，膜型人工肺は回路構成要素のなかでもっとも大きな血液接触面積を占めている．人工肺は内部の血液の流れが遅いこともあり，血栓を代表とする血液の異物反応をおさえる

表 2-6　各社の人工肺の例

泉工医科工業 （MERA）	メラエクセラン http://www.mera.co.jp/b01.html
テルモ	キャピオックス https://www.terumo.co.jp/medical/equipment/index.html
ニプロ	BIOCUBE http://med.nipro.co.jp/med_eq_category
JMS	オキシア http://medical.jms.cc/products/index.html
MAQUET （マッケ）	QUADROX https://www.maquet.com/jp/specialities-and-therapies/
Medtronic （メドトロニック）	Affinity http://www.medtronic.com/us-en/healthcare-professionals/products.html
LivaNova （リヴァノヴァ）	インスパイア https://www.livanova.co.jp/products/list/

ためのコーティングが有用である．生物由来物質を用いた製品として，抗凝固剤のヘパリンと同様の効果で血栓の形成を抑制するヘパリンコーティングがある．また，非生物由来のコーティングとして，血漿タンパクの吸着や血小板の活性化を抑制するポリマーコーティングなどが実用化されている．

(6) 熱交換器，動脈フィルタなどとの一体化

ガス交換のみ行う純粋な人工肺よりも，熱交換器や動脈フィルタが一体化された製品が主流である．一体化によるメリットとして，回路接続などの煩雑な作業の軽減，プライミングボリュームの減少，人工肺流路設計の自由化，全体としての小型化などがあげられる．

(7) ガス移動量の評価

人工肺のガス交換能は，医療機器発展協会（AAMI：Association for the Advancement of Medical Instrumentation）によって規格化されている．この評価に用いられる標準静脈血の条件は，ヘモグロビン濃度（Hb）＝12 g/dL，塩基過剰量＝0，血液温度＝37℃，SvO_2＝65％，$PvCO_2$＝45 mmHg である．

近年，血液ガス関連のディスポーザブルセンサが開発され，人工心肺回路に組み込んで連続的にモニタリングすることが可能となってきた．これは，患者の状態を把握するうえで有用であることに加え，人工肺のガス交換能評価にも利用することができる．

$$動脈血酸素含量 CaO_2 [mL/dL] ＝ ヘモグロビン酸素含量 ＋ 血漿溶存酸素量$$
$$＝ (1.34 \times Hb \times SaO_2/100) ＋ (0.0031 \times PaO_2)$$

Hb［mg/dL］
SaO_2［%］
PaO_2［Torr］
SvO_2［%］
PvO_2［Torr］
Q［L/min］：血流量
P_B［Torr］：大気圧
FiO_2［%］：酸素濃度

酸素はヘモグロビンに1.39 mL/g 結合する．実際の血液では不活性のヘモグロビンが存在するため，1.34 という係数が用いられる．

酸素は血漿に 0.0031 mL/dL・Torr 溶ける．

$$\text{静脈血酸素含量 } CvO_2 \text{ [mL/dL]} = (1.34 \times Hb \times SvO_2/100)$$
$$+ (0.0031 \times PvO_2)$$

$$\text{酸素移動量 } VO_2 \text{ [mL/min]} = (CaO_2 - CvO_2) \times 10Q$$

$$\text{理想酸素含量 } CiO_2 \text{ [mL/dL]} = (1.34 \times Hb \times (100/100)) + (0.0031$$
$$\times (P_B \times FiO_2/100))$$

4—製品紹介

各社の人工肺（一部）を紹介する（**表2-6**）.

3 回路

生体からの血液を導く導管に使用されるのが回路チューブである．回路チューブには，高弾性，無色，透明な素材としてポリ塩化ビニルが使用される．ポリ塩化ビニルは，樹脂単体では硬く，脆く，結晶質であり，紫外線を照射すると劣化・変色を起こす．チューブを適度に柔らかくするために可塑剤が用いられている．

可塑（かそ）: 柔らかく，形を変えやすい，という意味.

チューブ回路は，小児用では内腔の細い 1/4，大人用では 1/2, 3/8, 5/16 が選択される場合が多く，脱血回路には太めの 1/2，送血回路は 3/8, 5/16，吸引・心腔内ベント回路では 1/4 と，使用部位，用途に合わせてサイズを変更している（**図2-16, 表2-7**）.

図2-16　回路チューブ

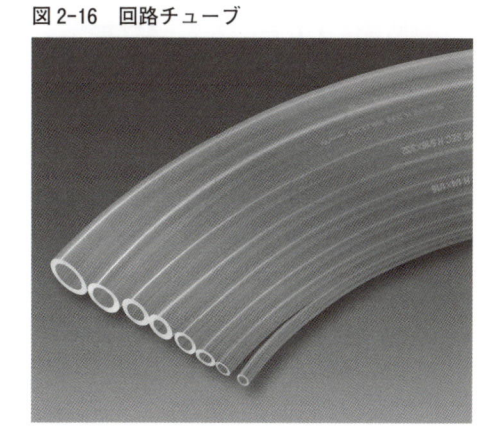

表 2-7　チューブ規格内径

チューブの内径	チューブ名称	回路使用部位
内径 6 mm（6.35 mm）	1/4 インチ	小児用回路，吸引回路，心腔内ベント回路
内径 8 mm（7.94 mm）	5/16 インチ	送血回路
内径 10 mm（9.53 mm）	3/8 インチ	脱血回路，送血回路
内径 12 mm（12.70 mm）	1/2 インチ	脱血回路

図 2-17　プレコネクト回路

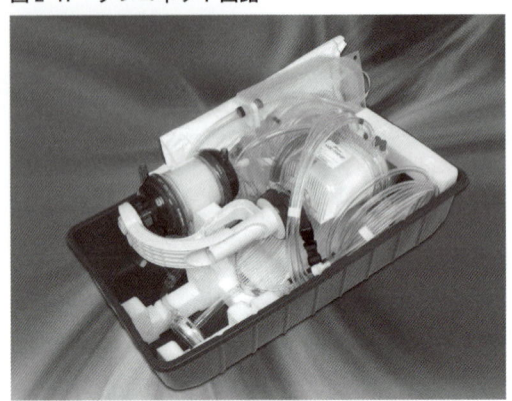

（泉工医科工業㈱）

　現在では，工場にて回路と人工肺などのデバイスがほぼ組み上がっているプレコネクト仕様の人工心肺回路が主流になりつつあり（**図 2-17**），個々のデバイスをつなぎ合わせ組み立てていた時と比べると，回路組み立て時間の短縮，業務効率の向上，省スペース化が可能となり，緊急手術時でも短時間で迅速に回路のセットアップが可能となっている．

4　貯血槽（リザーバ）

　体外循環中はさまざまな要因（投薬，補液，心筋保護液の使用，出血，輸血，尿量）により患者循環血液量が変化する．術中は貯血槽内に適度な血液を保ちつつ送血量（灌流量）を確保し，循環血液量を調節する．貯血槽には，①静脈貯血槽（静脈リザーバ）と②心腔内貯血槽（カルディオトミーリザーバ）があり，これら 2 つをあわせて貯血槽とよんでいる（**図 2-18**）．
　静脈貯血槽は，脱血した静脈血を一時的に貯血し循環血液量を調節するの

図2-18 貯血槽（リザーバ）

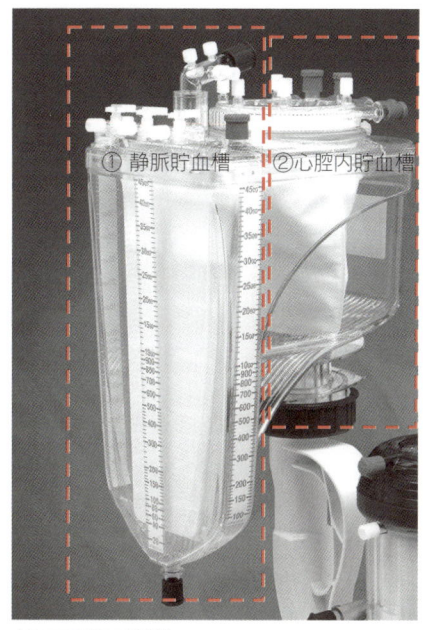

①静脈貯血槽　②心腔内貯血槽

（泉工医科工業㈱）

が目的であり，心腔内貯血槽は術野で使用する吸引回路，心腔内ベント回路からの血液を回収するのが目的である．現在では，静脈貯血槽に心腔内貯血槽を併設し，膜型人工肺と連結させているものが多い．

1─静脈貯血槽（主貯血槽）

容器は透明，頑丈，生体適合性のよいポリカーボネート製の硬い外殻をもつハードシェルリザーバ（開放式回路に使用）と，塩化ビニル製の柔らかいソフトリザーバ（閉鎖式回路に使用）がある．

ハードシェルリザーバは，槽内を大気開放した状態で使用し，貯留血液量を確認しやすいよう目盛りがついており，最大約 4,000 mL 程度の貯血が可能である．安全な体外循環を行うための貯血容量（貯血レベル）は，灌流量に合わせて適正量を維持する必要がある．ソフトリザーバは閉鎖式回路で使用される．

▶ 1）静脈貯血槽内の内部構造

貯血槽内の脱血チューブは槽の下段まで伸びており，その外側をスクリーンフィルタで覆っている（脱血カニューレより予期せぬ空気を引き込んだ場合，除去する）**（図2-19）**．貯血容量が極端に少ない場合，心腔内貯血槽側からの血液のたれ込みなどにより細かい気泡（マイクロバブル）が発生し，送

図 2-19　静脈貯血槽内の内部構造

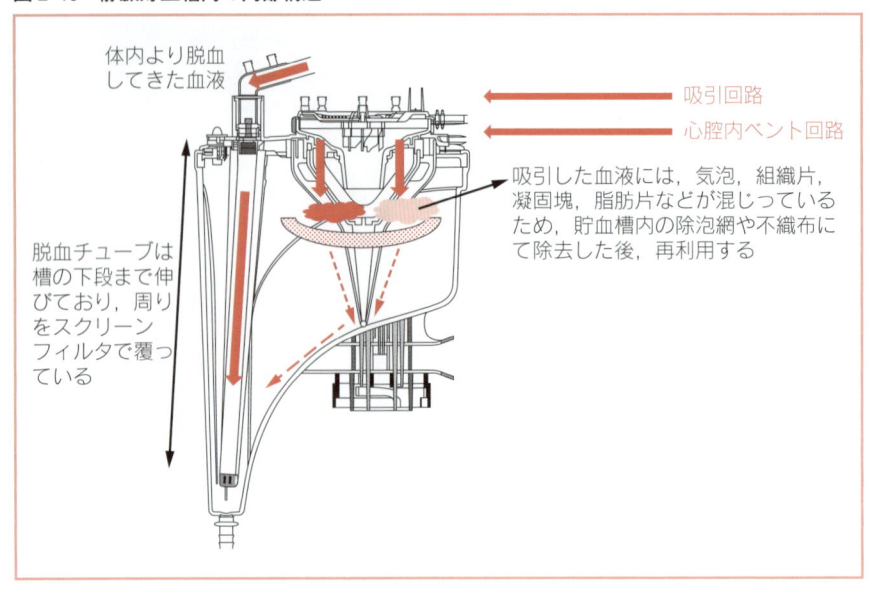

体内より脱血
してきた血液

吸引回路

心腔内ベント回路

吸引した血液には，気泡，組織片，
凝固塊，脂肪片などが混じっている
ため，貯血槽内の除泡網や不織布に
て除去した後，再利用する

脱血チューブは
槽の下段まで伸
びており，周り
をスクリーン
フィルタで覆っ
ている

図 2-20　液面センサ

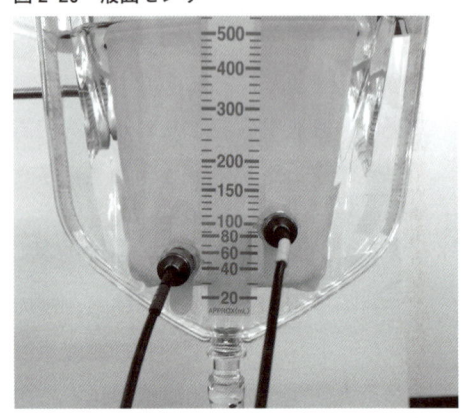

血回路側に引き込まれることがあり，極端に少ない貯血量での操作は避ける
必要がある．

▶ 2）液面センサ（レベルセンサ）

　術中の予期せぬ脱血不良や循環血液量の減少により，液面が低下し貯血槽
内が空になると，患者へ空気を誤送してしまい空気塞栓トラブルの原因とな
る．このトラブルを回避する安全装置が液面センサである．液面センサには，
液面が低下すると警報を発しローラポンプが連動して回転数を減じ停止する
もの，遠心ポンプと連動して送血チューブをクランプするものが各メーカか
ら発売されている（**図 2-20**）．

2──心腔内貯血槽（カルディオトミーリザーバ）

吸引回路，心腔内ベント回路から吸引した血液には，気泡，凝血塊，組織片，脂肪片などが混じっているため，心腔内貯血槽（図2-21）に設置された除泡網（デフォーマ）や不織布にて濾過・除去した後，再利用する．

▶ 1）除泡網（デフォーマ）

血液と混ざり合った気泡を除去するもので，発泡ウレタンスポンジをシリコーンオイルでコーティングしている（図2-22）．微小気泡は徐々に集められ，大きな気泡になり最終的に破泡する．

図 2-21　心腔内貯血槽

吸引，ベント回路からの回収血

フィルタ内構造
内側：除泡網
中側：不織布
外側：スクリーンフィルタ

図 2-22　デフォーマ（a）およびその拡大図（b）

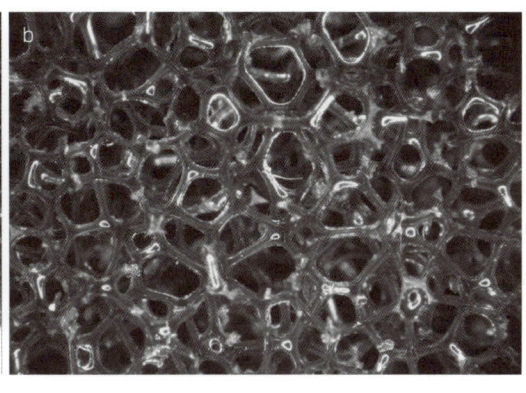

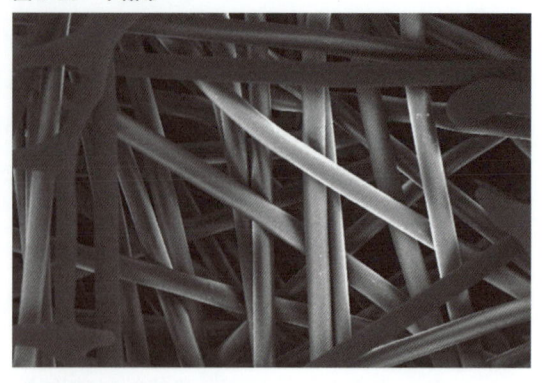
図2-23　不織布

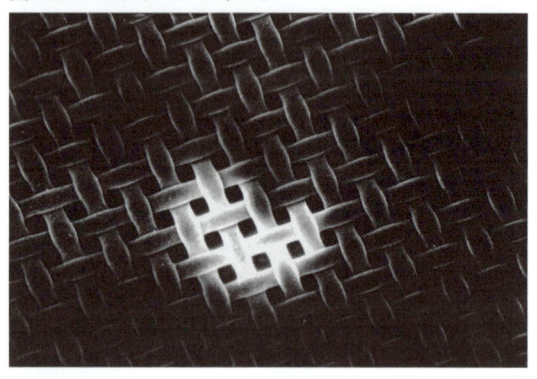
図2-24　スクリーンフィルタ

▶ 2）不織布（ふしょくふ）

　心腔内貯血槽（ウレタンスポンジ）の内面を覆うもので，組織片，凝固塊，脂肪片など比較的大きな塊をトラップする（**図2-23**）．不織布は，網目状の線維で不均一にすることで線維の目詰まりを防いでいる．

▶ 3）スクリーンフィルタ

　心腔内貯血槽（ウレタンスポンジ）の外周を覆うものである（約100～200 μm）（**図2-24**）．

5 熱交換器（熱交換装置）

　熱は体の中心部で産生され，血液によって運ばれ，体表面で冷やされる．生体は，血液循環により体温の調節を行っており，循環する血液温度を変化

図 2-25　熱交換器

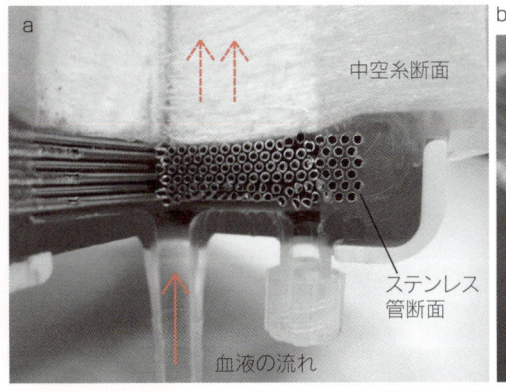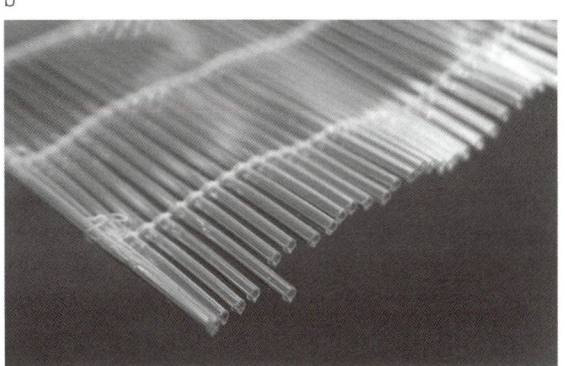

a：ステンレス製カットモデル，b：PET 製．中空糸．

させれば，素早い体温調節が可能となる．直接血液温を変化させ体温調節する方法は非常に効率がよく，人工心肺装置を利用した手術では，この手法を用いて体温を低下させる．低体温にすることにより患者の酸素消費量をおさえ，安全領域を広げることが可能となる．

　術者の指示に従い，血液温を変化させ迅速に体温調節を実施する装置が熱交換器である．熱交換器は膜型人工肺内に内蔵されており，一体化している．心筋保護液を供給する回路にも同様の熱交換器が使用されている．

　熱交換器には，熱伝導や生体適合性が良好な金属（ステンレス），樹脂（ポリエチレンテレフタレート：PET）が使用されており，前者は熱伝導，製造のしやすさ，強度，コストの面で優れ，後者はポッティングの安定度，金属アレルギー患者への使用，直接焼却廃棄ができるなどの利点があるが，金属製を用いている製品が多い（**図 2-25**）．

　材料を細い管状や蛇腹状に束ね（多管状），管内に冷水や温水を灌流させ，管の外側に血液を流し，冷却・加温を行う．細径化した管を束ねることで血液の接触面積を増加させ，温度調節の効率化を図っている．

　血液に溶存したガスは，加温されると微小気泡として血中に現れる危険がある．このことから一般的に，熱交換器はガス交換膜の上流に配置されている．

6 動脈フィルタ

　送血回路には，体外循環時に発生する異物，組織片，血液凝集塊，微小気泡，材料の破片をトラップすることを目的とした動脈フィルタの設置が推奨

図 2-26　動脈フィルタ

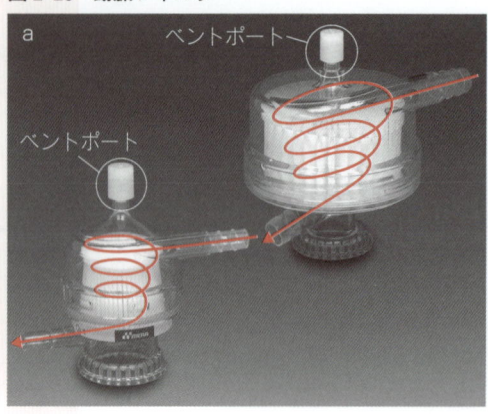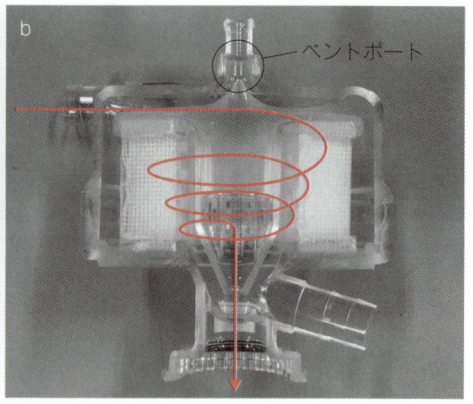

図 2-27　膜型人工肺内に動脈フィルタを内蔵した製品

血液 OUT

④動脈フィルタ

③ガス交換部

②熱交換部

①気液分離フィルタ

血液 IN

メラ FHP エクセラン（泉工医科工業㈱）

されている．動脈フィルタ内には約 40 μm の疎水性メッシュフィルタ（濾過膜）が使用されている．血液は，フィルタ上部より流入し旋回しながら下流に抜けていく構造になっており，誤って気泡が混入した場合，気泡は軽いため浮力で中心部上部に集泡されベントポートより排気される（図 2-26）.

　近年の人工心肺手術では，無輸血体外循環法が主流となりつつあり，血液希釈率の低下をおさえ，回路の短絡化，細径化，充填量の少ない動脈フィルタ使用など，回路内充填量を少なくする傾向にある．

　膜型人工肺内に動脈フィルタ機能を内蔵した製品も開発され，これにより

動脈フィルタ分の充填量を削減できる（図2-27）.

7 周辺機器

1—冷温水供給装置

　熱交換器に冷水や温水を供給する装置が冷温水供給装置である（図2-28）.
冷水槽と温水槽が分離している2槽式と，分離していない1槽式がある.

　2槽式は，冷水槽にあらかじめ製氷機で作った氷と水道水を入れ冷水とし，
温水槽は内蔵した加温ヒータで循環水を加温し温水とし循環させる. 2槽式
では冷却装置を内蔵しないため，装置の単純化（コストダウン），小型化（場
所をとらない），消費電力をおさえられるメリットがあるが，別途冷水槽用の
製氷機が必要である.

　1槽式は，冷水用の冷却装置と温水用の加温装置を内蔵しているため消費
電力も若干大きく，装置が大型化する傾向にある. 冷水槽の冷却装置の原理
は，装置内のコンプレッサで代替フロンガスを圧縮・気化させ，気化熱を利
用している.

　温水槽は空焚き防止装置や水温が高温（42℃以上）にならない安全装置，
冷水槽は氷結防止の安全装置がそれぞれ設置されている. 循環させる循環水
は，雑菌の繁殖や金属部分の腐食を予防するため，使用ごとに排水し乾燥さ

図2-28　1槽式冷温水供給装置の外観（a）と操作パネル（b）

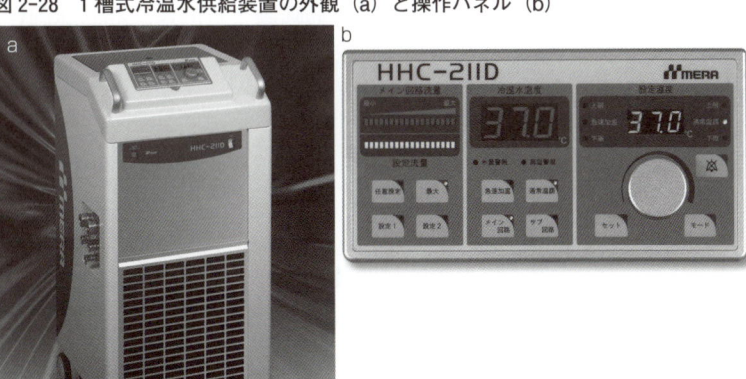

（泉工医科工業㈱）

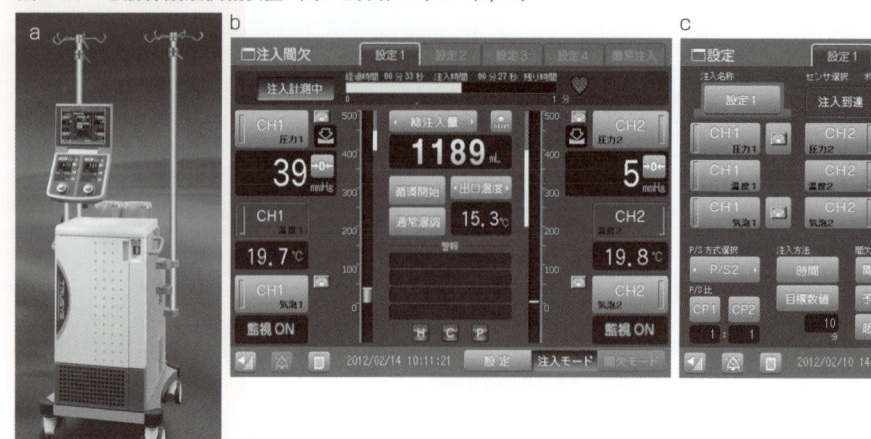

図 2-29 心筋保護液供給装置 (a) と操作パネル (b, c)

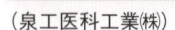

（泉工医科工業㈱）

せておく.

　冷温水供給装置は，電熱ヒータを使用しているため消費電力が高く，その他の医療機器との共有使用や消費電力が高い医療機器（レーザメス，コンプレッサなど）との同時使用では，施設内のブレーカが落ちて停電を起こすことがあるため注意が必要である. また，本機の電源を壁コンセントから延長したテーブルタップでその他の医療機器と共有使用した場合も同様のことが起こりうるため，電源は他の医療機器と共有してはならない. 事前に使用が予想される医療機器との組み合わせをシミュレーションしておき，ブレーカが落ちないか，安全を確認しておく必要がある.

2—心筋保護液供給装置

　術中の心停止と心筋保護を目的に，冠動脈内に心筋保護液を供給する装置が心筋保護液供給装置である **(図 2-29)**. 装置には 2 基のローラポンプが備えられており，2 系列で心筋保護液を供給できるようになっているが，通常は 2 系列のうち 1 系列を使用することが多い. 新生児手術の場合は，注入流量が少ないためローラポンプは使用せず，注射器（シリンジ）にて注入する場合もある.

　心筋保護液供給装置内にも冷却・加温装置が内蔵してあり，心筋保護液の加温・冷却ができるようになっている.

　その他，注入時に必要な回路内圧力モニタ，注入量計，タイマーの表示，気泡アラームなどの警報検出器を備えている.

図 2-30 血液濃縮器

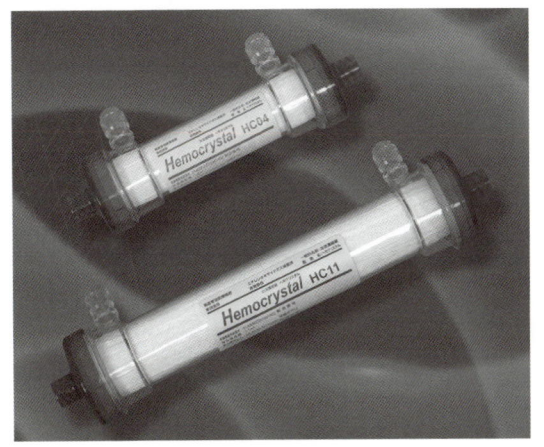

ヘモクリスタル（泉工医科工業㈱）

3 — 血液濃縮器（ヘモコンセントレータ）

　人工心肺中は，充填液，薬剤，輸液，心筋保護液の注入により，短時間で患者血液が希釈される．短時間に患者血液が希釈されると血液中の膠質浸透圧が低下し，臓器・組織への水分移動が起こり，浮腫が増長される．これらを防止するために，血液濾過器（**図 2-30**）が用いられる．ポリエーテルスルフォンなどの材質でできた中空糸膜を用い，中空糸内側の血圧，外側の陰圧吸引などによる膜間圧力差を原動力とした限外濾過（ultrafiltration）により余剰水分を排出する．水分除去と同時に分子量の小さい電解質(ナトリウム，カリウム）も大量に除去されるため，電解質補正を行いながら実施する．

　近年では，人工心肺中に発生した炎症反応物質，補体活性物質，免疫賦活化物質などの除去にも有用との報告を受け，補液を行いながら除水を行うDUF（dilutional ultrafiltration）や，体外循環終了後，人工心肺回路内残血を濃縮した後に返血するMUF（modified ultrafiltration）にも応用され，特に乳幼児小児循環領域での循環管理に有用との報告である．

4 — 自己血回収装置

　患者から出血した血液を回収し再利用する装置が自己血回収装置（**図 2-31**）である．

　人工心肺前の患者血液はヘパリン加されていないので，そのままでは血液は凝固してしまう．血液凝固を防ぐため，血液の回収時に吸引管の先端からヘパリン加生理食塩液を同時に少量吸引し，血液と同時に装置内貯血槽に貯血する．

図 2-31　自己血回収装置内の血液処理と回収工程

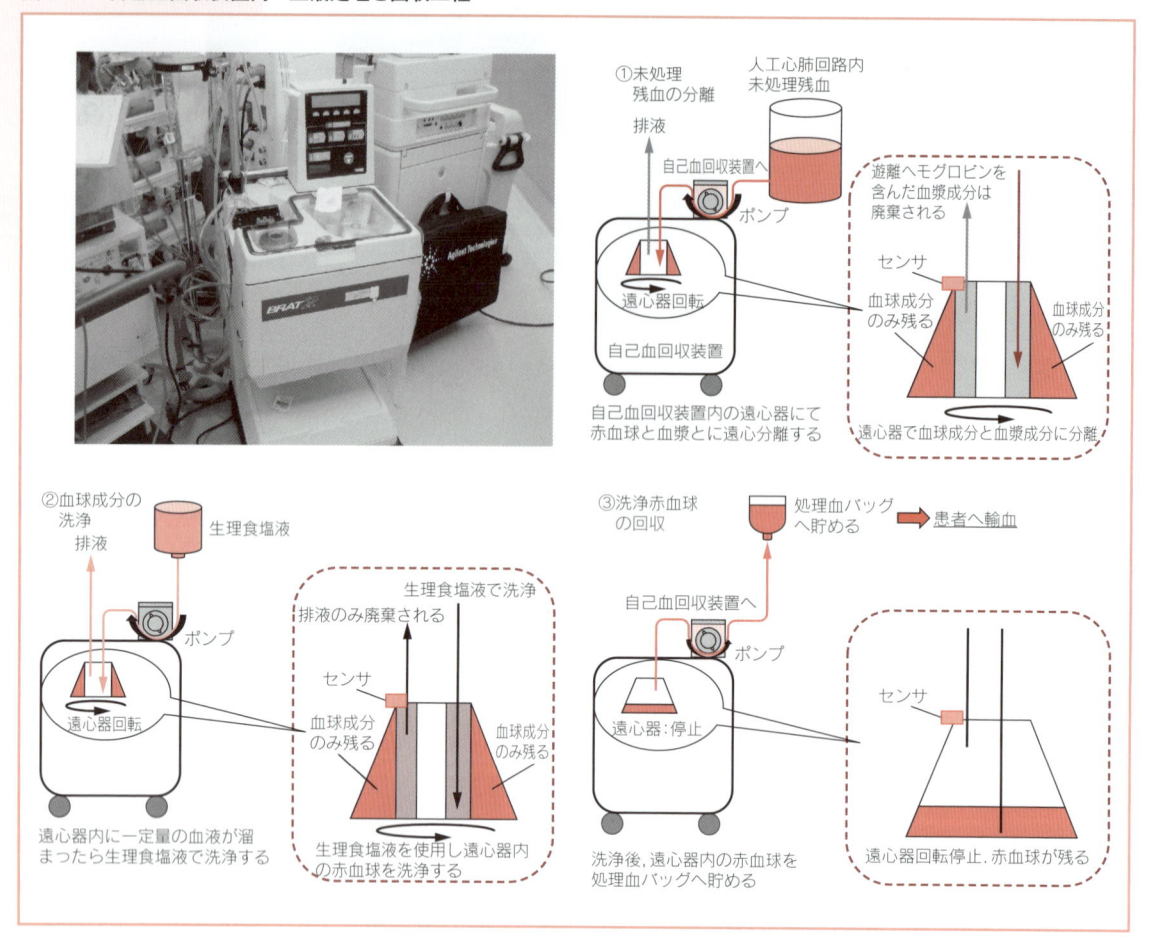

　吸引した血液を装置内に内蔵された遠心分離器に導き，濃縮血球成分と血漿，遊離ヘモグロビンが混じった血漿タンパク，凝固成分，余剰水分などに分離し生理食塩液で洗浄後，濃縮血球成分のみ付属のバッグに回収する．分離後の余剰血漿成分は廃棄する．

　人工心肺終了後，回路内に残った血液も同様に回路に導き，遠心分離後，洗浄し回収する．人工心肺回路内残血はヘパリン加されているので，残血回収時にはヘパリン加生理食塩液の同時吸引は必要ない．濃縮血液生成から血漿の廃棄まで，手順は半自動化されており装置の指示に従いながら操作する．

　濃縮洗浄血液には血漿成分は含まれていないため，赤血球のみの成分輸血となる．

図 2-32　酸素・空気混合装置および流量計

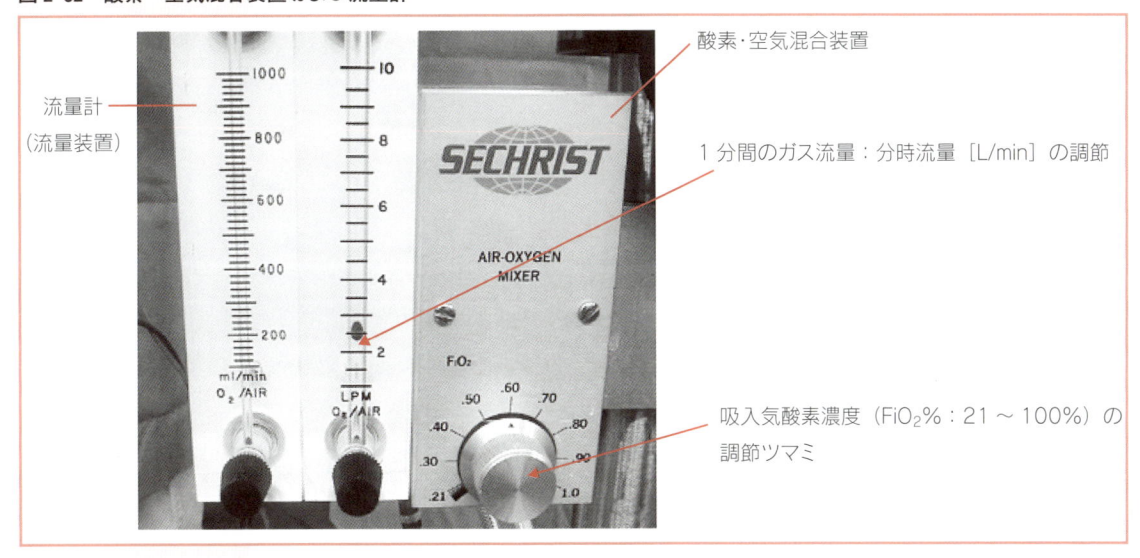

5 — 酸素・空気混合装置（ガスブレンダ，酸素ブレンダ）および流量計（流量装置）

　純酸素と圧縮空気を混合し，1分間に送気するガス流量の調節と吸入気酸素濃度（FiO$_2$%：21〜100%）の調節をするのが酸素・空気混合装置（ガスブレンダ）および流量計である（**図2-32**）．膜型人工肺への送気ガス供給はこの装置を使って行う．

　心肺手術中は人工心肺回路から採血した血液ガスデータを参照し，動脈血酸素分圧（PaO$_2$）はガスブレンダの吸入気酸素濃度（FiO$_2$%：21〜100%）で調節し，動脈血二酸化炭素分圧（PaCO$_2$）は流量計（流量装置）からの1分間のガス流量：分時流量［L/min］で調節する．

　酸素および圧縮空気を含む医療ガスは，中央配管の供給栓からガス供給を受け，供給される2つのガス配管内圧差が0.14 MPa以下になると低圧警報音が鳴り，適切に作動しない．

6 — 体外式ペースメーカ，除細動器

　体外式ペースメーカ，除細動器は，心臓手術の際必要な機器である．

▶ 1）体外式ペースメーカ（テンポラリペースメーカ）

　患者に一時的な不整脈や徐脈がある場合，心拍数を補助（サポート）する機器が体外式ペースメーカである（**図2-33**）．本機の電源には電池（9 V乾

図 2-33　体外式ペースメーカ

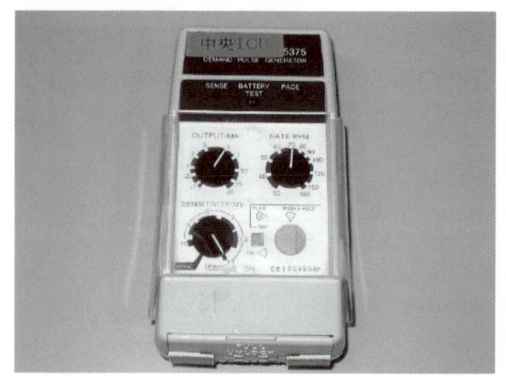

電池）を使用するので，定期的に電源電圧のチェックを行い，電圧降下している電池は早めに新しいものと交換する.

　急性心筋梗塞直後の緊急手術では，一時的に不整脈を合併し，体外式ペースメーカでサポートしながら入室することもある. 体外循環が開始されればペースメーカは必要ないため，電源を一時的に OFF にする（主治医，麻酔科医が判断）.

　人工心肺終了直後も不整脈が発生しやすく，血行動態が不安定な場合も一時的に本機でサポートする. 電極は，閉胸時に心筋表皮に直接装着し，いつでも補助できる状態にしておく. ペースメーカによる補助が不要となった場合は，ICU 帰室後，心筋電極を抜去する. 体外式ペースメーカの場合，ペーシングモードは心室ペーシング（VVI）での運用が多い.

▶ 2）除細動器

　心室細動や頻脈性不整脈を電気的除細動で洞調律に復帰させる治療機器が除細動器である. 除細動には，心室細動や心室頻拍のような非同期通電と，心房細動・粗動のような同期通電がある. 大動脈遮断解除直後は心室細動になりやすく，心室細動の場合は直接心臓に通電させ，速やかに除細動し洞調律へ復帰させる.

参 考 文 献
1) Tayama, E., Raskin, S. A., Nosé, Y.：Blood pumps. In：Gravlee, G. P., Davis, R. F., Kurusz, M., et al., eds. Cardiopulmonary bypass. Principles and practice. 37〜48, Lippincott Williams & Wilkins, Philadelphia, 2000.
2) Bernstein, E. F., Gleason, L. R.：Factors influencing hemolysis with roller pumps. *Surgery*, **61**：432〜442, 1967.
3) Uretzky, G., Landsburg, G., Cohn, D., et al.：Analysis of microembolic particles originat-

ing in extracorporeal circuits. *Perfusion*, **2**：9～17, 1987.

4) Snijders, J., de Bruyn, P., Bergmans, M., et al.：Study on causes and prevention of electrostatic charge build-up during extracorporeal circulation. *Perfusion*, **14**：363～370, 1999.

5) Elgas, R. J.：Investigation of the phenomenon of electrostatic compromise of a plastic fiber heat exchanger. *Perfusion*, **14**：133～140, 1999.

6) 真島英信：生理学．改訂第18版，341，文光堂，1986.

7) ターボ機械協会編：ターボ機械―入門編―．日本工業出版，2009.

8) Glenn, P. G., Richard, F. D., Alfred H. S., Ross, M. U., 編，新見能成監訳：人工心肺―その原理と実際．メディカル・サイエンス・インターナショナル，2010.

9) 阿部稔雄，上田裕一編：最新人工心肺―理論と実際．第2版．名古屋大学出版会，2004.

10) 井野隆史，安達秀雄編：最新体外循環―基本的知識と安全の確保．第2版．金原出版，2003.

11) 安達秀雄，百瀬直樹：人工心肺ハンドブック．改訂2版．中外医学社，2009.

12) 菅原基晃，前田信治：血液のレオロジーと血流．コロナ社，2003.

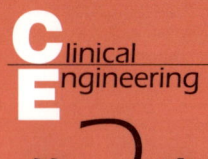

第**3**章 人工心肺回路と生体との接続

1 カニュレーションと血液抗凝固

　人工心肺による体外循環を行うため，血液を血管内から人工心肺回路まで無菌的に引き出し，温度調節，血液ガス交換の後ふたたび血管内に戻すためには，血管と回路を少なくとも2カ所で連結する必要がある．その一つは血液を体外へと誘導する脱血部位であり，もう一つは血管内に戻すための送血部位である．血管と人工心肺回路の連結にはカニューレとよばれる専用の道具が用いられる．カニューレはおもに合成樹脂製の細い管であり，一端を血管内に挿入，固定し，もう一端はコネクタを介して送血回路や脱血回路などと接続される．

　カニューレには，送血カニューレ，脱血カニューレの他に，心臓内の血液を吸引するベントカニューレ，心筋保護液注入用カニューレ，脳への血管に選択的に送血するための脳灌流用カニューレなどがある．その目的や挿入部位によって，挿入部の形状が特徴的であり，挿入血管の太さとカニューレに流す血流量によりサイズが決定される．血液温による軟化や手術操作による折れ曲がりを防止するため，多くのカニューレは内部にコイル状のワイヤを入れて補強するなどの対策が施されている．

　血管へカニューレを挿入することをカニュレーションとよんでいる．一般的に送血は上行大動脈，脱血は上大静脈と下大静脈の2カ所から行われ，送血側，脱血側の順にカニュレーションされる．

　カニュレーションは，血液が人工心肺回路という生体に対する異物とはじめて接触するタイミングであり，それに先立ち，血液凝固能を抑制するために，生体には抗凝固剤であるヘパリンが投与される．体重1kg当たり200～300 U（2.0～3.0 mg）程度のヘパリンを心臓内に投与後，全身にヘパリンが行き渡るのを待ち，活性化凝固時間（activated clotting time：ACT）を計測する．ACTが400秒をこえればカニュレーションを開始する．体外循環中もACTを400秒以上に維持する．人工心肺を離脱し，カニューレを抜去した後は，凝固能を元に戻すため，硫酸プロタミンによるヘパリンの中和を行う．

カニューレサイズ：先端の外径で表示され，その単位にはFr（フレンチ），mm（ミリメートル）が用いられる．3 Frは約1 mmである．

抗凝固剤：ヘパリン起因性血小板減少症（heparin-induced thrombocytopenia：HIT）といったヘパリンに副作用を示す症例には，抗凝固剤としてアルガトロバンが用いられる．

体外循環時のACT：ACTの測定に20%の誤差があるとされるため，安全域をとって480秒以上に維持することが推奨されている．

2 送血回路

1—送血カニューレと圧力損失

送血回路での圧力損失は，灌流量が増加するほど大きくなる（図3-1）.

図3-1　人工心肺回路における圧力損失の水実験結果の一例

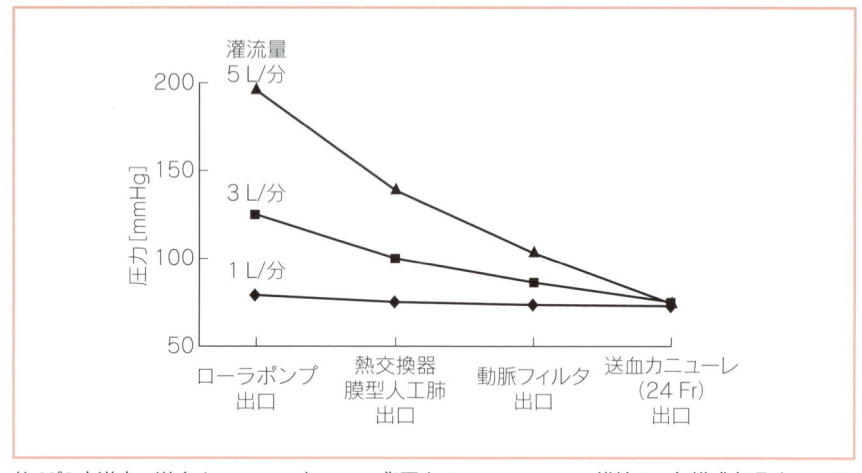

約20℃水道水．送血カニューレ出口への背圧を70〜75 mmHg に維持し，各構成部品出口の回路内圧をデジタルマノメータにて計測した．流量設定は，流量の実測により較正したローラポンプ表示をもとに行った.

図3-2　各種送血カニューレ

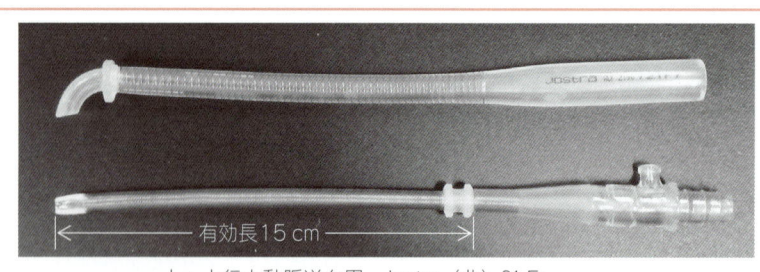

上：上行大動脈送血用．Jostra（曲）21 Fr
下：大腿動脈送血用．RMI FEM II-020-A 20 Fr

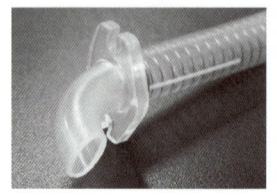
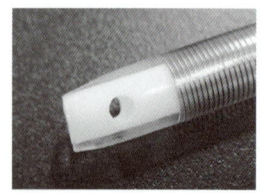

左：上行大動脈用カニューレ先端
先端は屈曲している．固定用のフランジと先端孔の向きが血管外から分かるように目印が付いている.
右：大腿動脈用カニューレ先端
先端孔の他に，側孔が2個付いている．先端の肉厚は非常に薄い.

図 3-3　送血カニューレによる圧力損失の水実験結果の一例

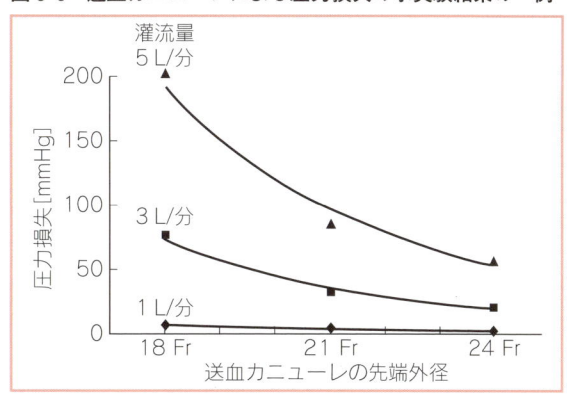

約20℃水道水．送血カニューレの出入り口の圧力差をデジタルマノメータにて計測した．流量設定は，流量の実測により較正したローラポンプ表示をもとに行った．

図 3-4　血流拡散型送血カニューレ

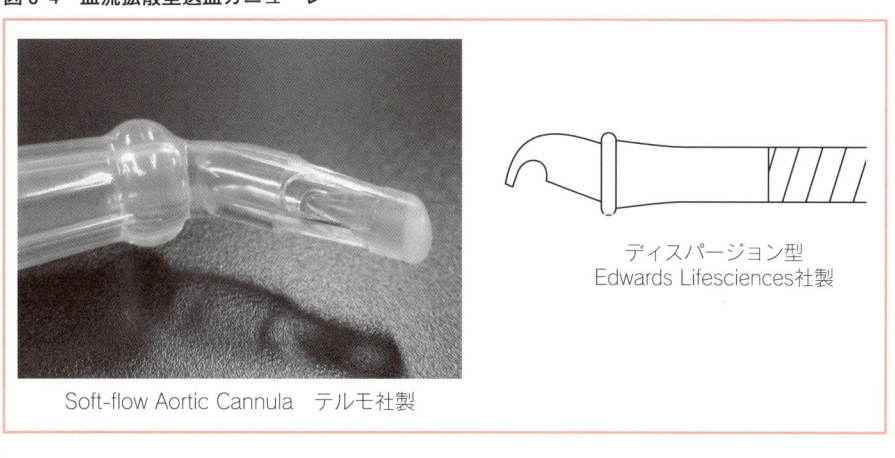

ディスパージョン型
Edwards Lifesciences社製

Soft-flow Aortic Cannula　テルモ社製

拍動流体外循環：臓器の微小循環や腎血流を良好に保つため，定常流ポンプの回転速度を制御して拍動を生じさせる方法．

　図3-2に各種送血カニューレを示す．一般的な人工心肺では，太い2本の脱血カニューレからの脱血量と等しい量の血液を1本の細い送血カニューレで生体に送り返している．カニューレの径が細くなると指数関数的に圧力損失が増加する（**図3-3**）ため，送血カニューレは血流に対して大きな抵抗となる．このことから，送血カニューレは挿入する血管に対して可能なかぎり径の太いものを選択することが望まれる．また，拍動流体外循環を用いる場合は，1サイズ太いものを選択する．さらに，送血カニューレ内の血流は非常に速く，血液は勢いよく動脈内に噴射される（ジェット流）．これにより大動脈内部の粥腫（アテローム）が剝がれ飛び，塞栓症を招く危険がある．また，ジェット流によりカニューレ先端に陰圧を生じ，キャビテーション現象が発生する危険性がある．最近では，送血カニューレからのジェット流をおさえるための血流拡散型送血カニューレ（**図3-4**）も使用されている．

図 3-5 上行大動脈送血のカニュレーション

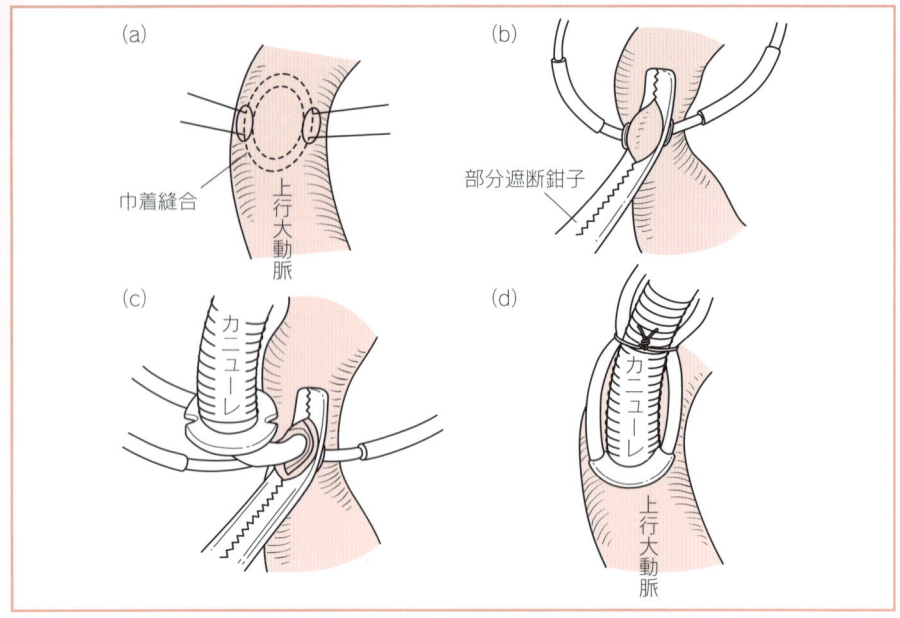

(龍野勝彦編著：心臓外科エキスパートナーシング改訂第 2 版．99，南江堂，1996 より)

2—送血法

▶ 1）上行大動脈送血

　上行大動脈（ascending aorta）への送血は，胸骨正中切開を行う術式に一般的に用いられる送血法で，中枢送血とよばれる．**図 3-5** に示すように，大動脈の血管壁に 2 本の巾着縫合を行い（a），直接切開するか血管鉗子で部分遮断して（b），大動脈内へカニューレを挿入する．L 字に曲がった先端形状のカニューレが用いられるが，先端出口を末梢側へ向けて挿入する（c）．カニューレには血管外からも先端の向きが確認できる目印が付いている（**図 3-2**）．血流の方向は，大動脈のほぼ全体において順行性となる．

▶ 2）大腿動脈および腋窩動脈送血

　大腿動脈（femoral artery）への送血は，上行大動脈置換や弓部大動脈置換など上行大動脈への送血が無理な術式に用いられる．また，再手術症例や低侵襲心臓外科手術（minimally invasive cardiac surgery：MICS），経皮的心肺補助法（percutaneous cardio-pulmonary support：PCPS）にも用いられる．大腿動脈送血の問題点は，胸部の術野以外にも手術創を必要とする煩雑さと，末梢からの送血であるため大動脈のほぼ全長にわたって逆行性の循環となることにある．さらにこの非生理的な循環では，腹部あるいは胸

図 3-6　末梢動脈送血法と問題点

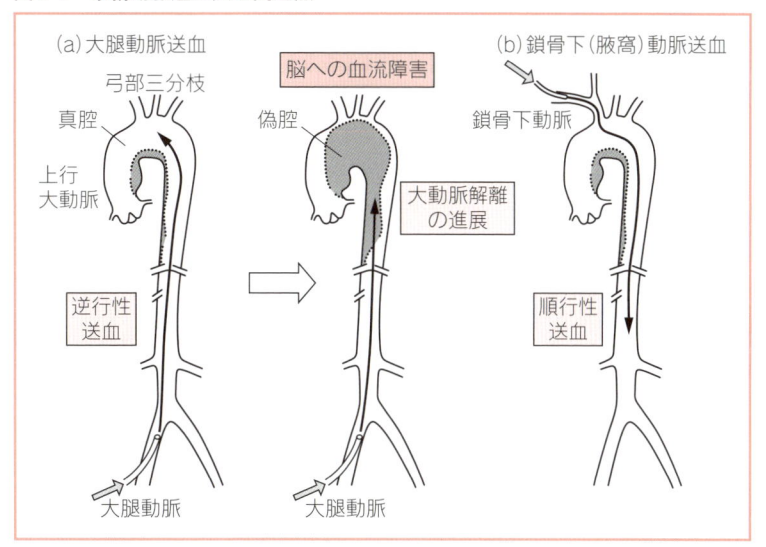

(許　俊鋭：心臓手術の実際―外科医が語る術式，臨床工学技士が語る体外循環法．クリニカルエンジニアリング別冊，秀潤社，2008 より）

部下行大動脈などから剝がれた壁在血栓や debris などが脳や冠動脈を塞栓する可能性と，解離性大動脈瘤に対する大腿動脈からの逆行性送血は偽腔灌流による解離の進展を起こす可能性が問題となる（**図 3-6（a）**）．

　そこで，これらの合併症を回避するための末梢動脈からの順行性送血法として，腋窩動脈（axillary artery）からの送血が用いられるようになってきた．腋窩動脈送血には，直接カニュレーションする方法と腋窩動脈に人工血管を縫着する方法がある．前者の場合，必要とする流量確保がむずかしいため，両側腋窩動脈送血または大腿動脈送血が併用される．いずれの場合も，術中に経食道心エコー（transesophageal echocardiography：TEE）を用いて，大動脈の真腔に十分な灌流がなされているかを確認することが，重篤な合併症を回避するために有用である．

▶ 3）その他の送血方法

　大動脈の手術などでは，脳保護を目的とした選択的脳分離送血や逆行性脳灌流などが用いられることがある．詳細は第 8 章で述べる．

3 脱血回路

✿1—脱血カニューレ

　脱血部位から血液を体外へと導き出す役割を果たすのが脱血カニューレである．胸骨正中切開により行われる心臓手術の体外循環では，上大静脈（superior vena cava：SVC）と下大静脈（inferior vena cava：IVC）のそれぞれから脱血する2本脱血法が一般的である．それぞれの血管へは，上下大静脈へ直接カニューレーションする他に，右心耳を切開し上大静脈へ挿入する方法，右房自由壁より下大静脈へ挿入する方法がある（図3-7）．冠動脈バイパス手術のように右房を切開しない場合は，右心耳から挿入したtwo stage脱血カニューレによる1本脱血で行われることもある．これは，1本のカニューレにより右房と下大静脈より脱血が可能であり，挿入のための切開創が少なく，手術視野を妨げない特徴がある（図3-8）．

　右側臥位による左開胸で下行大動脈の病変部へアプローチするような，上下大静脈へのカニューレーションができない術式の場合，大腿静脈から挿入して，先端が下大静脈あるいは右房まで到達するカニューレを用いて脱血を行う．また，胸骨正中切開で行った初回手術後に胸骨背面と心臓前面が癒着し

図　経心尖部上行大動脈送血カニュレーション

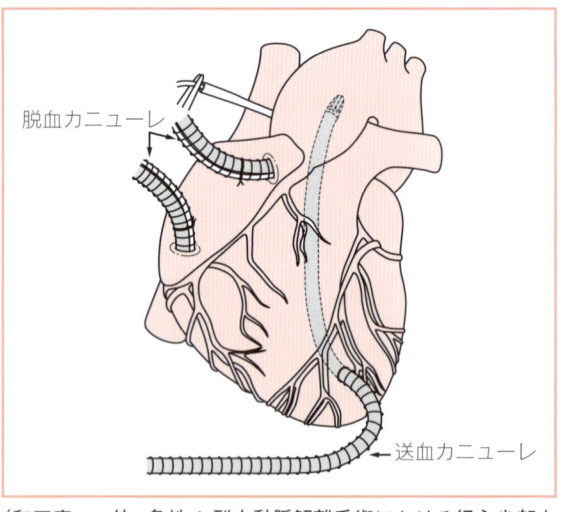

脱血カニューレ

送血カニューレ

（和田真一，他：急性A型大動脈解離手術における経心尖部上行大動脈送血．胸部外科，60（4）：317，2007 より）

図 3-7　上下大静脈からの 2 本脱血

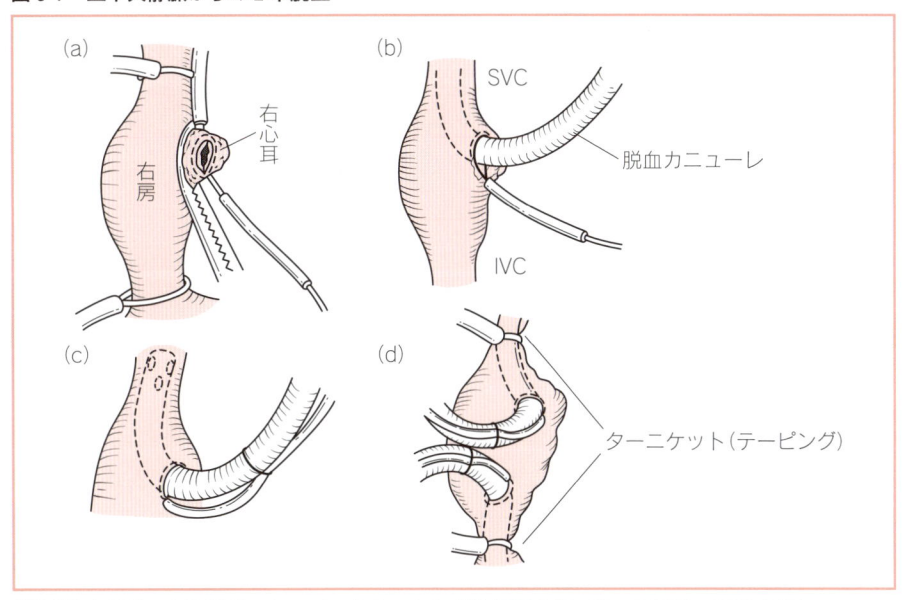

（龍野勝彦編著：心臓外科エキスパートナーシング改訂第 2 版．99，南江堂，1996 より）

図 3-8　two stage 脱血カニューレによる 1 本脱血

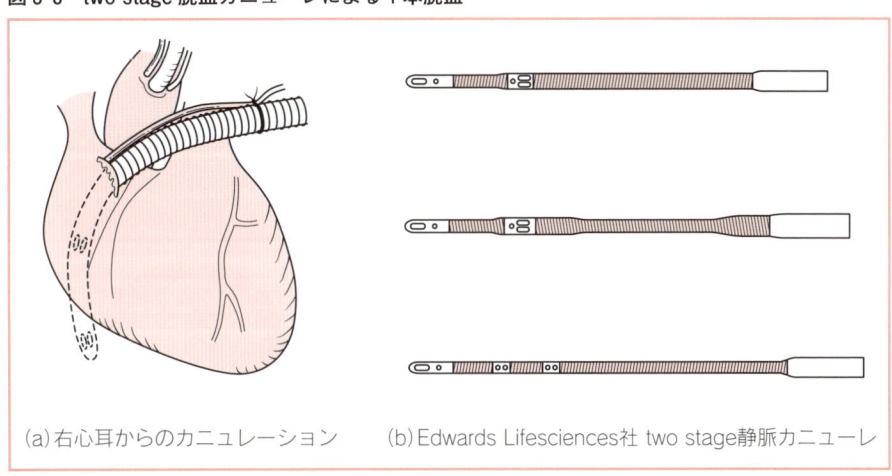

(a)右心耳からのカニュレーション　　　(b)Edwards Lifesciences 社 two stage 静脈カニューレ

（井野隆史，安達秀雄：最新体外循環—基礎から臨床まで．192，金原出版，1997 より）

ている可能が高い再手術症例においても，末梢の動静脈へのカニュレーションによる体外循環が行われる．

　さらに，胸骨あるいは胸部小切開による低侵襲心臓外科手術でも，限られた術野の視野を確保するために末梢動静脈からの体外循環が行われる．いずれの場合も，大腿静脈から挿入したカニューレ 1 本では十分な灌流量が得られない場合は，上大静脈に脱血カニューレを追加したり，左開胸の場合は肺

動脈からの脱血を行う変法も用いられる．大腿動静脈へのカニュレーションには，血管を露出し血管壁を切開して挿入する方法（カットダウン）と，経皮的カニューレ（パンクチャカニューレともよぶ）を用い穿刺針およびガイドワイヤを使用し血管内へ挿入するセルジンガ法がある．

2—脱血法

静脈血の脱血の原理は，落差脱血法と強制脱血法に分類される．

1）落差脱血法

落差脱血法は，人工心肺による体外循環の基本的な脱血法である．心臓よりも低い位置に置かれた静脈リザーバに落差による位置エネルギーとサイフォンの原理により静脈血を誘導する方法である（**図3-9**）．脱血流量の調整は，エレベータとよばれる装置で静脈リザーバの高さを変えて落差を調整する方法があったが，現在は脱血回路の途中にチューブ鉗子またはオクルーダとよばれる機械を用いて狭窄を与え，その圧閉の度合いを変えることで調整する方法が主流である．

2）強制脱血法

落差を利用するだけでなく，強制的に脱血する2つの方法がある．一つは，脱血回路中に血液ポンプを組み込んで脱血流量を調整する手法で，ポンプ脱

図3-9　落差脱血法

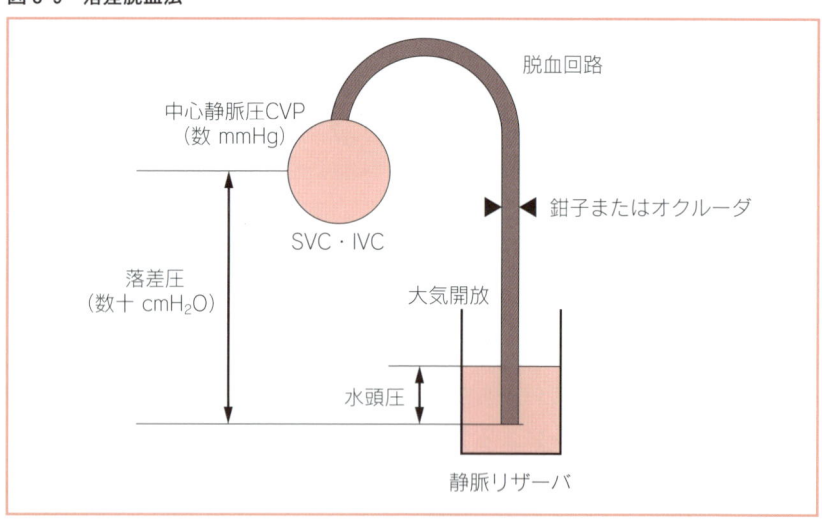

患者脱血部位（SVC・IVC）と静脈リザーバの血液出口部の高さの差（落差）による位置エネルギーによる脱血．脱血部位の中心静脈圧と血液出口部の水頭圧も関与する．脱血流量の調整は，落差の増減や鉗子またはオクルーダによる脱血回路内径の変化により行われる．

図 3-10　ポンプ脱血法

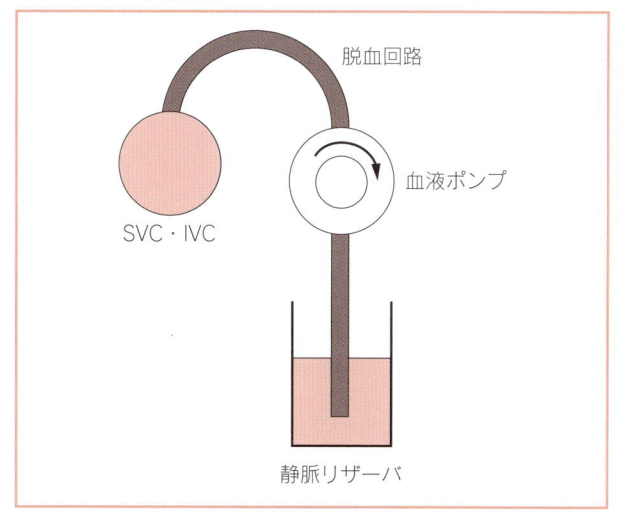

血液ポンプにより，患者脱血部位から血液を吸引し静脈リザーバへと送る．血液ポンプにはローラポンプまたは遠心ポンプが用いられる．脱血流量の調整が容易であるが，それぞれの血液ポンプの特性による注意が必要である．

図 3-11　陰圧吸引補助脱血法（vacuum-assisted venous drainage：VAVD）

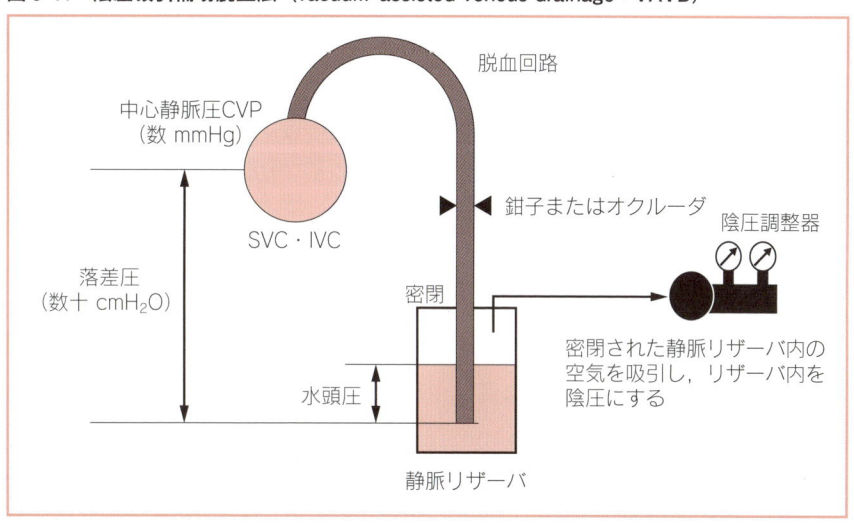

落差脱血の補助手段．静脈リザーバ内を陰圧にし，落差圧に吸引圧を負荷することで安定した脱血流量を確保する．

血法とよぶ（**図 3-10**）．心臓と静脈リザーバとの落差や径の細いカニューレを用いたときの脱血回路による抵抗に左右されることなく脱血流量を調整できる．ただし，静脈灌流の低下や脱血カニューレの先端に血管壁が張り付く「先当たり」などがあると，回路内に過度の陰圧が発生する危険がある．

　もう一つは，密閉可能なハードシェル型静脈リザーバ内を陰圧に保ち，血

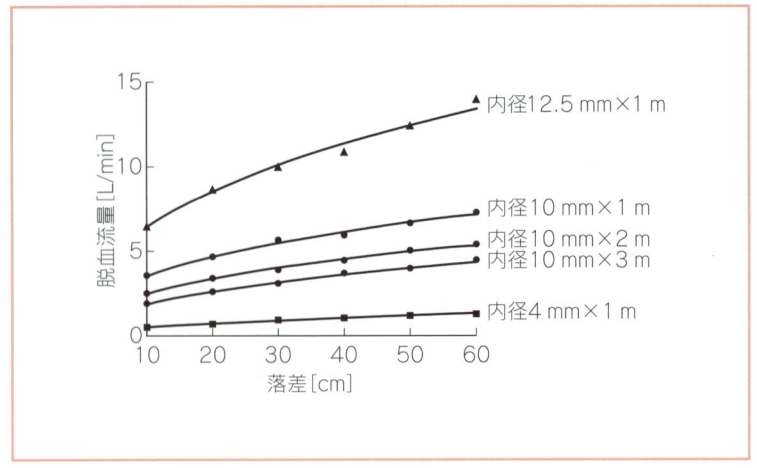

図 3-12 脱血回路の水実験結果の一例

約 15℃水道水．塩化ビニル人工心肺回路用チューブ．入口水頭圧　10 cm H$_2$O．メスシリンダによる計測．

液を静脈リザーバ内へ吸引する手法で，落差脱血の追加手段として行われることから陰圧吸引補助脱血法（vacuum-assisted venous drainage：VAVD）とよばれる（図 3-11）．当初は，大腿静脈挿入用の細長いカニューレを用いる低侵襲手術で利用されたが，専用の陰圧調整器の登場により，壁吸引配管の陰圧を調整して静脈リザーバ内を一定の陰圧に保持することが容易になったため，少ない落差や径の細いカニューレの使用でも安定した脱血が可能になり，小児手術をはじめ正中切開で行われる手術でも使用されるようになった．

🌸 3──脱血回路と管路抵抗

人工心肺回路チューブは内径で表示されるのが一般的であり，成人用回路では送血側は 10 mm に対し脱血側は 12 mm，乳幼児用では送血側は 8 mm または 6 mm に対し脱血側は 10 mm のチューブが多く用いられている．一般的に，脱血回路には他の回路部分と比べ太いチューブを用いる．

落差と流量（流速）の関係の基本原理はトリチェリの定理に基づくが，円管を流れる粘性流体の流量はハーゲン・ポアズイユの式に示されるように，円管の内径および長さの影響を受ける．同じ内径であれば回路が長いほど，同じ長さであれば回路の内径が細いほど脱血流量は制限される（図 3-12）．チューブ内径は人工心肺回路全体の充填量，つまりは血液の希釈に影響を及ぼす．これらをふまえ，十分な脱血流量を得るために，術中取りうる落差と充填量の増加による希釈率への影響を考慮したうえで，適切なサイズのチューブを用いる．

図 3-13 各種脱血カニューレ

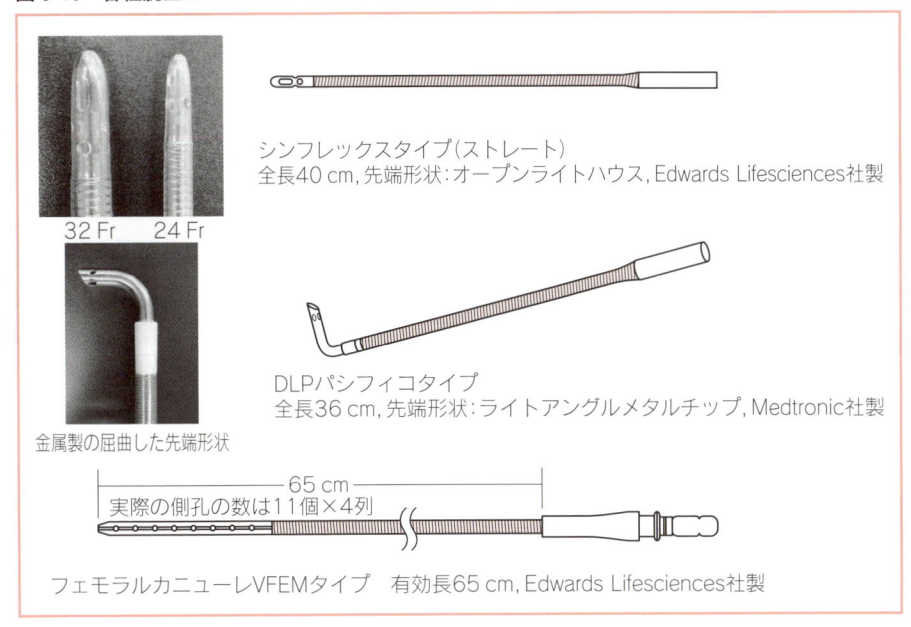

シンフレックスタイプ(ストレート)
全長40 cm, 先端形状:オープンライトハウス, Edwards Lifesciences社製

32 Fr 24 Fr

金属製の屈曲した先端形状

DLPパシフィコタイプ
全長36 cm, 先端形状:ライトアングルメタルチップ, Medtronic社製

65 cm
実際の側孔の数は11個×4列

フェモラルカニューレVFEMタイプ 有効長65 cm, Edwards Lifesciences社製

　カニューレの太さは挿入する血管の太さによって制限される. 上下大静脈は血管壁が薄く, 生理的な状態では上下大静脈は胸腔内の陰圧により拡張されているのに対し, 術中の開胸時には大気圧に曝されるため, 血管内の血液量によって容易に虚脱状態（しぼんだ状態）となる. カニューレが先当たりすると, 脱血不良や溶血の原因となるため, 側孔を設けたり, カニューレ先端を金属製とし肉厚を薄くして内径を大きくするなどの工夫が施されている（図 3-13）.

4 ベント回路

　体外循環開始後, 至適灌流量（total flow）まで送血流量を増加させている間は, 全身の血液循環は心臓と血液ポンプ, 血液ガス交換は生体の肺と人工肺の両方で担っている状態であり, これを部分体外循環（partial bypass）とよぶ. total flow を維持できる状態になると, 上下大静脈にターニケットとよばれるテープをかけ, 脱血カニューレ上で縛る（図 3-7）. これにより, 全身から心臓へ戻ってきた血液は脱血カニューレによって人工心肺回路へと脱血される. 全身の灌流は血液ポンプで行われ, 肺循環も消失するため, 血液ガス交換もすべて人工肺が行うことになる. これを完全体外循環（total

図 3-14　左心ベントカニューレの一例と逆流防止弁

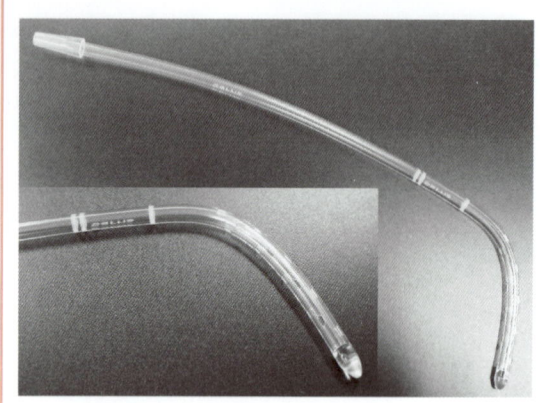

(a) 湾曲型左心ベントカニューレ 20 Fr
　　側孔数 14 個，側孔部長さ約 10 cm，テルモ社製

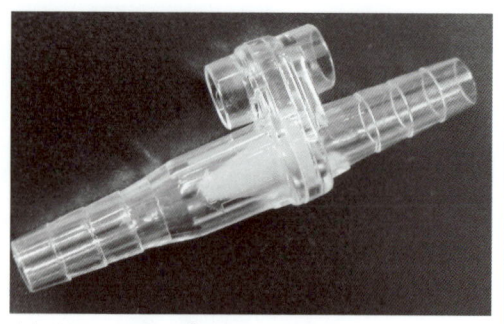

(b) William Harvey®　H-130 安全弁
　　ダックビル型一方向弁．ベント回路内に組み込むことで，逆流と−190 mmHgをこえる陰圧がかかるのを防止する

bypass）とよぶ．

　完全体外循環では，ほぼすべての血液が人工心肺回路へと脱血されるが，心臓へと灌流する血液も存在する．大動脈遮断前は冠動脈の血流が心筋を灌流した後，冠静脈洞を経て右房に戻る．冠血流の一部は，直接心房や心室に戻ることも確認されている．また，気管支や肺組織を栄養する気管支動脈の灌流は，肺静脈を経由して心臓へと戻る．その他，疾患によって大動脈弁からの逆流や先天性心疾患における側副血行路からの心腔内灌流なども同様である．心拍動がある状態では，心腔内の血液は自己の心臓で拍出できるが，心停止後はこの血液が心臓に充満し，心筋が拡大して，不可逆的な障害である心筋の過伸展が起こる．これを防止するために心腔内にカニューレを挿入し，血液を吸引して心腔内から排出する（**図 3-14 (a)**）．これをベント（vent）とよぶ．これにより，心腔内の無血視野も確保できる．また，左房あるいは左室にベントカニューレを挿入して左室の前負荷（容量負荷）を軽減したり，心腔内の気泡除去にも用いられる．左心ベントのためには，右上肺静脈からのカニュレーションが一般的である．また，気泡除去のためには，大動脈起始部に挿入したカニューレ（心筋保護液注入用のルートカニューレが使用されることが多い）による大動脈ベントも行われる．吸引した血液は，心内血貯血槽へと回収される．

　ベントの吸引方法には，ポンプ式と落差式がある．ポンプ式はローラポンプにより吸引されるため，ベント回路が満たされた状態であれば，吸引流量が正確に把握できる．ただし，ポンプ回転数の上げすぎによる過度の吸引は，血液損傷の惹起，気泡の心腔への引き込み，また，ポンプを誤って逆回転さ

せた場合は心腔内に空気を送り込む危険がある．これらを防止するために，ベント回路には安全弁（**図3-14（b）**）を設置する．左房や左室が切開されていたり，大動脈弁置換時は空気と攪拌された状態で血液が吸引され，溶血が惹起されるため，ポンプ回転数を適切に維持するよう注意が必要である．落差式ベントは過度の吸引圧を発生したり，逆流の危険はなく，回路も単純にできるが，流量の把握はできず，回路内に空気が流入してエアブロックの状態になると吸引できなくなる．

5 吸引回路

　吸引回路はサッカー（吸引；suction）ともよばれ，無血視野を得るために術野の出血の回収を行う．回路先端には吸引管（サッカーチップ；suction tip）を接続し，ローラポンプにより吸引する（**図3-15（a）**）．吸引した血液は心内血貯血槽に回収され，血液と一緒に吸引された組織片や血液の凝集塊などがフィルタにより取り除かれる．大動脈瘤の手術のように出血の多い術

図3-15　各種吸引回路

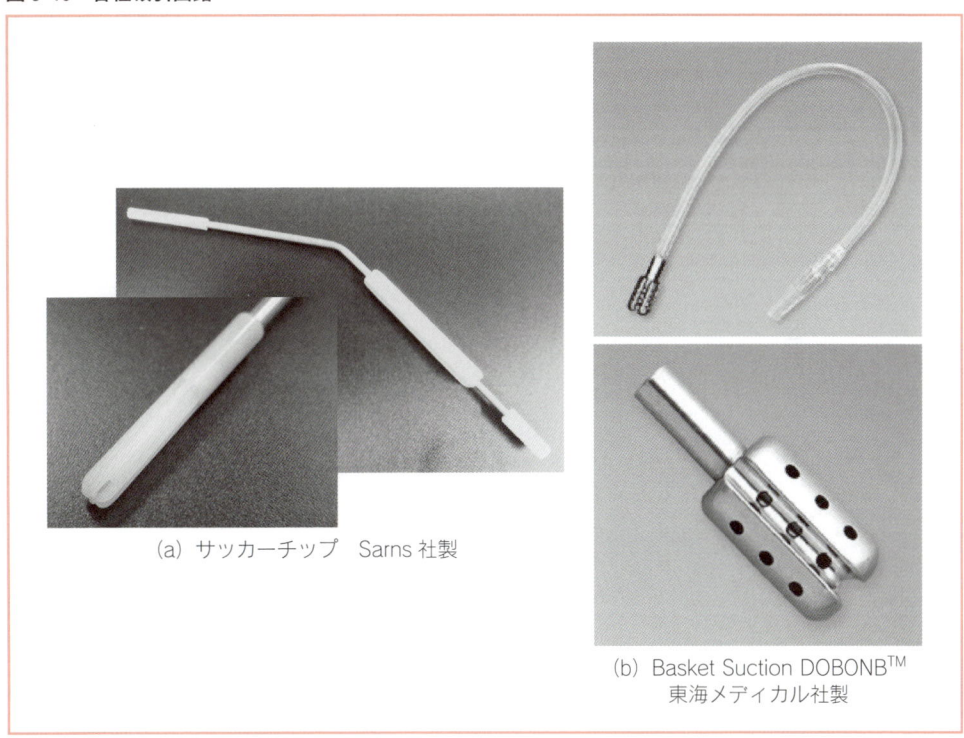

（a）サッカーチップ　Sarns社製

（b）Basket Suction DOBONB™
東海メディカル社製

式では，金属製の吸引用チップ（**図 3-15（b）**）を自重で術野に沈めておき，持続的に出血を回収する器具も用いられる．吸引回路は，血液が陰圧下で空気と撹拌されることにより，最大の溶血発生部位となる．さらに強烈な陰圧が発生する．吸引管の先当たりによる血液損傷を防ぐためにも必要以上に回転数は上げず，吸引の必要がない場合はポンプを停止するなどの対応が大事である．なお，ベント回路も含め，血液の吸引にローラポンプを用いず，低圧持続吸引器を用いて吸引を行う手法も試みられている．

参考文献

1) 許　俊鋭：心臓手術の実際—外科医が語る術式，臨床工学技士が語る体外循環法—．クリニカルエンジニアリング別冊，秀潤社，2008.
2) 許　俊鋭，冨澤康子：人工心肺安全ガイドライン．クリニカルエンジニアリング別冊，秀潤社，2007.
3) 阿部稔雄，上田裕一：最新人工心肺—理論と実際—第三版．名古屋大学出版会，2007.
4) 井野隆史，安達秀雄：最新体外循環—基礎から臨床まで—．金原出版，1997.
5) 心臓外科エキスパートナーシング（改訂第 2 版）．南江堂，1996.
6) 荒井太紀雄：体外循環装置(回路およびフィルター)．教育セミナーテキスト第 4 号．53〜55，日本体外循環技術研究会，1988.
7) 榊原欣作：体外循環法（総論・装置）．教育セミナーテキスト第 7 号．1〜30，日本体外循環技術研究会，1991.
8) 土岡弘通：脳分離体外循環法．教育セミナーテキスト第 10 号．91〜94，日本体外循環技術研究会，1994.
9) 岡本　浩：脳分離体外循環法．教育セミナーテキスト第 13 号．30〜32，日本体外循環技術研究会，1997.
10) 久保　茂：体外循環マニュアル．日本体外循環技術研究会，1994.
11) 四津良平：体外循環と補助循環 2001 第 17 回日本人工臓器学会教育セミナー．日本人工臓器学会，2001.
12) 和田真一，他：特集 急性大動脈解離の外科治療．急性 A 型大動脈解離手術における経心尖部上行大動脈送血．胸部外科，**60**（4）：315〜318，2007.
13) 新見能成監訳：人工心肺　その原理と実際．メディカル・サイエンス・インターナショナル，2010.

Clinical Engineering

第4章 人工心肺とモニタリング

人工心肺中は，**図 4-1** に示すように多くの項目を監視する必要がある．大きく分けて，人工心肺装置の作動状況を把握するためのモニタ，および患者の生命維持が適切に行われているか否かを判断するモニタが必要となる．本章では，人工心肺側と生体側とに項目を分けて説明する．

1 人工心肺側モニタ

1—脱血温度，送血温度

手術中の患者体温は室温やベッドマットによっても調節されるが，体外循環の際には主として，人工肺に内蔵される熱交換器に冷水または温水を流すことによって血液を冷却・復温させ体温を調節している．

図 4-1　人工心肺におけるモニタリング項目

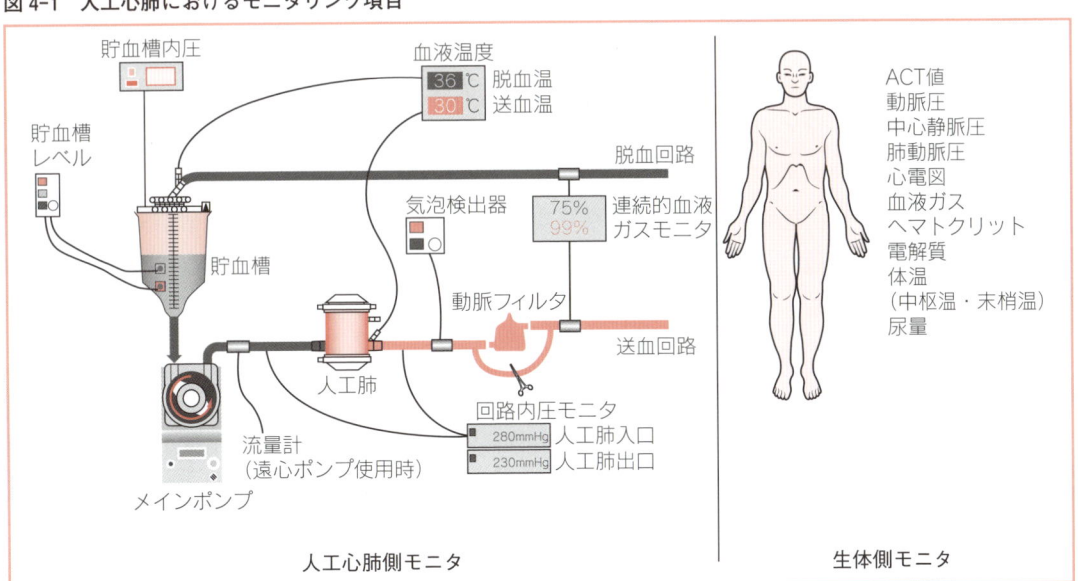

人工心肺装置側での温度モニタリング箇所として，静脈リザーバの脱血流入ポート箇所で測定される脱血温，人工肺の出口で測定される送血温，心筋保護液温，熱交換器に流す冷温水槽内の水温などがある．

　血液の温度調節を行う際には送血温と脱血温の温度差を10℃以内とし，血液のガス溶解度の減少による気泡形成を防ぐ．また，熱交換器に流す水温も，42℃をこえると溶血や血液の熱変性を引き起こすので，42℃以上とならないように注意する．復温時は，脳酸素消費量が増加するためゆっくりと復温を行い，中枢神経障害の予防のために脳温（鼻咽頭温，鼓膜温）が高くならないように注意する．

2—送血圧，回路内圧

　圧力のモニタ部位として，ポンプ出口圧（人工肺入口），人工肺出口圧（動脈フィルタ入口）がある．

　送血圧・回路内圧は，回路の構成材料（人工肺，動脈フィルタ，送血カニューレ）の圧力損失の影響を受けるため，体外循環回路内では血液ポンプ出口がもっとも高値となる．送血回路内圧が異常に高くなる原因として，送血カニューレの先当たり，偽腔送血，回路の屈曲，鉗子の開け忘れ，送血フィルタや人工肺の目詰まりが考えられる．これらの異常を検知するために，回路内圧の測定部位は血液ポンプと人工肺の間とする．さらに，人工肺の血栓形成による目詰まりを早期の段階で特定できるように，人工肺の出口側圧力も測定して，人工肺の圧較差もモニタリングできることが望ましい．

　送血圧が異常高値となった場合，回路の破裂や大動脈解離が起こりうるため，アラーム音の他にポンプの回転数を制御するように設定しておく（フェイルセーフ方式）．また，送血ポンプが停止した状態で血液併用心筋保護液や脳分離体外循環を行った場合，人工肺内の圧力が陰圧となり中空糸膜から空気を引き込む可能性があるため，回路内圧のアラームの下限値が設定できるものが望ましい．

　回路内圧は血液損傷を少なくするためにもなるべく低値が望ましく，灌流量に見合った人工肺，動脈フィルタ，送血カニューレの選定を行う必要がある．

3—流量計

　遠心ポンプ使用時は，後負荷の変動によってポンプ流量が変化する（極端には，ポンプ停止や低回転時に患者の動脈圧が遠心ポンプの流出圧より高くなると逆流が生じる）ため流量計が不可欠である．このため，遠心ポンプの駆動装置本体には流量計が内蔵されている．流量の測定方法には電磁式と超

表 4-1　レベルセンサの分類

・超音波式……反射波検知式，超音波減衰式
・光学式　……受光センサ式，RGB センサ式
・静電容量式

音波式（ドプラ式，トランジット式）がある．また，測定プローブのタイプとして，チューブの外側から装着するものと，回路を切断して専用のディスポコネクタを挿入するものがある．流量計の詳しい原理については「生体計測装置学」を参照のこと．

4 ─ レベルセンサ（貯血容量監視制御機器）

　体外循環中の患者血液量は貯血槽内の血液量（貯血レベル）で調節され，送血流量と脱血流量のバランスで維持されている．貯血レベルの低下は脱血回路の折れ曲がり，脱血回路のエアーブロック，陰圧吸引補助脱血の場合は陰圧ラインのトラブルなど，思わぬ原因で発生する．またこの時，貯血レベルは急激に低下する．貯血槽内の血液レベルが低下して血液ポンプが駆動し続けた場合，貯血槽が空となり，大量の空気を送ってしまう．レベルセンサ（図 2-20）（2 章参照）は，貯血槽に装着し，貯血槽内の液面が低下して危険レベル以下になると警報を鳴らし貯血槽が空となることを回避するために用いる安全装置であり，安全管理上重要である．また，血液ポンプと連動して，危険レベルに達したら血液ポンプの回転数を制御するフェイルセーフ方式にてレベル低下を防ぎ，異常が解除されると警報が鳴り止み血液ポンプが正常に復帰作動するといったポンプ制御が行える．

　レベルセンサの原理は，表 4-1 に示すように大きく 3 種類の方式に分かれる．方式の違いにより液面の検知方法が異なるため，各方式の特徴を理解しておき，使用環境やリザーバとの整合性を使用前に確認しておく必要がある．図 4-2 にそれぞれの方式の説明と作動原理を示す．

5 ─ 気泡検出器（バブルディテクタ）

　血液回路内への気泡の混入の原因は，脱血流量低下による貯血槽からの空気の混入が考えられるが，これはレベルセンサにより検知して予防できる．しかし，レベルセンサの故障や動作不良，またはレベルセンサの電源の入れ忘れなどにより，空気が誤送されることがある．また，患者への空気誤送は，貯血槽の血液レベル低下による原因だけでなく，表 4-2 に示すようにさまざまな原因により起こる．その安全対策機器が気泡検出器（バブルディテクタ）である．

図 4-2　レベルセンサの分類と作動原理

超音波式

・反射波検知式

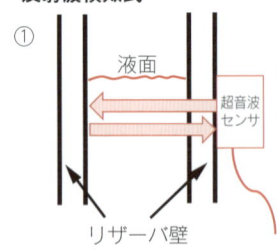

① 超音波センサにより発せられた強い超音波はリザーバ内部の血液を伝わり反対側の壁面に到達する. 到達した超音波は反射し, 受信器に切り替わったセンサが超音波を検知し液面があると判断する.

② 液面が下がっている場合, 超音波センサから発せられた超音波は空気層で減衰しセンサが受信に切り替わっても超音波を受信しないので, 液面がないと判断し警報を発する.

＊センサと対抗した面に反射物がないと機能しない.

・超音波減衰式

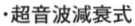
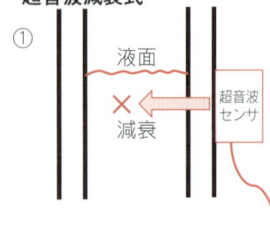
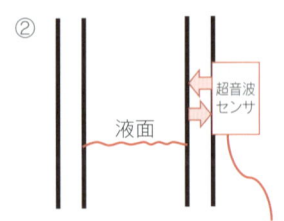

① 超音波センサにより発せられた弱い超音波はリザーバ内で減衰し, リザーバ壁面や血液からの反射は少ない. この反射が少ない, あるいはない状態を液面があると判断する.

② 液面が下がった場合, 超音波センサから発せられた弱い超音波はリザーバ壁面の空気層で反射が起こる. この反射波をセンサが受信し, 液面がないと判断し警報を発する.

＊弱い超音波を使用しているため, センサとリザーバ壁が密着していないと超音波が伝わらないため, 超音波ジェルなどのカップリング材が必要となる.

光学式

・受光センサタイプ

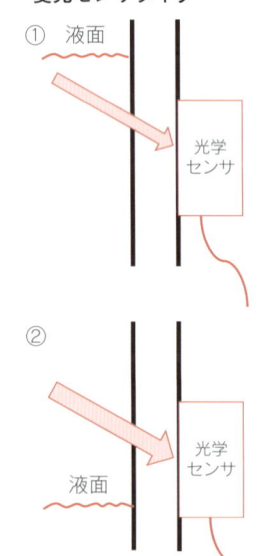

① 液面がある場合, 光学センサへの入射光は少ない. この状態を液面があると判断する.

② 液面が下がるにしたがい, センサへの入射光は増大し, ある特定の入射光量をこえた場合, 液面がないと判断する.

＊使用場所の明るさや血液の状態 (色の濃さ) などにより作動が不安定になりやすく, 停電などで外光が得られない場合, 入射光がないため, 液面を検知することができない.

・受光センサタイプ (光源内蔵)

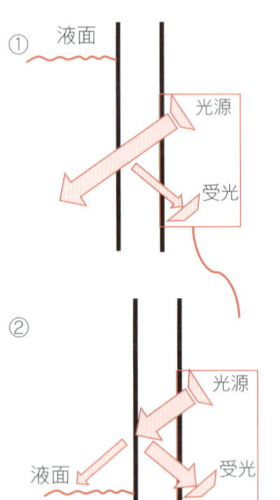

① 光源より発した光 (赤外光) はリザーバ内の血液に拡散し, 受光面への反射は少ない. この状態を液面があると判断する.

② 液面が下がりリザーバ壁が空気中に露出すると, リザーバ壁面で光の反射が増大し, 受光面への入射光量が増える. この状態を液面がないと判断する.

＊この方式は, 光源とセンサが一体化されているため光源を環境光に頼るよりも安定したセンシングが可能となる. しかし, 壁面の反射を利用しているため, リザーバの壁厚により反射光量は変化する. また, 血液濃度 (とくに赤外光を使用している場合) に影響を受けるので, 使用ごとに校正する必要がある.

静電容量式

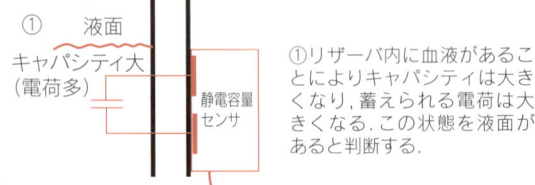

① リザーバ内に血液があることによりキャパシティは大きくなり, 蓄えられる電荷は大きくなる. この状態を液面があると判断する.

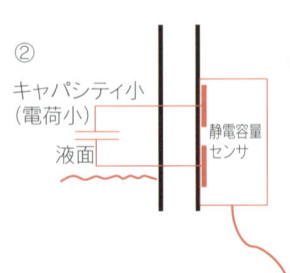

② 液面が下がることによって, キャパシティが減少し, 蓄えられる電荷が小さくなる. この状態を液面がないと判断する.

＊光学式と違って静電気や電気ノイズの影響を受けやすい. またセンサの密着具合で静電容量が変化するため, センサケーブルが引っ張られるなどしてセンサに外力が加わると誤動作することがある.

表 4-2　回路内への気泡混入の原因

リザーバレベルの低下
人工肺からの空気引き込み
血液併用心筋保護液
脳分離送血回路
遠心ポンプ停止・低回転時，リザーバ内が陰圧
人工肺ガス側の圧上昇（ガス排出ポートの閉塞）
血液併用心筋保護液，脳分離送血ポンプ逆回転，ベントポンプの逆回転
陰圧となっている血液回路の亀裂より空気の混入
リザーバ内圧の上昇により脱血回路から気泡混入

気泡検出器は血液チューブに挟んで取り付けられ，気泡による反射や減衰を超音波で検出し，警報を発する装置である．レベルセンサと同じく送血ポンプに連動してポンプを制御（停止）するように設定しておく（フェイルセーフ方式）．センサの誤作動によりポンプ停止とならないように確実なセンサ取り付けを行う必要があり，センサとチューブ間に超音波ジェルを塗布して使用するものもある．超音波ジェルは長期間使用していると乾燥し，センサの誤作動要因となるので注意が必要である．

気泡が検出された場合，すでに血液回路内へ気泡が混入しているため，血液ポンプを停止し，回路内の気泡を除去しなければならない．原因が特定されない場合，気泡の混入は再度起こるため，原因を除去したうえで循環を再開しなければならない．気泡検出（ポンプ停止），アラーム解除，原因の除去，確実な気泡除去，循環再開の作業を迅速に行わなければならない．また，遠心ポンプ使用時は，気泡を検出して遠心ポンプを停止させると血液が逆流してしまうため，遠心ポンプ回転数を抑止させた後，送血回路をクランプさせる自動クランプ機能を有した機種がある．

6 ─ 貯血槽内圧

サイフォンの原理と落差圧を利用して患者静脈血を静脈貯血槽（リザーバ）に導く落差脱血法の場合，貯血槽内の圧力はゼロ（大気開放）となっている．しかし，陰圧吸引補助脱血法の場合，貯血槽内を陰圧にして脱血するため，リザーバは密閉が保持されていなければならない．陰圧源は壁吸引装置に専用の陰圧コントローラを接続し，陰圧コントローラと静脈貯血槽の間は，ウォータートラップと大気開放ラインを有する陰圧吸引補助ラインにより接続される（図 4-3）．

陰圧吸引補助脱血の際には必ず，貯血槽内圧をモニタする．サクションポンプ，ベントポンプは貯血槽内圧を陽圧とする方向で作動しているため，陰圧吸引補助脱血法の場合，表 4-3 に従った対応が求められる．また，陰圧ラインの閉塞や吸引源が停止し，静脈貯血槽に装備されている陽圧防止弁が正

図 4-3　陰圧吸引補助脱血回路

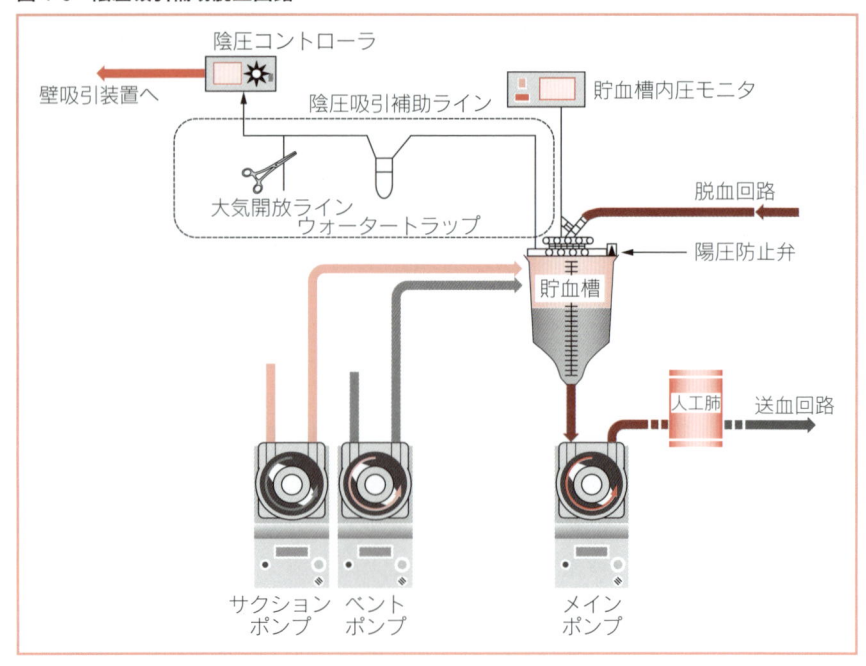

表 4-3　陰圧吸引補助脱血勧告

①陰圧吸引補助ラインにはガスフィルタを使用せず，ウォータートラップを装着する
②陰圧吸引補助ラインには毎回滅菌された新しい回路を使用する
③貯血槽には陽圧アラーム付きの圧モニタならびに陽圧防止弁を装着する
④陰圧吸引補助を施行する際には微調整のきく専用の陰圧コントローラを使用する

（3 学会合同陰圧吸引補助脱血体外循環検討委員会報告書より）

常に機能しなかった場合，脱血不良や脱血回路からの空気の逆流が生じ重大な事故につながる．そこで，かならず静脈貯血槽に圧力計を装着し，静脈貯血槽内の圧力を監視し，異常時（陽圧時）には警報が鳴るよう設定しておく．さらに，ベントポンプやサクションポンプを停止させるといった安全対策も必要である．

　陰圧の設定は脱血カニューレのサイズにもよるが，中枢脱血では-20 mmHg 程度，末梢脱血の場合には-40 mmHg 程度である．落差脱血法と違い，脱血カニューレの位置が多少悪くとも陰圧を強くすれば脱血は可能であるが，過剰な陰圧は溶血の原因や静脈カニューレの側孔が静脈壁に吸い付いてしまい脱血不良となる．静脈カニューレの側孔が静脈壁に吸い付くと，脱血回路が震える現象が起きる（コラップス現象）．そのため，脱血回路や貯血槽内圧を監視し，過剰な陰圧が必要な場合はカニューレ位置の確認を行う．

2 生体側モニタ

1—活性化凝固時間（ACT：activated clotting time）

　血液が異物である体外循環回路や空気に触れると血液凝固が生じる．体外循環を実施するにあたって，血液凝固能をコントロールすることは不可欠である．そこで，体外循環開始前，カニューレを挿入する前に250単位/kg程度のヘパリンが生体へ投与される．ヘパリンは血液中の抗凝固活性因子アンチトロンビン（AT）を介して作用する．ATのもつ凝固因子不活化反応を約1,000倍亢進させ，内因系凝固カスケードのⅫ，Ⅺ，Ⅸなどの各凝固機能を抑制し，トロンビンによるフィブリノーゲンの活性化を抑制する作用がある（第5章を参照）．

　ヘパリン投与後の抗凝固の確認のため，ヘパリン感受性の指標として活性化凝固時間（ACT）を測定する（**図4-4**）．原理は，血液が異物に接触すると凝固するという性質を利用した方法が用いられており，血液をセライトやカオリン，ガラス粒子などの凝固活性化剤と混合させ凝固時間を測定する．基準範囲は100〜120秒で，ヘパリン投与後のACT値が400秒をこえたことを確認してから，人工心肺のサクションポンプを作動させる．体外循環中はACT値を定期的に測定し（復温や輸血を行った場合には適時測定），400〜480秒以上となるようにヘパリンの追加投与を行う．また，ACT値だけでなく，人工心肺回路内（とくにカルディオトミーリザーバ部）や術野での血栓の有無を確認することも重要である．

図4-4　ACT測定装置

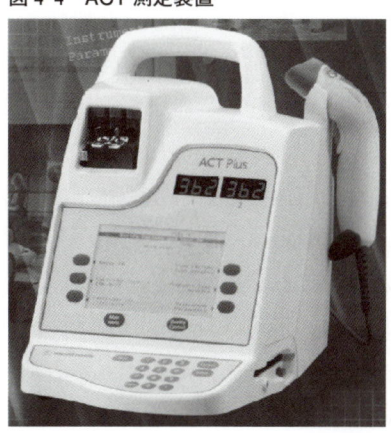

（ACT PLUS SYSTEM.
日本メドトロニックより提供）

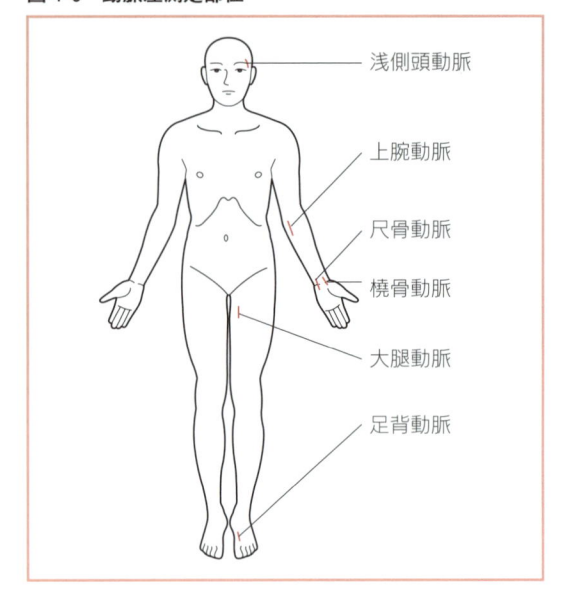

図 4-5　動脈圧測定部位

（図中ラベル）浅側頭動脈／上腕動脈／尺骨動脈／橈骨動脈／大腿動脈／足背動脈

　体外循環終了後には，ヘパリンによる抗凝固作用を中和するために硫酸プロタミンが投与される．投与量は初回ヘパリン投与量の1～1.5倍である．プロタミン投与後に，ACT値が体外循環開始前とほぼ同じ値に戻されたことを確認する．ACT値の延長が認められれば，プロタミンの追加投与を行う．しかし，プロタミンの過剰投与は出血傾向を助長させることがあるので，血小板数の確認など他の凝固因子の確認も必要である．現在では専用の測定カートリッジを使用し，血中ヘパリン濃度や投与プロタミン量を算出する機種がある．

✿ 2—動脈圧（ABP：arterial blood pressure）

　血圧の測定法は，大きく直接法（観血法）と間接法（非観血法）に分けられる．体外循環を使用する心臓血管外科領域では，動脈にカテーテルを留置し観血的に連続測定される．血圧が測定される部位を**図4-5**に，各部位の特徴を**表4-3**に示す．

　成人の場合，完全体外循環中の動脈圧は一般的には60～80 mmHgの範囲で管理する．脳や腎臓は，血圧（灌流圧）の変化に対して血流を一定に維持する機能がある．これを臓器血流の自己調節能（autoregulation）という．脳血流（CBF）は，脳灌流圧（CPP）が50～150 mmHgの範囲内では一定に保たれる．臓器灌流圧は臓器に流入する動脈圧と流出する静脈圧との圧較差で規定される．したがって，脳灌流圧は平均動脈圧と頭蓋内圧あるいは中

表4-3 各動脈圧測定部位の特徴

橈骨動脈 (radial artery)	もっともよく使用される部位であるが，冠動脈バイパス術でフリーグラフトとして橈骨動脈が使用される場合は，採取される対側の橈骨動脈を使用しなければならない．
上腕動脈 (brachial artery)	通常，橈骨動脈あるいは尺骨動脈の確保が困難な時使用される．
大腿動脈 (femoral artery)	ショック時など末梢の動脈が触れにくい時使用される．人工心肺離脱時など，末梢動脈が拡張して中枢圧と著しい差を示す時に使用されることがある．シースを留置しておくと，圧測定に加えて素早くIABPカテーテルが挿入できる長所がある．
足背動脈 (dorsalis pedis artery)	末梢の反射波の影響が大きいため，波形が歪んで収縮期圧が中枢の値より高くなる．下行大動脈瘤の手術時など上半身と下半身を分離して循環させる場合に，下肢の血圧モニタとして使用される．
浅側頭動脈 (superfacial artery)	外頸動脈の終枝の一つで，脳分離体外循環の時にモニタされることがある．

心静脈圧のどちらか高い方との差として求められる．完全体外循環中では中心静脈圧はほぼゼロの状態であるので，脳灌流圧＝平均動脈圧−頭蓋内圧から求められる．正常状態での頭蓋内圧は10〜15 mmHg以下なので，脳血流を保つため平均動脈圧の下限値は約60 mmHgとなる．また，雑種成犬を用いた体外循環下の脳血流自動能の実験的研究によると，CBFの変化はCPPが50 mmHg以上の範囲では有意ではなく，50 mmHg以下ではCBFはCPPの変化に比例して有意に低下したと報告している[1,2]．同様に，腎臓にもautoregulationの下限値はあり，50〜60 mmHgとされている．

　臓器autoregulationは，高齢者や脳血管障害を有する患者や高血圧既往歴のある患者では下限値が高くなる（**図4-6**）．また，冠動脈の中枢側に狭窄がある場合（左冠動脈主幹部：LMT）など，血圧が低くなると広範囲の心筋への血流量が減少してしまう．同様に，頸動脈や脳血管，腎動脈に狭窄がある場合も同じであり，このような場合は灌流圧を高めに設定すべきであると考えられる．

　体外循環開始直後に，適切な灌流量が維持されているにもかかわらず灌流圧が低下することがあり，initial dropとよばれている．体外循環初期には血液が希釈され，血液粘性の低下やカテコラミンの希釈，さらにブラジキニンやプロスタグランディンなどの血管拡張物質によって末梢血管抵抗が低下することが原因と考えられている．体外循環開始時から灌流圧は50 mmHg以下にならないように注意し，一時的な血圧の低下では灌流量を増し，低血圧が続くようであれば血管収縮薬を使用して血圧の維持を行う．

　動脈圧は，主要臓器に十分な灌流が行われているかの是非を判断するにあたって重要なパラメータである．完全体外循環中の動脈圧は臓器灌流を良好

図4-6　脳の自動調節能

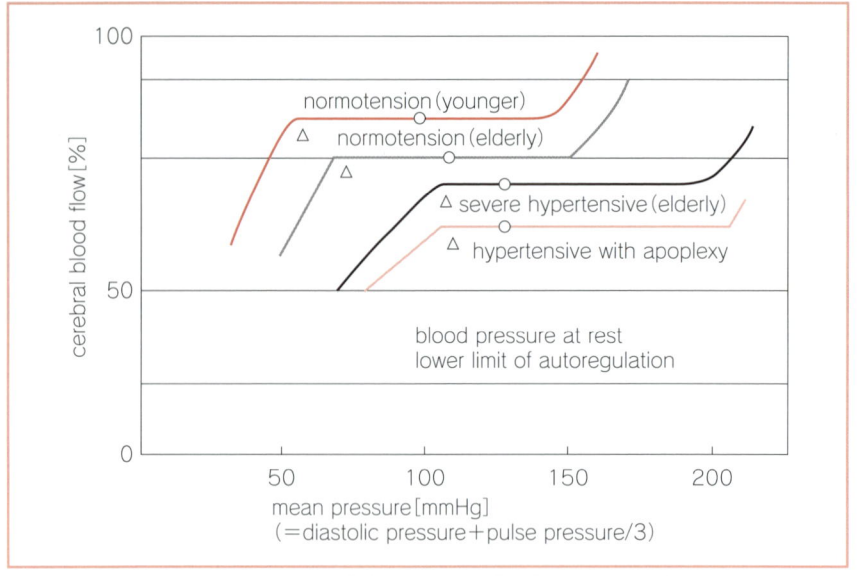

（高本真一編集：大動脈外科の要点と盲点. 選択的脳灌流法. 115, 文光堂, 2005 より）

にするために，静脈側をしっかりと減圧し，適正灌流量を維持したうえで，灌流圧をコントロールすることが重要である．

3──中心静脈圧（CVP：central venous pressure）

CVP は右房または右房近くの大静脈の圧力で右心系の充満圧を示している．正常な状態で数 mmHg 程度であり，循環血液量や右心機能を知る目的でモニタされる．体外循環を施行している場合，心臓に流入する血液量を監視・調節するうえで重要である．また，逆行性脳灌流を行うにあたっては，脳灌流圧の指標となる．

血圧測定の際はゼロ点を確定することが重要である．とくに CVP 値は動脈圧に比して値が小さいため，CVP を測定するトランスデューサの高さに注意しなければならない．トランスデューサの高さが±4 cm 違うだけでも，±3 mmHg 程度値が変わってしまうので注意が必要である．

体外循環開始時は開始前の CVP 値を保ち，血圧の低下や過度の上昇が起こらないように CVP 値（心臓の前負荷）を調節しながら，目標灌流量まで上げていく．目標灌流量が確保でき血圧が安定していれば，貯血槽レベルを上昇させ CVP 値を低くしていく．手術中は良好な無血野を得るためや，静脈灌流を良好に保つために CVP 値は低いほうがよい．しかし，陰圧となると脱血回路への空気の流入や，脱血カニューレのコラプス現象による脱血不良や脱血回路の振動の原因となるので，適宜，脱血流量の調節を行う必要

がある.

　上大静脈と下大静脈にそれぞれカニューレを挿入する2本脱血の場合，右房内に血流が入り込まないように，脱血カニューレをテーピングする．この場合，CVPを測定するカテーテルの開口部が右房内にあれば，脱血状態が悪くてもCVPには反映されない．また，1本脱血カニューレ使用時に心臓を脱転（心臓を前方に持ち上げる）させた場合，右房からの脱血は可能であるが，上大静脈からの灌流が障害されることがある．上大静脈からの灌流が障害されると，脳静脈圧が上昇し，結果として脳灌流圧が低下してしまう．

　以上のように，中心静脈圧はトランスデューサのゼロ点，脱血カニューレによる影響，測定する部位により測定値に影響が出るため，体外循環中はCVPだけでなく肺動脈圧や術野での心臓の張り具合，ベント流量，静脈貯血槽のレベルの変化に注意しなければならない．

4 ── 左房圧，肺動脈楔入圧（left atrium pressure, pulmonary artery wedge pressure）

　左房圧と肺動脈楔入圧は，左室前負荷の指標や，弁機能のモニタとして用いられている．左房圧は左心耳にカテーテルを挿入して直接左房圧を測定する．左房圧を直接測定する際は，カテーテルを左心系に直接挿入するため，空気塞栓とならないように，カテーテル内や圧トランスデューサ内の気泡除去は慎重に行う必要がある．

　肺動脈楔入圧は，右内頸静脈から肺動脈カテーテルを挿入し測定される．心臓の拡張期終期において，肺動脈に留置したカテーテル先端部のバルーンを拡張し肺動脈をwedge（楔入）させることにより，カテーテルの先端圧≒左房圧≒左室の拡張期圧となるため，左室の前負荷を間接的に評価できる（図4-7）．成人心臓手術では，熱希釈法による心拍出量なども測定できる肺動脈カテーテル（Swan-Ganzカテーテル）を挿入して測定されることが多い（図4-8）．

5 ── 心電図

　心臓手術中の心電図モニタは，一般的に5極誘導法が用いられている．誘導電極は肩および腰の後ろ面，胸部誘導はV_5（第5肋間前腋窩線上）に付ける．消毒液が患者皮膚と電極間に入り込まないように，防水テープで保護する必要がある．モニタディスプレイ上には，右冠動脈の血流を評価しやすいII誘導と，左冠動脈の血流を評価しやすいV_5誘導を同時に表示するようにしておく．

　心電図からの情報は，心停止保護液を冠動脈内に注入した時の心筋保護液

図4-7　心室の拡張期におけるカテーテル先端圧と左心系圧

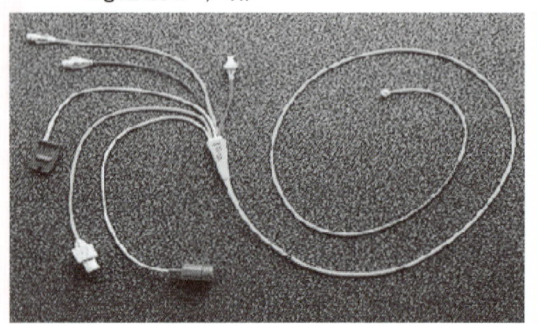

（QUICK GUIDE TO Cardiopulmonary Care. Edwards Life Sciences. より）

図4-8　連続的心拍出量測定（CCO）と静脈血酸素飽和度（S$\bar{v}$O$_2$）を測定できるカテーテル（左）とカテーテルより得られたデータや算出血行動態データを表示（Edwards LifeScience VigilanceⅡ ®，右）

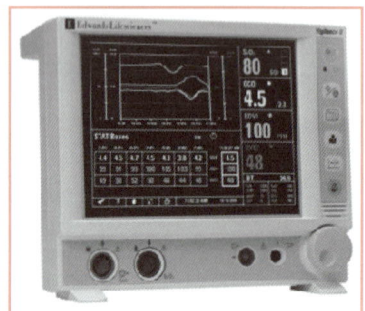

の効果や大動脈遮断解除時の伝導障害や虚血性変化の有無，心機能の回復状態を知るため重要である．麻酔導入前後，胸骨切開前後，体外循環の開始時，冷却時，大動脈遮断または解除後などにおいて心電図の変化に注意し，必要であれば薬剤投与，除細動器，ペースメーカなど，それに伴う対処が必要となる．

6 ─ 血液ガス，ヘマトクリット，電解質

　　体外循環中の血液データは，人工心肺回路の送血側より動脈血をサンプリングして測定を行う．体外循環中は通常 30～60 分の間隔で測定される．**表4-4** に代表的な血液データの基準範囲を示す．現在では，回路に組み込まれ

表4-4 代表的な血液データの基準範囲

pH	7.35〜7.45
PaCO₂	35〜45 mmHg
HCO₃⁻	24 mmol/L
BE	±4
PaO₂	200〜300 mmHg
Na⁺	138〜145 mmol/L
K⁺	3.5〜5.0 mmol/L
Ca²⁺	1.0〜1.3 mmol/L
Ht	20% ⎱ 常温時希釈限界値
Hb	7 g/dL ⎰

図4-9 連続的血液ガス測定装置

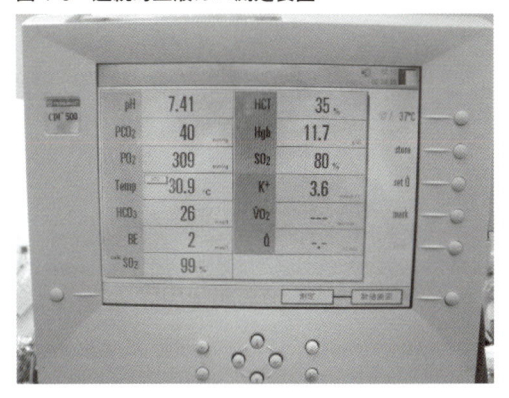

た連続的血液ガス監視装置が使用され，リアルタイムにモニタリングすることによって，人工肺のトラブルはもちろんのこと，患者の代謝状況の変化に迅速な対応ができ，より厳密な血液ガスコントロールを行うことが可能となっている（**図4-9**）.

▶ 1）pH，PaCO₂，HCO₃⁻

pH値は，血液がアシドーシス（酸性）かアルカローシス（アルカリ性）かの酸塩基平衡の指標であり，呼吸性と代謝性の2つに分類できる．pHを調節するにあたって重要な血液の炭酸・重炭酸系の反応式は，式（4-1）のように表される.

$$CO_2 + H_2O \Leftrightarrow H_2CO_3 \Leftrightarrow H^+ + HCO_3^- \tag{4-1}$$

式（4-1）において，H_2CO_3はH^+を遊離する物質で酸基であり，HCO_3^-はH^+を受け入れる物質で塩基である.

pHは$PaCO_2$とHCO_3^-の濃度比によって決まり，Henderson-Hasselbalchの関係式（4-2）より計算される.

$$pH = 6.1 + \log\left([HCO_3^-]/[H_2CO_3]\right)$$
$$= 6.1 + \log\left([HCO_3^-]/0.03 \cdot PaCO_2\right) \tag{4-2}$$

式（4-2）から，pH値はCO_2とHCO_3^-の増減により変化することがわかる．$PaCO_2$の増加はアシドーシス，減少はアルカローシスで，呼吸が原因で生じるため，呼吸性アシドーシス，呼吸性アルカローシスという．完全体外循環中の呼吸は人工肺によって行われているため，人工肺へのガス流量と血液流量の比を調節することにより$PaCO_2$をコントロールでき，間接的にpHをコントロールすることが可能である.

体内では，代謝によって生成される CO_2 は式（4-1）に示すように，H_2O と反応し炭酸（H_2CO_3）を経て水素イオン（H^+）と重炭酸イオン（HCO_3^-）になる．H^+ は腎臓の尿細管で排泄され，HCO_3^- は糸球体で濾過された後，おもに近位尿細管で再吸収される．腎機能低下によって酸（H^+）が増加した場合，H^+ が HCO_3^- と反応するため HCO_3^- は減少し，代謝性アシドーシスをきたす．

▶ 2）BE

BE（base excess）とは，正常時の全血液中に含まれる緩衝作用のある緩衝塩基（HCO_3^-，リン酸，タンパク質など）の総和 BB（buffer base，基準値：48 mmol/L）からの偏位をいう．BE は，組織の代謝状況を把握するうえで重要な指標の一つで，血液ガスが正常にもかかわらず BE が低下した場合は重炭酸ナトリウム（$NaHCO_3$；メイロン）によって補正する．著しくアシドーシスの進行が止まらない場合は，臓器灌流不全による虚血による嫌気性代謝の可能性が考えられ，灌流量や送血部位を確認し，臓器灌流の状態を確認する．

▶ 3）PaO_2

通常，生体では PaO_2 100 mmHg であれば動脈血酸素飽和度は 100 % であり，PaO_2 を 100 mmHg 以上高くしても組織への酸素運搬能はほとんど変わらない（式（4-2）を参照）．しかし，体外循環では血行動態，体温が大きく変化し，組織代謝が大きく変動するため，PaO_2 を 100 mmHg で管理していると，急激に PaO_2 が低下してしまうおそれがある．そこで，体外循環中は PaO_2 を 200〜300 mmHg 程度で管理する．

▶ 4）カルシウム（Ca^{2+}）

Ca^{2+} の基準範囲は 1.0〜1.3 mmol/L である．pH によって値が変化しアルカローシスになれば，Ca はアルブミン結合を促進し Ca 値は低下する．反対にアシドーシスになれば Ca 値は上昇する．また，輸血を行うと保存薬のクエン酸と Ca が結合するため，Ca 値が低下する．

Ca 値の低下により，心筋と血管平滑筋の収縮力が低下するため，血圧や心拍出量が低下する．また，低 Ca 血症では凝固能に影響を及ぼす．完全体外循環中はとくに補正を行う必要がないため，体外循環終了前に補正する．補正を行うタイミングは，心筋の再灌流障害予防のために，大動脈遮断解除直後は避けた方がよい．

▶ 5）カリウム（K+）

K 値は 3～5 mmol/L で管理され，K の異常は循環抑制や不整脈を誘発する．低 K 血症となる原因は，低体温などによる細胞外から細胞内への K イオンの移動や尿量の増加による体外への喪失がある．反対に高 K 血症となる原因は，腎機能障害による尿量低下，心筋保護液投与，輸血による上昇などである．対処方法としては，利尿の促進やカリウムを含まない輸液を補液し，積極的に ECUM 回路により限外濾過を行う．

▶ 6）ヘマトクリット（Ht），ヘモグロビン（Hb）

人工心肺では，血液を希釈した希釈体外循環が行われる．血液を希釈することによって，溶血の軽減や凝固因子の温存，末梢循環の改善，輸血に伴う合併症を防止できる．血液希釈を行うと，Hb による酸素運搬能は低下する．しかし，血液の pH の低下，CO_2 分圧の上昇によって酸素解離曲線が右方に移動し，動静脈酸素含量の較差が一定に保たれるような代償機構が働く．ただし，この代償機構も Ht 値が 20% 以下では十分に働かなくなる．さらに，過度の血液希釈は血液膠質浸透圧の低下，毛細血管透過性亢進などにより組織浮腫をもたらす他，Hb の緩衝作用が低下することによって，アシドーシス傾向となる．このようなことから，常温での希釈限界は Ht 20%，Hb 7 g/dL とされている．

▶ 7）混合静脈血酸素飽和度（$S\bar{v}O_2$）

混合静脈血酸素飽和度（$S\bar{v}O_2$）とは，肺動脈カテーテルの先端部に取り付けられたオキシメータにより肺動脈を流れる血液の酸素飽和度を測定したものである．したがって，測定される血液は上大静脈血，下大静脈血，冠静脈血が混合されている．

$S\bar{v}O_2$ を測定することで，全身への酸素供給と酸素消費のバランスをみることができ（**図 4-10**），全身への酸素供給量を規定する因子は，**図 4-11** に示すように心拍出量と動脈血内の酸素含量によって決定される．

組織酸素消費量（$\dot{V}O_2$）は溶解酸素量を無視すると，

$$\dot{V}O_2\,[mL/min] = \{Hb \times 1.34 \times (SaO_2/100 - S\bar{v}O_2/100)\}$$
$$\times 心拍出量（CO）[dL/min]$$

となり，この式から $S\bar{v}O_2$ を求めると，

$$S\bar{v}O_2 = SaO_2 - (100 \times VO_2)/(1.34 \times Hb \times CO) \qquad (4\text{-}7)$$

となる．式（4-7）からわかるように，$S\bar{v}O_2$ は酸素消費量，動脈血酸素飽和

図 4-10　酸素供給と酸素需要のバランス

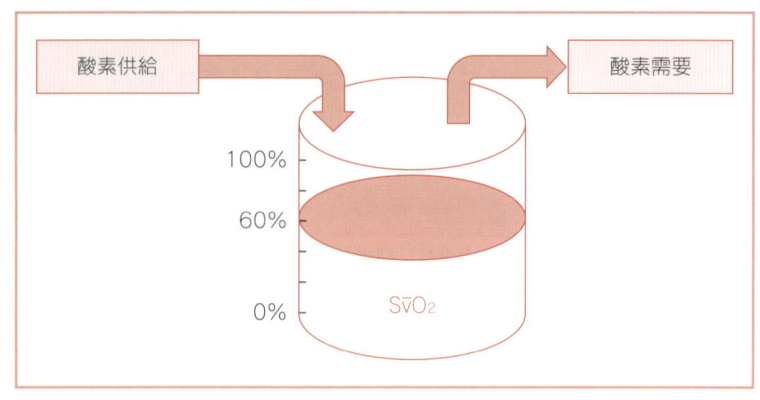

図 4-11　酸素運搬能を規定する因子

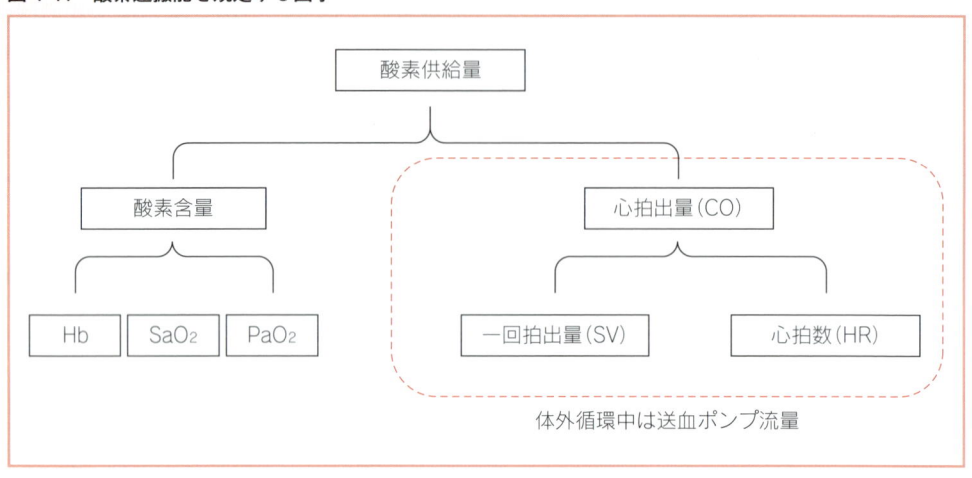

度，ヘモグロビン濃度，心拍出量によって決定され，呼吸と循環による酸素供給と酸素運搬，末梢循環での酸素消費のバランスをみることができる．基準範囲は 60〜80％である．

　体外循環においても $S\bar{v}O_2$ は非常に重要なパラメータの一つで，人工心肺回路の静脈回路に取り付けられたセンサ（**図 4-12**）によって連続的に測定することができ，70％以上を維持する．人工心肺中は血液希釈や体温の変動が大きく，酸素運搬能や酸素消費量がダイナミックに変化するため，静脈回路に取り付けられた $S\bar{v}O_2$ の連続モニタは，人工肺のガス交換能や適正灌流量，ヘモグロビン量，自己の心肺機能を評価するうえで非常に有用である．とくに，生体の自己心肺機能を温存させた部分体外循環法や左心バイパス法においては，肺動脈カテーテルや体外循環回路に取り付けられた $S\bar{v}O_2$ を連続的に測定し，灌流量不足や麻酔器による自己肺の低換気などのトラブルを早期に発見することができる．

図4-12　脱血回路に取り付けられたセンサ

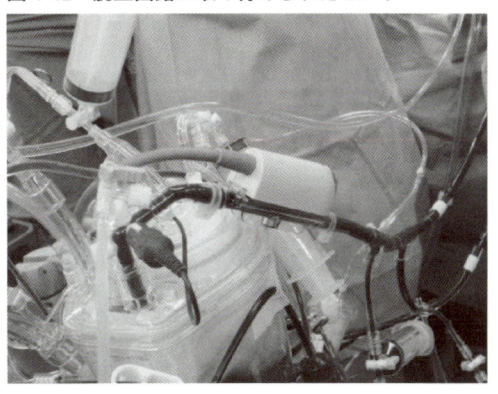

表4-5　体温と静脈血酸素飽和度の関係

体温 [℃]	静脈血酸素飽和度 [%]
37〜35	65〜75
34〜32	76〜85
32〜16	85〜100

（Cardiopulmonary Bypass. Cambridge university press, Chapter 6：Metabolic management より）

$S\bar{v}O_2$を測定するうえでは，体温の低下に伴い組織酸素消費量が低下することで数値が高くなること（**表4-5**），灌流の乏しい血管床の虚血は$S\bar{v}O_2$値に影響しないほど少ないため，局所の虚血を発見するモニタにはならない．

7—尿量

　尿量は，患者の膀胱に留置した導尿カテーテルから排出された量を測定する．したがって，尿量の監視の際にはカテーテルの折れ曲がりに注意する．体外循環中の尿量は腎血流量を反映するだけでなく，その他の臓器血流の指標となるため，尿量が維持できていれば全身の臓器灌流が維持されていることを表している．十分な灌流量と適切な灌流圧の維持に努め，体外循環中の尿量は最低限 1 mL/kg/h（できれば 5 mL/kg/h）以上必要である．尿量が少ない場合，心筋保護液投与による血液希釈やカリウム値の上昇や腎不全が起こる可能性があり，その予防のためにも尿量を維持する必要がある．尿量が少ない場合，灌流量や灌流圧を上昇させると，尿量が得られるときもある．それでも尿量が得られないときは，利尿薬としてマンニトールやフロセミドの投与を行う．術前より腎不全や腎機能低下を認める場合は，体外循環中に血液透析療法を施行する．

　長時間の体外循環や吸引・ベント流量が多い場合には溶血が生じやすく，

尿の色が赤褐色となった場合には溶血と判断し，積極的に利尿を図る．溶血が続くようであれば，遊離ヘモグロビンの尿細管への沈着を防ぐため，ハプトグロビンを投与する．遊離ヘモグロビンはパプトグロビンと結合しハプトグロビン–ヘモグロビン複合体となり，肝臓にて処理される．

8——各種体温

通常，生体は血液温，食道温，直腸温，膀胱温などの深部体温はほぼ同じであるが，冷却や復温を行う体外循環において，各部の温度変化は一様でなくなる．このため，患者の中枢温度と末梢温度を複数の部位にてモニタし，体温分布を把握しなければならない．そのため，生体側では鼻咽頭温，鼓膜温，食道温，膀胱温，直腸温，末梢温のなかから複数箇所がモニタされている．実際の体外循環では2カ所以上がモニタリングされ，温度変化が均等に推移しているかを確認する．

冷却時や復温時には血液温の変化がもっとも早く，次に鼓膜温や鼻咽頭温が変化し，膀胱温や直腸温そして末梢温が遅れて変化する．直腸温や末梢温はもっとも遅れて変化するため，全身の均一な冷却と加温の指標となる．末梢温は手掌や足底で測定され，中枢温と末梢温の温度較差は末梢循環の良好な場合には小さくなるが，室温や患者周囲の温度に影響されるため，脱血温，中枢温の変化と合わせて評価する必要がある．膀胱温は尿道カテーテルに取り付けられたセンサにより測定されるため，尿量に影響されるので注意が必要である．

鼓膜温や鼻咽頭温は脳の温度を反映しているため，大動脈疾患や複雑心奇形の手術などにおいて，循環停止や脳分離体外循環時には脳保護の観点から非常に重要である（前額部に熱補償型深部体温計を使用することもある）．また，冷却を開始したが鼻咽頭温や鼓膜温の変化が著しく悪い場合には，脳血流が障害されている可能性がある．

参考文献
1) Sunit, G., et al.：Cardiopulmonary Bypass. Chapter12：Cerebral morbidity in cardiac surgery. Cambridge University Press, 2001.
2) Sadahiro, M., Haneda, K., Mohri, H.：Experimantal study of cerebral autoregulation during cardiopulmonary bypass without pulsatile perfusion. *J. Thorac. Cardiovas. Surg.,* **108**：446～454, 1994.

Clinical Engineering

第5章 体外循環の生理

　1930年代後半のGibbonによる人工心肺装置の開発研究以来，人工心肺を用いた体外循環（CPB）の歴史は，CPBによって起こる生体反応研究（血液に起きる変化と循環に起きる変化）であったといっても過言ではない．別々の体系で行われてきた研究は，1980年代に入って全身性炎症反応（systemic inflammation reaction）の概念で統合され，2000年代以降は，起こるべき炎症にどう対処するかという治療研究の時代に入っている．

1 体外循環中の血球成分の損傷

　当初から，術中術後出血と術後の易感染性が問題になっていた．機械的な血球成分（赤血球，血小板，白血球）の損傷が原因といわれてきたが，生体やCPB自体の複合条件のため研究の条件設定が難しく，明確な考察が困難であった．膜型人工肺を用い，術野血液吸引操作を独立させたJongらのCPB実験モデルとその結果（希釈補正結果）への考察は，筆者の印象に残った論文であった[6]．①血小板数と機能は，CPB開始直後に激減し（数40%，機能25%：initial drop），速やかにプラトー回復（数70%，機能40%）するが，術後1日目に再減少し（second drop），その後5日間かけて術前レベルに回復した（数/機能の平行回復）（図5-1）．CPB中の出血時間延長の術後遷延はなかった．②白血球数は，術中から増加し術後1日目にピーク（術前の3倍：一次増加）に達した．その後4日目にいったん半減し，6日目にかけてピーク時並みに再上昇した（二次増加）．③赤血球数は，CPB中〜直後にかけて増加傾向で維持されたが，術後1日目には80%に減少して経過した．7日目以降に回復過程に入り，21日目に術前値を回復した．遊離ヘモグロビンはCPB中に微増（10 μmol/L）し，術後は減少しながら遷延した．④術野血液/空気吸引によって，血球成分は多大な機械的損傷を受けた．血小板は，数，機能ともにプラトー回復が得られず，出血時間は有意に延長し術後も遷延した．赤血球はCPB中減少傾向を示し，術後1日目には65%に減少して遷延した．CPB中の遊離ヘモグロビン量は5倍になった．白血球では

図5-1　人工心肺体外循環中と術後の血小板の数と機能の経過

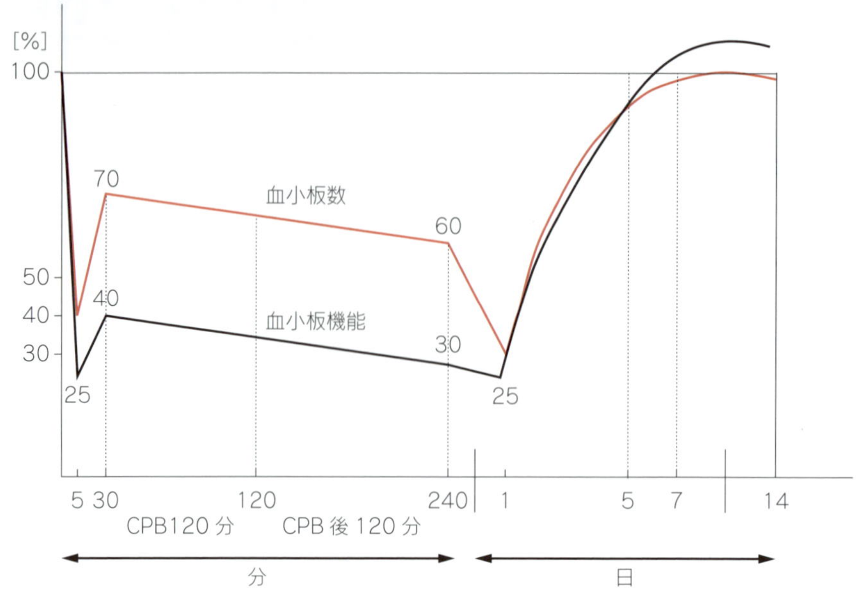

(Jong, J. C. F., et al. : *JTCS*, **79** : 227～236, 1980 より)

二次増加値がより高値を示した.

　これらの結果をふまえ，Jong らは "CPB により損傷した血球機能を補完するために，それぞれの末梢血球プールから暫時正常血球が動員された. 血球の動員数と損傷を受け除去される血球数との動的バランスが結果に反映された. 個々の血球動態は，たとえば血小板の CPB 直後の過凝固と引き続く凝固-線溶平衡のように，個々の血球の機能特性によって特徴がある" と考察した. 現在の全身炎症理論では，"CPB 回路などとの異物接触によって誘引された血液成分の活性化（補体，XII因子など）で始まる一連の炎症反応が白血球を活性化して血球成分の血管内凝集と白血球の血管外移動を惹起し，それによって起こる臓器炎症が白血球の二次増加で現れた" と解釈されるであろう.

　血液が CPB 回路などと異物接触することで引き起こされる炎症反応については，体外循環合併症の項で詳説する.

2 体外循環中の血行動態

　循環機能を維持するということは，毛細管動態（細胞と循環血液間の物質交換）を維持することであるが，体外循環では，その固有の問題点のため毛細管動態を正常に維持することが困難である．「体外循環では正常循環の代用はできない」という前提にたったうえで個々の症例での安全限界をどう設定するか，というところに体外循環操作のむずかしさがある．

　体外循環中の血行動態を毛細管動態の面から考えてみたい．

　体外循環中の血行動態はローラポンプによる定常流で維持される．生体循環では細動脈以下の血管系が非拍動流で維持されていることを考えれば，この定常流が毛細管動態に影響することは少ないであろうというのが大方の見方である．しかし実際には，体外循環を運用するほとんどの症例で一過性臓器障害と浮腫が発生している．このことは，末梢循環不全が起きて毛細管動態に異常が生じたことを意味している．生体循環と比較してその原因をあげると，毛細血管流入圧の低下，血漿浸透圧の低下，毛細血管透過性の亢進，リンパ管機能の低下が出現していると考えられ，その結果毛細血管血流が変化して（間欠血流→遅滞連続血流→停滞），物質交換がさらに障害されるという悪循環が起きているものと推測される．

　①体外循環中の灌流圧は通常80 mmHg前後の非拍動圧である．そのため，大動脈以下の本来血管抵抗が少ないはずの動脈系でも，臓器血液量（細動脈と毛細血管の総血液量の2倍）から考えて細動脈に匹敵する血管抵抗が発生しているものと考えられる．この血管抵抗を薬剤調節したとしても，毛細血管流入圧は30 mmHgに及ばない圧になっているであろう．

　②血液希釈によって血漿浸透圧が低下するため（50%希釈で推定15 mmHg以上の低下），浸透圧勾配による排泄物質の毛細血管内への取り込みは大幅に低下する．濾過圧，吸収圧が不安定な状況下でなんとか物質交換の平衡を維持しようとするため間質液圧が上昇し，物質交換がさらに低下して組織障害の原因になる．実際の体外循環では灌流液浸透圧をある程度補正して対処しているが，毛細血管での物質交換は低いレベルで平衡せざるをえない．低体温法の導入が必要とされるゆえんである．

　③体外循環中は血液の異物接触が必然である．接触相（contact phase）の活性化により凝固カスケードや炎症物質の活性化が誘導され（後述），毛細血管を中心に血管透過性が亢進する．これは，間質性浮腫を増強するとともに

毛細血管血流を遅滞させる原因になり，組織虚血を引き起こす．

　④体外循環中は間質液浸透圧を調節するリンパ流に異常が起こる．人工呼吸と開胸のため胸腔内陰圧が消失し，大静脈が虚脱するため脱血が不安定になる．また，静脈緊張（venous tone）が高まっており，両者の結果，静脈圧が上昇する．この静脈圧の変化でリンパ管圧が上昇し，リンパ管の自動壁運動が低下する．また，動脈拍動の停止などによりリンパ液の他動的運搬能が低下する．これらの原因のため，リンパ還流システムは機能不全を起こし，浮腫が顕在化する．

　これらの問題事項をどうやって解決するか．1930年代後半から始まったGibbonによる人工心肺装置の開発研究以来，現在に至るまで続いている研究テーマである．本章ではまず，循環器の解剖生理について概説し，続いて毛細管動態に対する障害を軽減するため積み重ねられてきた体外循環理論について述べていく．

3　循環器の解剖生理

1─循環臓器の血管抵抗からみた役割分類

▶ 1）動脈系の機能分化

　大動脈を含む動脈系は，高圧（100 mmHg）を利用して血液を運搬する役割を担う一方で，毛細血管直前までには，血液運搬量を維持しながら30 mmHgの低圧にまで減圧しなければならない（**図 5-2**）．これを効果的に可能にするため，脈圧をもった動脈系と脈圧のない細動脈系に機能分化している．

▶ 2）脈圧

　脈圧動脈系の動脈壁は，「弾性線維に富んだ」輪状平滑筋層である中膜を外膜と内膜がサンドウィッチにする構造になっており，高い血管コンプライアンス（vascular compliance）を獲得するのに適している．弾性線維の量は末梢にいくほど少なくなっている．

　脈圧は1回拍出量（stroke volume）とvascular complianceによって決定される．動脈が脈圧をもつ重要な利点は，脈圧伝搬速度が血流速度よりはるかに速い（15倍）という点で，この動脈系で生じる血管抵抗を著しく減弱している．その結果，この動脈系の血管抵抗は体血管抵抗の20%と少なく

血管コンプライアンス
$= \dfrac{容量増加分}{圧上昇分}$

脈圧伝搬速度：大動脈で3〜5 m/sec，太い動脈（>3 mm）で7〜10 m/sec，細い動脈で15〜30 m/secと，動脈が細くなるほど伝搬速度が増加する．

図 5-2　体循環での脈管と血管内圧[9]

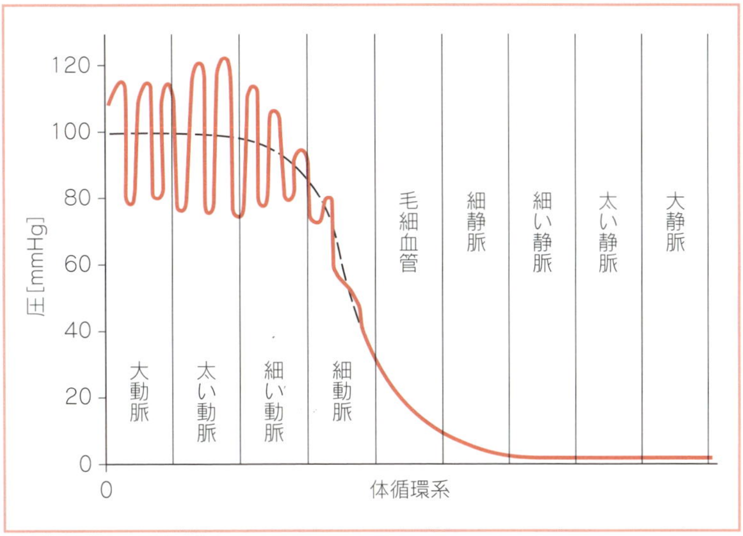

拍動血管から非拍動血管に至る脈圧減衰と，血流はあるが極低圧である静脈系という，体循環の特色がわかる.

なっており，この動脈系を通過するときの圧損失も 20%程度になっている.

▶ 3）細動脈—毛細血管—細静脈（臓器循環）

①細動脈は非拍動動脈である．構造的には平滑筋血管である．平滑筋存在形態（全長からまだらまで*）によって，細小動脈，メタ細動脈，前毛細血管括約筋に分類されるが，機能的には細動脈として総括できる．細動脈の特徴は，脈圧がないこと，抵抗血管であること（体血管抵抗の 50%がこの系で生じる）の 2 点である．臓器代謝を保護するために毛細血管入口部圧を一定圧（30 mmHg）に維持し，かつ毛細血管での間欠血流を作りだしている.

②毛細血管は臓器代謝を担う血管系で，一定量の安定した物質交換を維持する役割がある．そのため毛細血管では，平滑筋がないにもかかわらず間欠血流を使って体血管抵抗の 20%に相当する抵抗が作られている．代謝平衡を維持している毛細管動態については後述する.

③細静脈は毛細血管に続く静脈であるが，機能の詳細は分かっていない．薄いが平滑筋層があって収縮することができ，血流に対する抵抗を発生できることから（体血管抵抗の 10%），毛細血管血流を確保しつつ流出圧を一定に（10 mmHg）維持する調節機構としての役割があるものと考えられる．また，総断面積が毛細血管に次ぐ格段の広さをもっていることから，臓器循環内でのリザーバの役割を担っている可能性もある．その調節機構には自律神経系のみならず，補体，プロスタグランジンなどの血漿因子も関与している

＊　細小動脈は 10～15 μm の細い動脈であるが，通常の輪状平滑筋層をもつ動脈壁構造をとっている．メタ細動脈では平滑筋層の形をとらず，ところどころで平滑筋線維が血管壁をとりまく構造になり，5～9 μm の太さになって毛細血管に移行していく．この移行部では毛細血管を平滑筋線維束がとりまく形になり，前毛細血管括約筋とよばれる機能単位を作っている.

と想定されている.

▶ **4）静脈系**

静脈系は血液を心臓へ運搬する通路である．静脈系は静脈弁と筋肉ポンプを使った自前の血液運搬機能をもつため，前述の細静脈血流を維持する（静水圧に抗して血流を作る）ことができる．この系は容易に虚脱し容易に拡張するというコンプライアンスが非常に高い血管であるため，わずかな圧の変化で（エネルギーをさほど使うことなく）大量の血液を静脈内に貯蔵し放出することができる．生理学的にはこの静脈系は，虚脱によって静脈還流抵抗を生じさせて心拍出量を調整するという重要な役割を担っている．

大静脈は胸腔内や腹腔内の陰圧環境にあるため，例外を除き虚脱することなく平均循環圧（7 mmHg）を下回る静脈圧（中心静脈圧）を維持することができ，右心房（三尖弁位で 0 mmHg ≒ 大気圧）への連続的な血液還流を可能にしている．

2 ─ 毛細管動態 ─ 毛細血管，組織，リンパ管

循環機能を組織の側から言い換えると，組織と血液の間で行われる栄養素と細胞排泄物との交換機能であるといえる．この機能系は，細胞外マトリックスでできたゲル空間にはりめぐらされた毛細血管とリンパ管のネットワークのあいだに組織細胞が浮遊するという構造をとって，毛細管動態を形作っている．

▶ **1）毛細血管と間質組織間での濾過と吸収**

①毛細血管は 5〜9 μm の径をもつ，一層の内皮細胞と基底膜からなる管状血管である．2,500 cm^2 の断面積があり，そのなかを間欠血流（6〜12 回/分）のかたちで血液が流れている．間欠血流は組織酸素濃度に応じた前毛細血管括約筋の収縮と弛緩で作られる．物質の濾過や吸収にとって有利な血流形態であるといえる．

②血漿タンパクは水溶性であるが透過性が悪く，ほとんど拡散せずに血漿内に残る．脂溶性物質，酸素，二酸化炭素は濃度勾配だけで毛細血管壁を直接透過し拡散するが，水および血漿タンパク以外の水溶性物質（アミノ酸，Na^+ などのイオン，グルコース，尿素など）は，毛細血管壁にあいた細孔（pore）を通って拡散する（**表5-1**）．水および水溶性物質が細孔を通って拡散する速度が毛細血管血流の 80 倍もあることを考えれば，拡散方法の違いはあっても両者の拡散能力は同じと考えてよい．

③栄養素の血漿からの濾過・拡散と細胞排泄物の血漿への吸収を可能にし

表 5-1 血漿と間質液の浸透圧活性物質の比較

血漿/間質液 [mOsm/L H_2O]		血漿/間質液 [mOsm/L H_2O]	
Na^+	142/139	K^+	4.2/4.0
Ca^{2+}	1.3/1.2	Mg^{2+}	0.8/0.7
Cl^-	108/108	HCO_3^-	24.0/28.4
glucose	5.6/5.6	proteins	1.2/0.2
amino-acid	2.0/2.0	urea	4.0/4.0
その他	8.7/7.7		

合計 mOsm/L H_2O　血漿 301.8/間質液 300.8
総浸透圧 [mmHg]　血漿 5443/間質液 5423

①血漿タンパク以外の物質に対しては，毛細血管壁の透過性が高いため，血漿と間質液の浸透圧はほぼ同じになっている．
②血漿タンパクは毛細血管壁の透過性が悪いため，血漿と間質液の間に浸透圧差が生じている．
③血漿と間質液のイオン組成が若干異なるのは，タンパク質が陰性に荷電しているためである．

ているのは，毛細血管と間質液の間の圧勾配と血漿と間質液の間の浸透圧勾配である．

　毛細血管と間質液間での物質交換を理解するためには，Starling の平衡理論がわかりやすい．液体を毛細血管外へ濾過する圧力は，平均毛細血管圧 17.3 mmHg，陰性間質液圧 3 mmHg，間質液浸透圧 8 mmHg の計 28.3 mmHg である．液体を毛細血管内に吸収する圧力は，血漿浸透圧 28 mmHg のみである．このような微細なエネルギーで物質交換を維持するためには，細胞と毛細血管の距離を 20〜30 μm 以内に保つ必要がある．毛細血管と間質の間の濾過圧と吸収圧には 0.3 mmHg の濾過超過がある．濾過超過の分だけ間質液は増加し続けることになり，細胞と毛細血管の至適距離を保てなくなる．この事態を回避しているのが，特殊な間質構造とリンパ管である．

▶ 2）間質の構造（コラーゲン線維束，プロテオグリカン，間質液）

　間質（**図 5-3**）は，プロテオグリカン・フィラメントで満たされたゲル組織とコラーゲン線維束の支柱で作られている．コラーゲン線維束は組織の弾性強度を保つ役割をしている．

　ゲル構造の特性は，物質の拡散自体を障害することなく間質組織の 3 次元構造を維持する役割を果たしていることである．この構造が，次に述べる間質液圧を陰性に保つうえで重要で，これがないと間質組織が陰圧でつぶれてしまい，間質液量を保持できなくなる．

▶ 3）陰性間質液圧とリンパ管

　間質組織とリンパ管は，細胞同士がバラバラにならないで組織塊を維持す

プロテオグリカン・ゲルの特性を理解するためには，「スポンジ」をイメージするとよい．

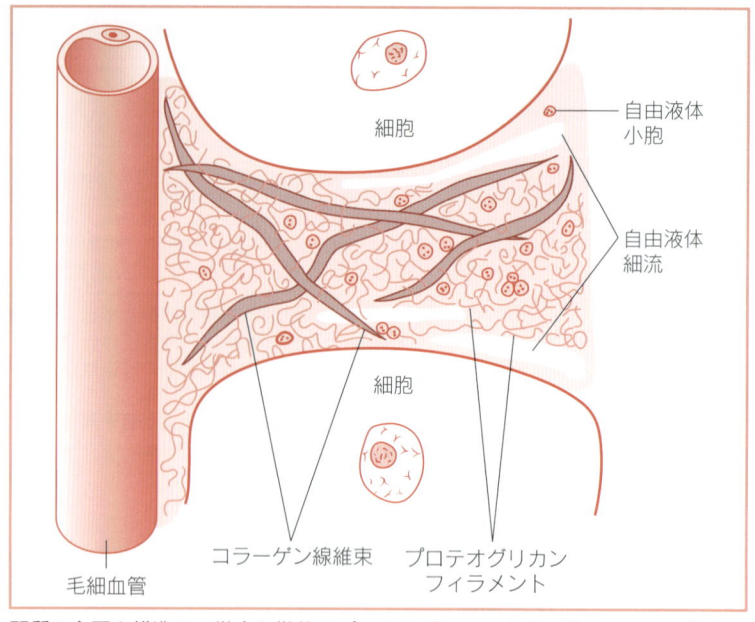

図 5-3　間質の構造

自由液体小胞

自由液体細流

細胞

細胞

毛細血管

コラーゲン線維束

プロテオグリカンフィラメント

間質の主要な構造は，微小な櫛状のプロテオグリカン分子が詰まったゲル構造である．大部分の間質液はプロテオグリカン分子のフィラメント（櫛の歯）に捕捉され，移動の自由性が制限されている．　　　　　　（文献 10）を参考に作図）

るためと，細胞と毛細血管間での効率的な物質交換を可能にする至適距離を維持するための吸引装置の役割を果たしている．間質液圧は，間質組織の周囲圧（皮膚の場合は大気圧，被膜や骨で包まれた臓器ではその外包圧）より低く，数 mmHg の陰圧（皮膚では -3 mmHg，脳，腎臓，肺では -6 mmHg）になっている．この陰圧を作っているのがリンパ管である．

　間質は，間質液圧によって 2 通りの組織特性を表す（**図 5-4**）.

　間質液圧が陰圧であるうちは，周囲環境が変化しても間質環境は変化せず，間質液量が保持されて物質交換は正常に行われているが，いったん間質液圧が陽圧に転ずるような大きな周囲環境の変化が起こると，間質は，「過剰な液量に対する水溜」として機能する（細胞外浮腫）.たとえば，急速に体液量負荷がかかる心不全を考えると，間質の水溜機能は，間質液圧の上昇をおさえて（≒毛細血管圧の過度な上昇をきたすことなく），物質交換のための間質環境を極力維持しようとする．この間質構造は，毛細管動態を維持して細胞の生存を図るための生体防衛機能であるといえる．

　溢れた自由液はさらに，胸腔，腹腔，関節腔，硬膜外腔などの，間質と動的平衡を保っている potential space に移行する．この動的平衡スペースは前述の間質の役割を補完している．

間質環境のホメオスタシス：日常活動や疾病などでの体内変化に応じて周囲環境（毛細血管圧と血漿浸透圧）が変動しても，物質交換が行われている間質環境はほぼ一定に保たれている．

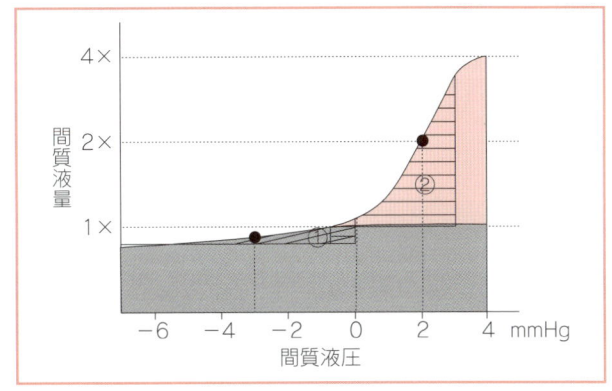

図5-4　間質液量と間質液圧

グレーの部分がゲル構造に捕捉された間質液量，赤い部分は捕捉されない間質自由液量を示す．間質は，間質液圧によって2種類の機能組織に変わる．
①間質液圧が陰圧の間は，間質液圧が変化しても間質液はゲル構造に捕捉されたままで，コンプライアンスの低い間質である（間質圧に関係なく一定の間質液量を保持する機能）．②間質液圧が陽圧になると急速に自由液が増加し間質内に貯留しはじめるが，間質液圧変化は少なく，コンプライアンスが高い間質である（間質液圧が上がるのをおさえた「水溜」機能）．
(Gyton, A. C., et al.：Interstitial fluid pressure, *Physiol. Rev.*, 51：527, 1971 より).

図5-5　毛細リンパ管の構造

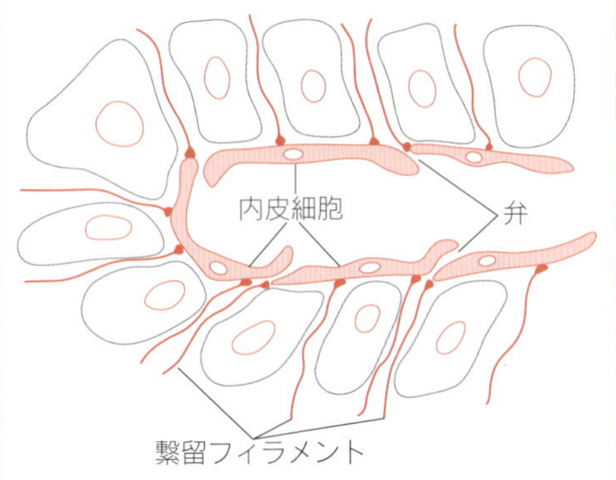

内皮細胞　　弁

繋留フィラメント

▶ 4）リンパ管の構造と機能

　毛細血管から濾過された液体のほとんどが静脈側毛細血管で再吸収されるが，10％は毛細リンパ管網–集合リンパ管–大リンパ管（胸管，右リンパ管）を通って静脈（鎖骨下静脈と内頸静脈の合流点）に戻る．

　図5-5 に示すように，毛細リンパ管の構造は，リンパ管内皮細胞同士が屋根瓦のように辺縁で重なり合って配列し，個々の内皮細胞が組織細胞間隙に伸ばした anchoring filament（繋留フィラメント）で結合組織に牽引されて

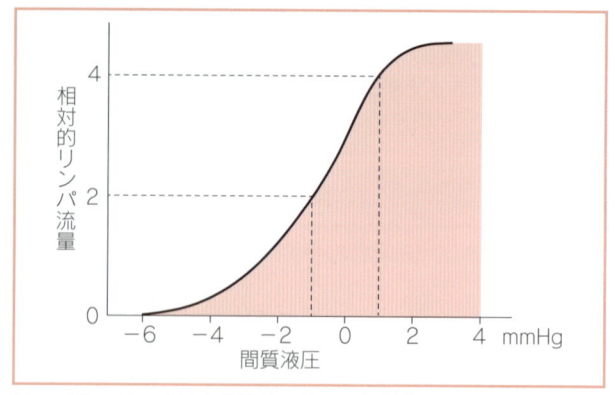

図 5-6　間質液圧とリンパ流量

リンパ流量は，毛細血管流量に対する相対的リンパ流量で表示した．リンパ流量による間質液圧の調整範囲は 7 mmHg（−6〜+1 mmHg の範囲）となる．
（Harry, G., Aubrey, T. : Textbook of Medical Physiology. Elsevier Inc., 2006. より）

いる．間質液圧が高まるとフィラメントが引っ張られて内皮細胞同士の重なり部分がずれて開口し，間質液が毛細リンパ管のなかに流入する．その結果，リンパ管内圧が上昇して重なり部分が閉じ，リンパ液は集合リンパ管内に押し出される．この動きは，間質液圧が補正されるまで瞬時に頻回に繰り返される．集合リンパ管以降では，逆流防止弁，リンパ管平滑筋の律動的収縮運動，外部からのリンパ管の圧迫により，リンパ液は順次中枢へ移送される．安静時の胸管のリンパ流量は 100 mL/h で，50 mmHg 以上の流圧で静脈内に押し出される．

　図 5-6 に示すように，リンパ流量は間質液圧が上昇するのに応じて急速に増加し，+1 mmHg をこえるとプラトーになる．ここまではリンパ流量は増加することができるが，これ以上の急速な間質液の増量はリンパ管の調整範囲をこえることになる．

▶ 5）浮腫を防ぐための安全限界

　浮腫は急速な環境変化（毛細血管圧の上昇，細静脈血流の停留，血漿浸透圧の低下，毛細血管透過性の亢進）によって発生するが，その周囲環境の変化に対して間質が間質環境を維持できる上限（機能的余裕の上限）がどこにあるかは，毛細血管圧，間質液圧，血漿浸透圧，間質液浸透圧，リンパ管流量のうち，間質液圧（平均−3 mmHg）と間質液浸透圧（8 mmHg）とリンパ管流量によって設定される．間質液圧に基づいて考えると，①potential space も含めて間質組織の低コンプライアンス性を維持できる安全範囲は 3〜4 mmHg，②リンパ管流量の増加による調整範囲は 7 mmHg，③リンパ

管による間質液からのタンパク質の洗い流し効果に基づく間質液浸透圧調整範囲は 7 mmHg, となるため, 周囲環境の変化に対応して間質環境を維持できる圧変化の上限は, おおよそ 18 mmHg と想定できる. これは, 平均毛細血管圧に匹敵する許容圧である. ここに述べた「周囲環境因子」の調節については後述する.

3—循環の調節

循環の調節には内因性調節と神経性調節とがある. 常時必要とされているのが内因性調節で, 緊急時に必要とされるのが神経性調節である.

▶ 1) 内因性調節

内因性調節には 3 つの調節機構がある. Frank-Starling 調節機構, 局所血流調節機構, 体液量調節機構である.

①Frank-Starling 調節：これは, おもに心拍出量に対する調節機構である. 心拍出量は静脈還流量（心臓に戻ってくる血液量）に応じて変化する.

②局所血流調節：生体では血液の基礎分布量がおおよそ決まっており, 肝臓（27%）, 腎臓（22%）, 脳（15%）, 骨格筋（15%）, その他の臓器（21%）となっている. 単位重量あたりでは心臓が 4 位になる. この基礎分布量を調節するのが, 局所血流調節機構である.

血流調節因子には次の 3 つがある.

a）組織酸素濃度：生体では常時, 組織酸素濃度に基づいた組織血流の微調節が行われている. 実験的には, SaO_2（動脈血酸素飽和度）が 50% に低下すると組織血流量は 1.5 倍に, 25% に低下すると 3 倍にと直線的に増加するとされ, 広い調節範囲をカバーしている.

b）前毛細血管括約筋：毛細血管入口部は完全に開いているか閉じているかのどちらかで, 開口している数と開口持続時間とが組織の血流要求度に比例して変化する（vasomotion）. この調節を行っているのが前毛細血管括約筋である.

c）血管拡張物質：組織で酸素欠乏状態が発生すると血管拡張物質（おもに二酸化炭素, 乳酸, アデノシンなど）が組織から放出され, 組織血流量が増加する. 二酸化炭素は脳の, 乳酸やアデノシンは心臓の血管系に作用して, 血管拡張, 側副血行路開放などの働きをする. 脳梗塞や心筋梗塞などの緊急事態に対応する生体反応である.

③体液量調節：上記 2 つの機構が適切に機能するためには, 駆出される血液があること, 血液を毛細血管に送り出す圧力があることが必須である. この 2 つは, 心臓と腎臓に対するフィードバック機構を介した体液量調節で維

体液量調節： 何らかの原因で体に水分と塩分が過剰に取り入れられると, 体液量（血液量と間質液量）が増加する. 間質液量は, その変動がリンパ管機能の安全限界内にあれば血液量に準じた調節が可能である.

持されている.

血液量が増加すると心拍出量と動脈圧が増加する. 動脈圧が上昇すると, 負荷量に見合った水分と塩分が腎臓から排泄される. 正常な生体では血液量の減少はそのまま心拍出量の減少につながるため, 心拍出量と血圧を定常状態に回復させることになる. この間の反応に要する時間は, おおよそ2〜3時間とされている.

腎臓は血圧と間質液量の両方を同時に調節できる唯一の重要臓器で, 血圧が100 mmHgのとき毎分1 mLの間質液を排泄することができる. 血圧が200 mmHgになると間質液の排泄量は6倍になり, 逆に60 mmHgになると間質液の排泄量は0になる.

▶ 2) 神経性調節

神経性調節では, 血管運動中枢の働きが重要である. 神経性調節には血管運動中枢を介した神経路と脊髄神経叢を介した反射路があり, 相互に補いあって神経調節の特徴を作っていると考えられている.

神経性調節の特徴は, 急速（数秒間）に効果を発現する, 全身規模での循環調節を同時に行える, 末梢血管に対する調節効果は一時的である（神経刺激のリセッティング）, という3点である. たとえば, 低血圧に対する神経刺激量はまもなく減弱し, 血圧の如何にかかわらずほぼ24時間で常態の刺激量に戻るといわれている（リセッティング）.

末梢循環の神経性調節にはおもに交感神経系が関与する. 交感神経系は心臓にも作用し, 心機能（心拍数, 収縮能）を亢進する.

副交感神経系はおもに心機能調節に関与し, 末梢循環への関与は少ない. 副交感神経系のおもな働きは消化吸収運動の調節である.

交感神経には血管収縮線維と血管拡張線維があり, 前者はノルエピネフリンを, 後者はアセチルコリンを分泌して標的血管で効果を発現する.

この自律神経-血管ネットワークは, 次に述べる神経中枢からの刺激を受けて循環調節を行っている.

①高位中枢（大脳皮質→視床下部）から血管運動中枢（橋〜延髄）を中継して交感神経へと情報が伝達され, 標的血管で効果を発現する. この高位中枢刺激はalarm reactionとよばれており, 骨格筋に対しては血管を拡張して血流を増やすが, 他の血管は収縮させて動脈圧を上昇させる. 心臓に対しては心拍数を上げて心拍出量を増加させる.

②血管運動中枢には血管収縮（側方中枢）と血管収縮抑制（内側中枢）の2つの機能があり, 血管以外に副腎髄質も標的器官になっている（エピネフリンを放出）. 末梢血管抵抗を増加して動脈圧を上げ, 容量血管を収縮させて

静脈プールから血液を動員して心拍出量を増加させる．両者ともフィードバック機構をもつため，きめ細かい調節が可能である．

③交感神経刺激は全胸髄と第1，2腰髄から交感神経節を介して末梢交感神経へと伝わる．神経末端は毛細血管以外のすべての血管に分布している．腎臓，腸，脾臓，皮膚での分布密度は高いが，心臓，脳，骨格筋での分布密度は低くなっており，これが交感神経刺激で血流再分配（後述）が起こる理由である．

④圧受容体は動脈壁伸展を感受する器官である．常時，血管運動中枢を抑制する刺激を出している．動脈圧が高くなるとインパルスを増やし，低くなると減らして動脈圧を調節している．

⑤化学受容体は酸素欠乏，過剰な CO_2，過剰な H^+ を感受する敏感な感覚器である．血中酸素濃度が低下してアシドーシスに傾くと，血管運動中枢を興奮させて動脈圧を上昇させる．この受容体は呼吸運動制御の面でも重要である．

⑥心房壁が伸展されると心房神経反射が起き，腎臓の輸入動脈拡張や視床下部での抗利尿ホルモンの分泌抑制が起こる．その結果，糸球体濾過量が増え，かつ濾過液の再吸収が減少する．また，Bainbridge 反射が起こり，心拍数と心筋収縮力が増加する．これらは容量反射と総称されている．

▶ 3）動脈圧調節

動脈圧を調節するためには3つの調節機構がある．

①急速に作用する神経性調節：血圧の変動に対処しているのは，圧受容体反射，化学受容体反射，中枢神経系虚血反射の3つである．それぞれの調節作用が働く動脈圧範囲は 60～180 mmHg，40～80 mmHg，15～50 mmHg で，相互にオーバーラップしつつ順次強力な昇圧効果を発揮する．とくに中枢神経系虚血反射は，心臓と脳の血流を維持するために強力な血流再分配を行う．

②中間的に作用する毛細管動態：毛細血管圧が変化するとそれに応じた体液の移動が起こる．この移動は遅くとも60分以内に平衡状態に達し，毛細血管圧が修正されて動脈圧が正常範囲内に修復される．

③長期的に作用する体液量と動脈圧の調節：腎臓は体液量と動脈圧のフィードバック調節器官である．この調節にはレニン・アンギオテンシン系が関与している．局所血流調節機構と連動して心拍出量を維持しながら体液量をコントロールし，動脈圧を正常範囲内に維持することができる．この効果は数日から1カ月間持続する．

以上に述べたように，循環の調節とは動脈圧と心拍出量の調節のことであるが，この両者は別々の調節機構によって維持されている（動脈圧調節と心拍出量調節の解離）．心拍出量は静脈還流量に依存し，これを維持しているのは心臓ではなく末梢循環系である．一方，動脈圧調節に関与する交感神経は心臓の駆出力に影響するのみで，病的心臓では逆に拍出量を減少させるおそれがある．生体循環がこの調節解離で成り立っているおかげで体外循環が可能になっていることを理解することが，体外循環装置を操作するうえで重要である．

4 体外循環の病態生理

1—体外循環の問題点

体外循環を考えるうえで重要なキーワードは，灌流圧と灌流量のコントロールである．生体では動脈圧と心拍出量とで調節解離があるということは体外循環装置を扱ううえでも重要で，灌流圧を上げるために灌流量を操作するということ，またその逆も本来意味がないことになる．いまひとつ重要なことは，体外循環合併症（post-perfusion syndrome）といわれている病態が，実は体外循環中の諸調節機構が相互に協調できなかった結果であると考えられることである．体外循環の問題点を生体循環に基づいて検証しなければならない理由がここにあると考えられる．

体外循環の問題点は，大きく分けて以下の項目に分類できる．

①機能上の問題点：非拍動流，低灌流圧，フィードバック調節機構がない送脱血制御，その結果である毛細管動態の障害．

②技術上の問題点：低体温，血液希釈，静脈還流の脱調節，その結果である組織灌流の悪化．

③機材上の問題点：血液の機械的損傷，血液の異物・空気接触，凝固系の異常活性，その結果である全身性炎症反応と出血傾向．

④手術自体の問題点：人工物移植，心腔内血栓・空気遺残，全身麻酔など．

以上の4項目であるが，本項では前3項目と毛細管動態，低灌流量，炎症との関連について解説する．

2 ── 酸素需要と適正灌流量

適正灌流量とは，生体の酸素消費量を満たす酸素供給ができる灌流量のことである．全身麻酔下での成人酸素消費量は，$80\sim125$ mL/min/m^2（おおよそ$3\sim4$ mL/min/kg）とされている．これを念頭に置いて体外循環の灌流量を決めるわけである．

体表面積で換算する方法，体重で換算する方法，還流静脈血の酸素飽和度50%を維持する（酸素需要を十分満たしているという意味では$60\sim70$%がよい）方法があるが，どの方法であっても，成人で$2.0\sim2.3$ L/min/m^{2}とほぼ一致している．これは，健常人の生体循環量3.0 L/min/m^{2}の70%に相当する値である．

このように設定された灌流量の臨床での問題点は，個々の症例での酸素消費量を測定して設定された灌流量ではないこと（想定された酸素消費量が健常人を対象にした酸素消費量であること），個別臓器の酸素消費量が体外循環でどう変わるかわからないことである．

3 ── 灌流量と臓器循環

各臓器の酸素消費量は異なっている．心臓，腎臓，脳の重量は体重の0.5%，0.5%，3%にすぎないが，それぞれの酸素消費量は全体の15%，10%，20%を占めている．生体ではこれに応じた血流分配を行っているが，全身麻酔・体外循環下でもこの分配調節が可能か否かという問題がある．Galletiらの有名な研究では，灌流量の低下に直面した生体は，腎臓，筋肉，消化管へ分配する血流を大幅に制限して心臓，脳への血流を維持するように働く（血流再分配）ことが示されている．心臓や脳では，交感神経の効果ではなく局所血流調節効果が前面にでて臓器血流を維持しているためと考えられる．この血流再分配のおかげで，平均血圧$50\sim150$ mmHg（低体温では$30\sim40$ mmHg以上）の範囲内では脳血流は一定に保たれていることになる．

このように，体外循環環境下では臓器血流の再分配が起こっていると考えられ，血流減少を起こしている可能性のある腎臓，膵臓，消化管，皮膚などに対しては臓器障害に対する配慮が必要になる．

4 ── 灌流圧と末梢血管抵抗

体外循環では，導入期，維持期，離脱期と，時期によって末梢血管抵抗の変動機序に特徴がある．

▶ 1）体外循環導入期

体外循環導入時に，initial drop という血圧降下現象が起こる．血中カテコラミンの強制希釈と静脈還流量の減少によって，動脈圧が極端に低下する（20〜40 mmHg）現象である．この血圧低下は，引き続き起こる交感神経調節（静脈プール血の動員，細動脈収縮，カテコラミン放出）により解消するが，交感神経刺激が末梢循環に及ぼした影響は体外循環中も持続する．

ローラポンプ血流が定常流であるため拍動動脈での血管抵抗が増加して，細動脈灌流圧が低下する．本来なら血管拡張に向かうはずの細動脈が，上記の理由から血管抵抗を維持してしまうため，毛細血管での圧と血流に大きな影響が出る可能性がある．

末梢血管抵抗に重大な影響を残さないためには，体外循環導入時の血圧低下が 40 mmHg 以下にならないよう，あらかじめ補液とカテコラミンを使って対処しなければならない．

▶ 2）体外循環維持期

体外循環が維持期に入ると，おおむね 80 mmHg の灌流圧維持が可能になるが，毛細管動態の現場では異常値での平衡がかろうじて成立していると考えられ，物質交換能は徐々に悪化する．そのため，この期間の安全域は 90〜120 分とされている．

体外循環中に灌流圧が上昇し 100 mmHg をこえるような場合は，交感神経刺激の影響と考えてクロルプロマジンなどの節遮断薬や血管平滑筋弛緩薬を使用する．さらに，アシドーシスなどが加わり毛細管動態での平衡が破綻しかかっていると考えられるときは，持続透析を導入する必要がある．

▶ 3）体外循環離脱期

手術操作が終了すると離脱期に入る．加温とともに酸素需要が増大するため臓器血流の増加が必要になるが，異常な毛細管動態や血管拡張物質のため局所血流調節機構の働きが不均一になっており，場合によっては虚血-再灌流の際にみられる no-reflow 現象が起こって臓器障害の原因になる．また，静脈プールの回復と心肺循環系への再灌流のため 1,000 mL 以上の容量負荷が必要になり，補正が完了するまで低い灌流圧が持続することになる．このように，末梢血管抵抗が極度に不安定になっている状況下では，末梢組織への酸素供給が低下する危険がおおいにある．

離脱期では，末梢血管抵抗に問題があるなかでの容量負荷が必要になるため，ノルエピネフリンを使いながらゆっくり補液していくことが重要である．また，酸素供給の点からは，ヘマトクリット値が 30％をこえるくらいの

輸血が好ましい．適正な酸素供給ができているか否かは，混合静脈血の$SatO_2$値が70％を維持できているか否かである程度判断できる．

5—低体温

代謝をおさえて循環停止下の生体を保護する低体温法は，開心術の有力な補助手段として研究され，1949年，Bigelowらにより単純低体温循環停止法として臨床応用された．その後，Lilleheiらにより高灌流体外循環合併症を軽減するため（低灌流体外循環を可能にするため）の方法としてcore cooling法が導入され，今日に至っている．10℃の体温低下で生体の酸素需要量は50％減少する．

低体温体外循環は，便宜上，目標とする中枢温（鼻咽頭温）により軽度低体温：32〜35℃，中程度低体温：26〜30℃，超低体温：20℃以下，に分けられている．他に自然降下（natural drop）範囲内の低下（33〜35℃）をnormothermia，21〜26℃の低体温をintermediate hypothermiaとする呼称もある．超低体温は循環停止を用いる手術に応用されている．

低体温により動脈圧，脈拍数ともに減少する．末梢血管抵抗は軽度低体温レベルまではあまり変化しないが，それ以下になると急激に増大する．これには細動脈収縮と血液粘度の増加が関係している．体温が30℃以下になると血中カリウム濃度が減少する．その結果，副腎からのエピネフリン分泌が増加して細動脈収縮を起こす．

血液粘度はおもに赤血球量によって規定される血液属性の1つである．血液粘性抵抗は体温が下がるにつれて増大し，細動脈収縮とあわせて臓器血流を減少させる．

中程度以下の低体温法を用いる場合には，十分な赤血球希釈（Ht 20％）と末梢血管拡張薬の使用，こまめな電解質補正が必要になる．

▶ 1）低体温と灌流動態（灌流量と酸素供給能）

低体温により全身の酸素需要量は低下する．計算上，軽度低体温ではおおむね20％，中程度低体温では40％，超低体温では80％，酸素需要量が低下することになる．その結果，常温で必要な体外循環灌流量を2.8 L/min/m²とすると，軽度低体温では2.2 L/min/m²，中程度低体温では1.6 L/min/m²，超低体温では1.0 L/min/m²の灌流量で対応できることになる．

低体温は酸素供給にも影響を及ぼす．低温になるにしたがいヘモグロビン（Hb）酸素解離曲線は左方移動する．酸素分圧が低い末梢組織（PO_2 30 mmHg）での酸素加Hb量（HbO_2％）は，38℃で50％，30℃で70％，20℃で90％と上昇し，そのぶん組織への酸素供給量が減少する．一方，低体温に

応じて血中酸素溶解度が増加することから，低体温は酸素供給能の低下にそれほど関与しないという考えもある．

　酸素供給に問題はないとして，問題となるのは，この低灌流量で灌流圧の維持が可能かという点である．手術中の灌流圧を調節しているのは，血管運動中枢を介した交感神経刺激による血管作動（収縮と拡張）である．低体温によって，とくに30℃以下ではこの反応系が減弱しはじめる．カテコラミン活性や凝固線溶系などの酵素活性も同様に減弱し，生体のホメオスターシスに影響が出ると考えられる．灌流圧が調節しやすいこと，諸酵素系の活性が比較的維持できること，ひいては体外循環時間の短縮が図れることが，軽度低体温が好まれる理由である．

▶2）低体温と酸塩基平衡

　生体内では，さまざまな緩衝系によって血中 $[H^+]$ が一定に保たれている．その代表的なものが，$H_2O + CO_2 \rightleftarrows H_2CO_3 \rightleftarrows H^+ + HCO_3^-$ の反応式による CO_2 と HCO_3^- の平衡である．この平衡状態は，Henderson–Hasselbalch の関係式に基づいて変化する．

$$pH = pK + \log \frac{[HCO_3^-]}{[CO_2]}$$

$$[CO_2] = S \times PCO_2$$

　　K：平衡定数，S：溶解度，$[CO_2]$：総二酸化炭素量．

　低温では CO_2 は水にとけやすくなるため，CO_2 が一定の場合はアルカローシスを呈するようになる．

$$pH\ (t[℃]) = pH\ (37℃) + 0.0147\ (37℃ - t[℃])$$

　このため，低体温体外循環を管理するためには pH の調節をどうするかという問題が発生する．

　pH の調節法には，アルファスタット法（alpha-stat regulation）と pH スタット法（pH-stat regulation）の2法がある．

　①アルファスタット法：血液は，体温の低下に伴って上記の関係式からアルカリ性に傾くが，37℃換算では見かけ上の中性が保たれており，この値に問題がないかぎりは平衡補正をしない．

　②pH スタット法：CO_2 を負荷することで，温度変化にかかわらず常に PCO_2 を 40 mmHg に維持する管理方法で，37℃換算では酸性を示すことになる．

pH の調節法： pH スタット法とアルファスタット法は，超低体温循環停止下での脳保護に関連して議論されてきた．アルファスタット法では，脳血流量を脳代謝に応じた自己調整に任せているため，循環停止に至る脳代謝環境の安全性に問題があると考えられている．一方 pH スタット法では，脳代謝に比較して相対的脳血流量を増加させるため，循環停止に至る脳代謝環境の安全性が高くなるといわれてきた．しかし pH スタット法では，加温再灌流時にイオン化電解質の平衡状態（electrochemical neutrality）が維持できなくなって一過性脳症を起こす危険性があるため，術中の脳波監視と脳分離灌流法が併用されるようになった今日では，アルファスタット法が一般的に行われるようになってきている．

6 — 血液希釈法と血液損傷

▶ 1) 血液希釈法

　通常の開心術体外循環では，血液を 25〜50% 希釈する血液希釈法が用いられている．血液希釈法は，本来血液損失を少なくして輸血量を減らすという目的で Lillehei らにより導入された．Ht 値を 37% から 20% まで下げると血液粘度は 40% 減少し，灌流量が変わらないとすると血管抵抗を 40% 減らすことができる．

　血液希釈法の利点は，血液粘性抵抗を低下させることで血液損傷による溶血を軽減し，末梢循環障害による代謝性アシドーシスを軽減することで出血傾向をおさえ，結果的に輸血量を少なくする点にある．しかしながら，血液希釈法の目的は末梢血管抵抗の減少が第一義であり，これによって腎臓，消化管，肝臓，皮膚など血流再分配の影響を受ける臓器での虚血障害が軽減できると考えられている．

　血液希釈法の欠点は，赤血球成分が急激に減少するため酸素運搬能が低下する，血漿浸透圧が低下して組織浮腫の原因になる，血中カテコラミン希釈により灌流圧が低下する，といった点があげられている．これらのバランスをとるため，Hb は 7 g/dL 以上，Ht で 20% 以上を目安にして血液希釈が行われている．実際の体外循環では，計算値よりさらに低い赤血球濃度になっており，ときには 50% をこえる希釈になっていることがあるため注意を要する．

▶ 2) 血液損傷

　①体外循環中の赤血球障害は開始 10 分以内から起こってくる．

　いったん溶血（赤血球破壊）が起こると急速に拡大して溶血尿として観察され，続いて尿量の減少，急性腎不全といった経過を経験することはまれではない．赤血球損傷で放出されるヘモグロビン（遊離ヘモグロビン）は放出量に応じて臓器損傷を起こすため，体外循環の重大な合併症の一つに数えられている．

　体外循環における赤血球障害は，吸引回路（サッカーなど）などによる陰圧，ローラポンプにより生ずるズリ応力，回路，人工肺などでの異物接触，空気接触（リザーバなど）によって起こされる．それを軽減するために，遠心ポンプの使用，ポンプ数を減らす（脱血を低陰圧吸引に変える，吸引回路を遠心分離洗浄型血液回収装置に切り替えるなど），バイオマテリアル素材で作られた回路の使用，閉鎖式回路の使用など，さまざまな工夫がなされてきている．また，速やかに溶血現象をとらえてハプトグロビンを使用する，

一時的血液希釈（容量負荷）や術中透析も辞さない，などの対処法を心がけておく必要がある.

②体外循環中には赤血球障害のみならず血小板障害も起こり，血小板由来のリン脂質が凝固カスケードの第X因子を活性化する.

血小板障害は脱顆粒現象や膜障害で現れ，それぞれの血小板マーカーであるβトロンボグロブリン，血小板第4因子やGPIbフラグメントが血中で増加する. これらは，血小板に対する外的因子の刺激が極度に増大していることを意味し，その結果，血小板内物質（トロンボキサンA_2, セロトニン，ADPなど）が血中に放出，蓄積されていくことが推測される. これらの内部物質は細静脈に作用して体外循環中の毛細管動態に影響を及ぼし（血小板・白血球凝集による毛細血管内血流障害：sequestration），またヒスタミンとともにプロタミン中和時の血小板過凝集を起こして末梢循環不全に関与するとされている.

③上記の血球障害のほかにも，白血球やリンパ球に対する障害（活性化），血漿成分（グロブリン，補体，炎症物質など）の変化も引き起こされる. このうち，毛細管動態に影響する補体や炎症物質については後述する.

7—凝固線溶系の変動

いままで述べてきたように，体外循環によってさまざまな血漿成分が活性化することが知られている. そのなかでも生体のホメオスターシスを維持している系，とりわけ凝固線溶系の活性化は，凝固，線溶のみならず補体，ブラジキニンといった炎症関連因子も誘導する，という意味で重要である.

体外循環では，血液を非生理的環境下で循環させるということが技術的な前提となっており，その結果さまざまなタンパク質が活性化される. そのなかでも，1) 第XII因子の活性化から始まる凝固内因系（intrinsic phase）と第VII因子の活性化から始まる凝固外因系（extrinsic phase），2) 両者によって活性化する凝固カスケード，3) 活性型第XII因子が活性化に関与する線溶系，カリクレイン系，補体系，の3つが重要である（図5-7）.

凝固内因系はおもに血液自体の損傷や血管由来コラーゲンとの接触によって，凝固外因系は障害を受けた血管や組織に血液が接触すること（組織因子）で誘導される. 体外循環ではまず，凝固内因系の活性化が重要になる.

①凝固系：体外循環を開始したとたんに凝固線溶系のホメオスターシス（生体の全域で凝固と線溶が同時に過不足なく発現している状態）が崩れ，凝固カスケードが異常に活性化して患者は死亡する. これを防止するために抗凝固作用のあるヘパリンを静脈内投与する. ヘパリンが入ってもなお凝固カスケードは部分的に活性化しており，体外循環中，常に微小血栓が生成され

ヘパリンの効果：ヘパリンはそれ自体では効果はないが，アンチトロンビンと結合すると同タンパクのトロンビン除去効果を数百倍にも増強し，凝固カスケードの最終反応であるフィブリノーゲンからフィブリンが生成される反応を抑制する. ヘパリン・アンチトロンビン複合体は，トロンビンの他にいくつもの活性型凝固因子（活性型XII, XI, X因子）を除去して抗凝固作用を高めている.

図 5-7　凝固系，線溶系，カリクレイン系，補体系の活性化マップ

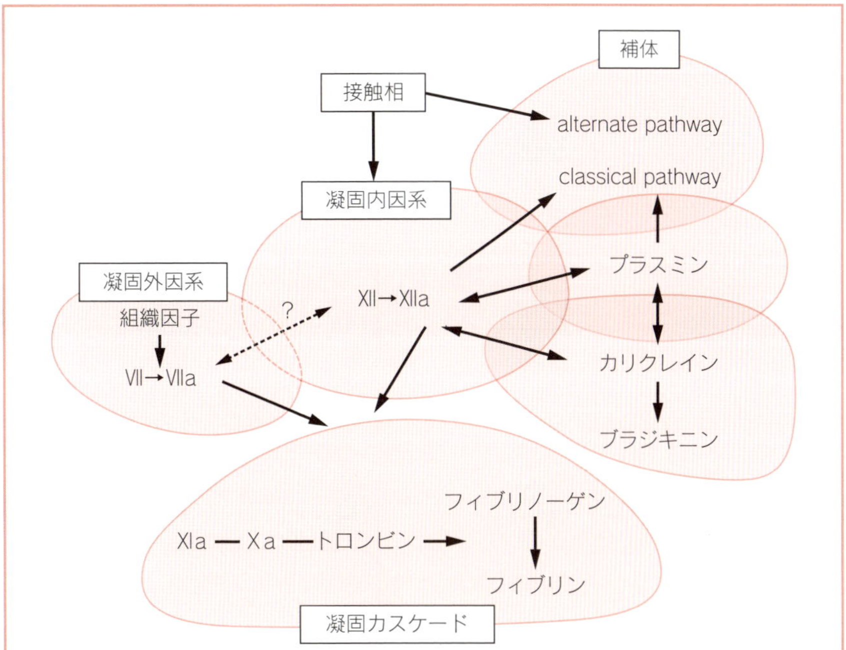

活性型第XII因子がすべてのカスケードの活性化を誘導している．活性型第XII因子は，プラスミン，カリクレインと feedback loop をつくっている．

線溶系検査：線溶系の亢進は，フィブリン崩壊マーカーであるフィブリンおよびフィブリノーゲン分解産物（FDP），Dダイマー（DD），フィブリノペプチドB（FPB）やプラスミン-プラスミンインヒビター複合体（PIC）を用いて知ることができる．

ていることに注意する必要がある．

②線溶系：体外循環中は，活性型第XII因子が関与して血管内皮細胞から組織型プラスミノーゲンアクチベータ（tissue-type plasminogen activator）が放出され，プラスミノーゲンからプラスミンが生成される（線溶系の亢進）．

③カリクレイン系：活性型第XII因子によってカリクレインカスケードが活性化され，ブラジキニンが生成される．ブラジキニンは血管透過性を高め，細動脈を拡張し，平滑筋収縮を起こす炎症関連因子である．ブラジキニンは本来肺で代謝されているため，体外循環中は蓄積する．

カリクレインは第XII因子やプラスミノーゲンを活性化し，産生されたプラスミンは第XII因子，カリクレイン，補体系を活性化するというふうに，相互にフィードバック関係（feedback loop）を作っている．

④補体系（**図 5-8**）：体外循環により補体系が活性化する．活性化の経路には古典経路（classical pathway）と副経路（alternate pathway）があるが，体外循環での補体活性では異物接触（contact phase）で誘導される alternate pathway が主になる．一方，体外循環中に活性化した第XII因子や免疫系からできる免疫複合体（immune complexes）などが classical pathway を活性化する．alternate pathway では C3a を分離し，最終的には C5 から C5a と

図5-8　補体活性化マップ

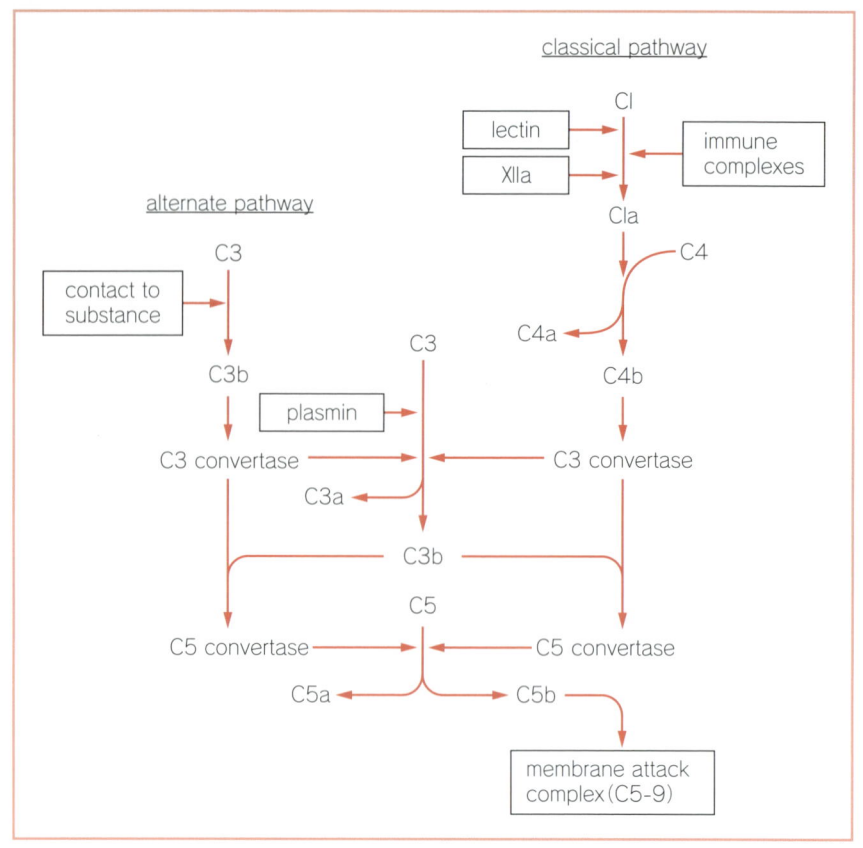

補体の活性化とは，血漿中にもっとも多くある C3 を活性化することである．alternate pathway は特定物質との接触のみで trigger され，classical pathway とは異なり抗原が不要である．体外循環ではこの系が主体になって作られる活性化補体（C3a，C5a，C5b）により非特異的全身炎症が引き起こされる．

C5b を分離する．C5a は好中球を活性化し，C5b は細胞膜を傷害する membrane attack complex を作る（溶血，血小板損傷などを起こす）．C3a と C5a は一緒になってアナフィラトキシンとして炎症反応を引き起こす．

8—体外循環合併症

　体外循環の普遍的な合併症であり，現在も重要課題として研究されているのが，体外循環開始後瞬時に全身で起こる炎症反応である．この「全身炎症」により，体外循環症例の数％が多臓器不全を引き起こして死亡する．本項では，体外循環で全身炎症が起こる理由と臓器不全を引き起こす仕組みについて解説する．

　前項で，体外循環中に起こる諸カスケードの活性と feedback loop について述べた．この一連の反応は，host inflammatory activation（全身炎症反

応）とよばれ，患者の防御システム（ホメオスターシス）を脅かし，ときに破壊して臓器不全に至る炎症反応を引き起こす．この炎症反応は，体外循環によって引き起こされたというだけでなく，それ以前に疾病に関連してすでに始まっていた反応が，体外循環によって速やかに増幅されて現れるのではないか（アナフィラキシーのように），と筆者は考えている．

この host inflammatory activation は，contact activation system を構成する血漿タンパク（カリクレイン，補体，第XII因子）が，陰性荷電された物質（体外循環回路，血管壁の細胞基底膜，細菌の外膜など）に接触することで瞬時に発生する．

全身炎症反応は第XII因子の活性化を中心に始まる．第XII因子活性化から続く反応で産生されるブラジキニン，プラスミンは血管透過性を著しく亢進し，同じく活性型第XII因子が補体の classical pathway を動かしてアナフィラトキシンが合成される．

アナフィラトキシンは単球を含む白血球を活性化する．単球からは大量の炎症性サイトカインが放出され，臓器障害の原因になる炎症を引き起こす．アナフィラトキシンは血管内皮に接着因子（VCAM，ICAM）を発現させ，活性化した白血球を血管外組織に誘導する．

活性化単球の表面抗原でもある組織因子（tissue factor）の関与が始まると第VII因子と複合体を作り，凝固カスケードの活性化を増幅してトロンビンが大量に産生される．トロンビンは，血管内皮に直接作用して血管炎症を助長する．

ここで重要なことは，これら一連の反応の結果，①血管内皮機能（バリアー機能，脂質などの移送機能，vasomotion tone の調整など）が損なわれ，組織細胞がアポトーシスを起こしてくること，②大量に組織内に侵入した活性型白血球に由来する末梢血管の収縮と閉塞，酸素フリーラジカルによる細胞破壊などにより臓器障害–臓器不全が起きてくることである．

この一連の反応を防ぐための研究がなされてきており，ヘパリンコーティング回路，血液の限外濾過，低侵襲手術などの技術的な改良や，補体，白血球，血管内皮に対する活性化抵抗薬剤の開発などが進められている．

▶ 1）空気塞栓

空気塞栓は，体外循環中いつでも起こりうる合併症である．人工肺液面レベルが低すぎると空気送血を起こす．その他，ポンプチューブの付け間違い，チューブ接続管の損傷や緩みによっても空気吸引を起こす可能性がある．循環停止時の誤操作，心腔開放のままの心拍再開，大動脈カニュレーション時の不手際など，空気塞栓の原因には事欠かない．

事態発生に気づいたら，速やかにポンプを止めて送脱血回路をクランプする，深い Trendelenburg 体位をとる，大動脈からの空気抜きと逆行性脳灌流を行う，などの措置を遅滞なく行い，最後に 100%酸素を用いて体外循環を再開する．フェノバルビタールとステロイドによる治療，高圧酸素治療を行う必要もある．

▶ 2）肺障害

血管外水分量の増加，肺内シャント量の増加，死腔の増加，換気-血流不均衡の増大，肺血管抵抗の増大，虚血性肺血管収縮などによる換気・血流障害を生じる．胸部 X 線写真では，間質性肺陰影，胸水，区葉無気肺などの所見が認められ，換気障害，酸素加障害から人工呼吸離脱困難などの臨床像をとることがある．術前からの肺障害，体外循環時間，血球成分の活性化（白血球の毛細血管内での凝集や血管外への遊走）などが原因となる．程度の差こそあれ，約 10%の症例でこのような呼吸障害が発症する．

▶ 3）腎障害

体外循環中に起きる腎機能障害は，糸球体機能と尿細管機能の両方が傷害されるのが特徴である．灌流圧の低下により尿細管機能が低下する．また，灌流量の低下により血流再分配（皮質から髄質へ）が起こり，それに灌流圧の低下（<60 mmHg）が加わると糸球体障害が出現し，急性腎不全を発症する．容量負荷や利尿薬投与でもおもわしくない症例には，速やかに人工透析治療を開始すべきである．

急性腎障害は体外循環患者の15%に発症する．人工透析が必要になる急性腎不全は2%の頻度で発症する．この急性腎障害には，術前からの腎障害，体外循環時間，術後の血行動態が関与している．

▶ 4）脳機能障害（脳梗塞，せん妄）

脳梗塞などの脳血管障害は発症頻度も2%前後と高く，術後合併症として重要である．脳梗塞がない症例でも，術前後に脳波解析をすると 40〜60%の高頻度で術後脳波異常（徐波化）が出現しており，10〜20%の症例で一過性の記憶，見当識障害が出現する．うつ症状も重要な合併症である．

pH スタット調節，低い脳灌流圧，低酸素送血，微小塞栓，高血糖のどれもが脳機能障害（metabolic error）を引き起こす．術中のモニタリングで異常の発見に努めるとともに，異常に対する対処法に日ごろから留意していることが大切である．

▶ 5）内分泌系に及ぼす影響

　体外循環によるホルモンの量的動態を検討するにあたり，Dowing らの総説をもとに，体外循環の影響を受ける血管作動性物質を要約した．

①体外循環中〜終了後 24 時間，高値を継続

　　H：アドレナリン，ノルアドレナリン，グルカゴン

　　ブラジキニン，C3a，PGI2*，エンドセリン-1*，一酸化窒素*

②体外循環中〜終了後 24 時間，わずかな高値を継続

　　H：レニン，アンギオテンシンⅡ，サイロキシン（T3）

　　ヒスタミン（肥満細胞）**，セロトニン***

③体外循環中の高値

　　H：アルドステロン，バソプレシン

　　ロイコトリエン**，フリーラジカル**，TxA2***

④体外循環終了後 24 時間　高値

　　H：心房利尿ホルモン（ANP），インターロイキン-1（単球）

　　C4a/C5a

　H：ホルモン　　*：血管内皮由来　　**：白血球由来　　***：血小板由来

　上にあげた血管作動性物質の半数がホルモンである．他の炎症物質と異なり，体外循環による循環動態の急変に対処し（心収縮力，心拍数，末梢血管抵抗をあげる．体液量を保持する），体外循環負債（組織浮腫，微小循環障害）を改善する働きを担っている．とくに，バソプレシンとアルドステロンは，体外循環中の尿量と Na 排泄を左右する重要なホルモンで，術中術後の電解質変動はこのホルモンの影響によると考えられている．

　これらの血管作動性ホルモン以外のホルモンも，体外循環によって変動することが以前から指摘されていた．血管作動性ホルモン以外のホルモンの体外循環導入初期とその後の変動について，3 グループに分けて列記する．

①増加→減少：インスリン，コルチゾール

②増加→遷延：成長ホルモン

③やや減少→遷延：トリヨードサイロニン（T4）

　これらは生体代謝に影響があると思われるホルモン群であり，おそらく体外循環負債に対処する役割があるものと思われるが，そのメカニズムや臨床的意味合いについては結論が出ていない．今後の検証が待たれるところである．

▶ 6）post-perfusion syndrome

　体外循環を使用した症例で，数十％以上の頻度で出現する事象は体外循環

自体の合併症として考えるべきであり，post-perfusion syndrome と総称されている．

　現在までのところ，凝固因子の減少，心臓機能の調節異常（心房細動，心拍出の減少），赤血球の破砕，代謝性アシドーシス，意識障害（意識混濁とせん妄）の5項目がそれに該当する．我々の研究目標は，これらにどう対処して克服していくかを検討することである．

5 心臓疾患の病態と手術治療

　心臓は，毛細管動態の恒常性を維持するために血液を駆出する臓器である．一方，循環の指標である動脈圧と心拍出量は生体のそれぞれの調節因子によって作られており，どちらも心臓が関与するものではない．したがって，心臓機能とは単に血液駆出（駆出力と駆出量）の許容水準（どの範囲の駆出なら可能かというポンプ性能）のことになる．

　心臓には，肺毛細管動態を支える右心室と体毛細管動態を支える左心室がある．それぞれが異なる許容水準の心室であるため，調節機構が働いて両心室の血液駆出量が同じになるよう調整されている．

　この右心室と左心室のどちらかもしくは両方に，解剖学的もしくは生理学的な異常が発生している状態を心臓疾患という．その異常があるために心臓の許容水準が低下し，かつ必要な駆出力や駆出量がその低下した許容水準を上まわったとき，症状（狭心痛，心不全など）が出現してくる．手術治療の対象になるのは，あくまでもこのような患者群である．また，大血管（胸腔内血管）が障害された疾患についても，体外循環の立場から手術治療について述べる．

1—心不全と心不全症候群

　心臓疾患の手術適応は，疾患自体の重症度と心不全症状の有無で決定される．心不全とは，「心臓ポンプ機能の低下と引き続き起こる体液貯留」によって起こる症状であるといわれていたが，近年の病態研究から，心臓ポンプ機能の障害のみならず生体反応系（サイトカインなどのストレス反応系，レニン-アンギオテンシン系，交感神経系，炎症反応系など）が重積して引き起こされる病態として理解されるようになった．また，心臓ポンプ機能の障害についても，収縮障害のみならずそれと同程度に拡張障害や不整脈（とくに心

表 5-2　Framingham 心不全診断基準と NYHA 心機能分類[8]

Framingham 心不全診断基準

大基準	小基準
①発作性夜間呼吸困難，起坐呼吸	①浮腫
②頸静脈怒張	②夜間咳嗽
③ラ音	③労作時呼吸困難
④心拡大	④肝肥大
⑤Ⅲ音	⑤胸水貯留
⑥肺うっ血，肺水腫	⑥頻脈（>120 bpm）
⑦中心静脈圧≧16 cmH$_2$O	⑦体重減少（≧4.5 kg/5 日）
⑧肝頸静脈逆流	
⑨循環時間延長（≧25 秒）	

NYHA 心機能分類

	身体活動	治　療
Class I	心疾患はあるが身体活動に制限はない．日常的な身体活動では疲労・動悸・呼吸困難・狭心痛は生じない．	経口薬治療（ジギタリス，利尿薬，ACE 阻害薬，β 遮断薬）
Class II	軽度の身体活動制限，安静時には無症状であるが，日常的な身体活動で上記症状が出現する．	
Class III	高度な身体活動制限．安静時には無症状であるが日常的な身体活動以下の労作で上記症状が出現する．	経静脈薬治療（ドパミン，ドブタミン，硝酸薬，ミルリノン）補助循環
Class IV	いかなる身体活動も制限される．上記症状が安静時にも存在し，わずかな労作でも症状が増悪する．	

Framingham 基準では，大基準 1 項目と小基準 2 項目で心不全と診断する．NYHA Ⅲ，Ⅳは，入院治療を要する重症心不全である．

房細動）が関与していることがわかってきた．拡張障害や不整脈は，いずれも異常な生体反応が起きると増悪する，ポンプ機能障害因子であると考えられている．このため心不全を，単に症状としてではなくさまざまな増悪因子の複合病態として把握しようとする「心不全症候群」という考えが定着しつつある．

　心不全の臨床診断には Framingham 診断基準がよく使われている（**表 5-2**）．また，心不全症状の重症度表現には NYHA（New York Heart Association，ニューヨーク心臓協会）心機能分類が使われている．ちなみに，NYHA Ⅱ度は中程度心不全で年間死亡率は 5〜7％，NYHA Ⅲ度の年間死亡率は 15〜20％，NYHA Ⅳ度の年間死亡率は 50％といわれており，NYHA Ⅲ度とⅣ度を重症心不全としている．通常の手術適応は，この重症心不全症例であ

る.

2 — 虚血性心疾患

虚血性心疾患には，労作性狭心症と急性冠症候群（acute coronary syndrome：ACS），急性心筋梗塞合併症，虚血性心筋症がある.

①冠動脈特性として交感神経線維の分布が少ないため，冠血流はもっぱら局所血流調節機構によって調節されている. このしくみによって虚血を局所だけで処理することができ，全体としての心機能維持が可能になるという利点がある.

局所の酸素濃度が低下すると血管拡張が起こるが，労作性狭心症では動脈硬化による強い血管内狭窄（＞75％）のため，組織の酸素需要を維持できる血流が得られず，症状が出現する. ACS では，プラーク破裂→血栓形成による冠動脈完全閉塞もしくは準閉塞のため組織を維持できるだけの血流が得られず，局所壊死に陥る. 壊死を防ぐには緊急に虚血心筋を再灌流する必要がある.

内科的治療法（経皮的冠動脈形成術）が進歩した今日では 90％以上の症例が内科治療の対象となるが，分岐部病変を含んだ左主幹冠動脈病変や慢性完全閉塞病変を含む多枝病変は，再狭窄頻度や長期予後の点で冠動脈バイパス手術の適応となっている.

冠動脈バイパス手術には，体外循環を使う手術（on-pump bypass）と使わない手術（off-pump bypass）がある. on-pump 症例には複合病変合併例が多いという違いはあるものの，総じて off-pump bypass の成績が良好なため，術式の主流になっている.

②組織壊死が重大であれば心筋層の破壊が起きる. 心室中隔穿孔，自由壁破裂，乳頭筋断裂などの急性心筋梗塞合併症が起きると患者は急速に循環不全に陥るため，緊急手術が原則である. このような手術の死亡率は 30～50％と高率である. 心筋層の破壊が起きなくても，慢性期にリモデリングを起こして重篤な心不全に陥る心室瘤や虚血性心筋症は，手術治療（Dor, Overlap, Batista）の対象になる.

同じく慢性期合併症である虚血性僧帽弁閉鎖不全症も，中等度以上の僧帽弁閉鎖不全（MR）が残ると心不全を起こすため，手術治療の対象になる.

3 — 弁疾患

弁疾患には，弁の開放が制限される狭窄弁と弁の閉鎖性が制限される逆流弁とがあり，それぞれが，大動脈弁，僧帽弁，肺動脈弁，三尖弁についてあてはまる. 肺動脈弁についてはほとんどが先天性心疾患の部分病変であるた

表5-3　心エコー検査所見による弁膜症重症度分類

大動脈弁狭窄	軽症	中等症	重症
最高血流速度 [m/s]	3.0 未満	3.0〜4.0	4.0 以上
平均圧較差 [mmHg]	25 未満	25〜40	40 以上
弁口面積 [cm^2]	1.5 以上	1.0〜1.5	1.0 未満

僧帽弁狭窄	軽症	中等症	重症
平均圧較差 [mmHg]	5 未満	5〜10	10 以上
肺動脈収縮期圧 [mmHg]	30 未満	30〜50	50 以上
弁口面積 [cm^2]	1.5 以上	1.0〜1.5	1.0 未満

大動脈弁逆流	軽症	中等症	重症
血管造影	1+	2+	2〜3+
逆流ジェット幅（LVOT の）	25%未満	25〜65%	65%以上
逆流弁口幅 [cm]	0.3 未満	0.3〜0.6	0.6 以上
逆流率 [%]	30 未満	30〜50	50 以上
逆流弁口面積 [cm^2]	0.1 未満	0.1〜0.3	0.3 以上
左心室サイズ			拡大

僧帽弁逆流	軽症	中等症	重症
血管造影	1+	2+	2〜3+
逆流ジェット面積	4 cm^{2}未満	4〜8 cm^2	左房内旋回
（左房面積の）	20%未満	20〜40%	40%以上
逆流弁口幅 [cm]	0.3 未満	0.3〜0.7	0.7 以上
逆流率 [%]	30 未満	30〜50	50 以上
逆流弁口面積 [cm^2]	0.2 未満	0.2〜0.4	0.4 以上
左心室サイズ			拡大
左心房サイズ			拡大

三尖弁			
重症狭窄	弁口面積 1.0 cm^{2}未満		
重症逆流	逆流弁口幅が 0.7 cm 以上で肝静脈血流の収縮期反転		

め，本稿では割愛した．

　大動脈弁，僧帽弁とも，重症弁膜病変でかつ心不全症状がある患者が手術適応である．通常は弁置換手術が行われているが，逆流弁に対しては，僧帽弁形成術やまだ一般的ではないが大動脈弁形成術が行われている．三尖弁疾患は逆流が主である．リングによる弁輪形成術が一般的で，弁自体に病変があるときは弁尖形成が併用される．弁膜症の心エコー検査所見による重症度分類を表5-3に示す．

▶ 1）大動脈弁狭窄症（AS：aortic valve stenosis）

　血液は左室流出路を通過して大動脈内に駆出される．両者の間にある弁とバルサルバ洞は一体となって大動脈弁機能を作っている．肥大心では左室流出路の捻れ収縮が大動脈弁機能に影響し（弁輪とバルサルバ洞全体で捻れを吸収するため，交連部に負担がかかる），石灰化の原因になる．

①狭窄の原因は，リウマチ性交連癒合，非リウマチ性（老化，腎不全など）石灰化，先天性二尖弁などで，弁平均圧較差＞40 mmHg と弁口面積＜1.0 cm^{2}が重症狭窄のエコー所見である．

②狭窄症の病態は大きな後負荷による左室リモデリングで，両者のかねあいで症状が出現する．心肥大は心室壁張力（wall stress）と収縮力（contraction）を維持するための左心室の代償反応であるが，肥大が進行する（LVMI≧150 g/m^2）と収縮障害がなくても低心拍出症状が起こる．重度の肥大（LVMI≧200 g/m^2）ではしばしば心室性頻拍が起こる．後負荷過剰か肥大が不十分な場合には収縮障害（LVEF＜0.5）が起こり，低心拍出症状が出現する．

▶ 2）大動脈弁閉鎖不全症（AR：aortic regurgitation）

①逆流の原因は大動脈基部病変によるものが半数を占め，以下，先天性二尖弁，リウマチ性，感染性心内膜炎と続く．重症逆流は心エコー所見の重症度分類に基づいて判断する．

②閉鎖不全症の病態は，圧・容量負荷による左室リモデリングである．心肥大と心拡大はともに相対的心虚血を起こし，拡張期血圧の低下は拡張時間を延長し，いずれも心拡大と収縮力低下を助長する．代償機構が破綻すると収縮能が低下し，afterload mismatch が起きて左心不全を発症する．

▶ 3）僧帽弁狭窄症（MS：mitral stenosis）

僧帽弁は左心房と左心室の間にある房室弁であるが，前尖，後尖，弁輪，腱索，乳頭筋を一体の機能ブロック（mitral complex）として治療方法を考えるのが一般的になっている．

①狭窄の原因はリウマチ性が 80％を占めている．

②狭窄症の病態は左心房圧の上昇による肺循環障害と心房細動などの頻脈性不整脈であり，手術判定時には左心不全から増悪し両心不全の状態になっていることが多い．

③手術適応は弁口面積＜1.5 cm^{2}で，これは安静時左心房圧の上昇が起こる時期に相当している．肺高血圧や心房細動を合併してくる病期でもある．弁口面積＜1.0 cm^{2}は重症病変であり，たとえ心不全症状が軽くても速やかな手術治療が必要である．

▶ 4）僧帽弁閉鎖不全症（MR：mitral regurgitation）

①逆流の原因はリウマチ性，高齢者での弁尖・弁輪の石灰化，弁尖逸脱，心筋梗塞などである．逆流の重症度は心エコー検査による重症度分類に基づ

いて判断する．

②閉鎖不全症の病態は左室，左房に対する容量負荷である．左心房に対する容量負荷は肺高血圧症の原因になる．左心室に対する容量負荷は，左室拡張末期圧の上昇に対する代償として心拡大（LVDs >40）を引き起こす．心拡大による代償が限界に近くなると収縮障害が出現しはじめ，さらに進行すると不可逆性心筋障害に陥る（LVEF<0.3, LVDs>55）．MR の症状としては，低心拍出症を伴った両心不全症状をとることが多い．

③手術適応は重症 MR のある症例のうち，急性 MR 症例や，NYHA Ⅱ度以上の症状があり心拡大（LVDs≧45 mm），収縮能低下（LVEF<0.6），肺高血圧症（安静時圧≧50 mmHg）を合併している症例が該当する．手術は，弁尖の硬化/石灰化病変が強いもの以外は形成術が主流になっている（95%の確率で形成が可能である）．

▶ 5）心房細動

重症弁疾患には 20〜30%の頻度で心房細動が合併している．心房細動は，心拍出量を 20%減少させるという循環上の問題のみならず，洞調律の 4 倍の頻度（4% patient・year）で血栓塞栓症を発症させるという問題を抱えている．

弁疾患患者の死亡原因の 60%は心不全であるが，血栓塞栓症も死亡原因の 20%を占めており，これを反映した NYHA Ⅱ度症例の 10 年生存率は，洞調律症例が 80%であるのに対し，心房細動症例では 40%と極端に低くなっている．

従来からリズムコントロールを目的に薬物治療がなされてきたが，1991 年に Cox が心房細動を徐細動するメイズ手術を発表し，それ以来心房細動に対する手術治療が行われてきた．近年，高周波カテーテルを用いた焼灼法（高周波メイズ手術）が開発され，手術時間の短縮と低侵襲化が可能になったのみならず，従来の Cox メイズ手術に劣らない成績が得られている．

▶ 6）人工弁合併症

人工弁置換患者の予後を考えるうえで重要な人工弁合併症は，血栓塞栓症，出血，人工弁感染である．それぞれ 1〜2% patient・year，0.5〜1.5% patient・year，0.2〜0.5% patient・year の頻度で発症する．

生体弁と機械弁の違いも重要である．生体弁での構造劣化（15 年間の累積合併症率 23%と 0%）と機械弁で多い出血と塞栓合併症（同じく 30%と 51%）を考えたうえで人工弁を選択する必要がある．人工弁感染の発症率は両人工弁で差がない（同じく 18%と 18%）とされているが，術後 2 カ月以降での

発症頻度では生体弁の方が高かったという報告もある．人工弁感染での再手術死亡率は高く，弁置換手術後2カ月以内で60〜70%，2カ月以降でも30〜40%あるといわれている．

▶ 7 ）手術予後

　人工弁置換患者の予後は，上記の諸要因が影響するため10年生存率でおおよそ80%台になる．そのほかにも，予後影響因子として術前の心不全重症度があげられており，NYHA Ⅳ度の患者の5年生存率は50%，NYHA Ⅲ度の患者の10年生存率は40〜50%と報告されている．

4 ─ 胸部大動脈疾患

　胸部大動脈疾患（瘤と解離）の治療は人工血管置換手術であり，超低体温循環停止法と脳灌流法が導入されて以来手術成績が向上し（手術死亡率10〜15%），さらに手術手技や体外循環法の工夫，カニュレーションサイトの工夫などにより，手術成績の改善のみならず，従来困難とされていた症例にも手術適応が広げられてきた．この傾向は，分枝再建も視野に入れた経カテーテル・ステントグラフト留置術（EVAR）の導入でさらなる展開をみせている．

　①体外循環法：手術手技自体は術者ごとにいろいろな工夫がみられるが，体外循環法はおおむね共通している．上行・弓部と近位下行大動脈置換術では，超低体温循環停止法＋脳灌流（順行性，逆行性）法が用いられている．下行大動脈置換ならびに胸腹部大動脈置換では，超低体温循環停止法や部分体外循環法，A–Aバイパス法が用いられている．それぞれにピットフォールがあり，工夫がなされている．

　②手術適応：6 cm 以上の瘤径があれば，胸部大動脈瘤の手術適応と考えられている．瘤破裂とA型急性解離はICU治療が必要で，原則，緊急手術が行われる．B型急性解離はICUでの降圧治療で経過を診るが，臓器血流障害が予想された場合は緊急手術が行われる．

　8 cm 以上の瘤径，囊状瘤，仮性瘤，大動脈弁輪拡大合併例の4つは準緊急手術の対象である．特殊な体外循環法を用いること，高い合併症率（中枢神経合併症，急性腎不全，血栓塞栓症，その他）と死亡率があることを考慮に入れる必要がある．緊急手術はできるだけ局所再建に努め，一方定時手術では予後を考えた血行再建術式を検討すべきである．

　③手術予後：胸部大動脈真性瘤と解離性大動脈瘤では10年生存率に差がある（真性瘤70%と解離瘤50%）．また，マルファン症候群の予後は悪く，5年生存率60%，10年生存率30%という報告もある．他障害の合併頻度の差であろうと考えられてはいるが，詳細は不明である．EVARの成績と予後

については，今後の検討に期待する．

5―特殊な体外循環―乳幼児期の先天性心疾患根治手術

▶ 1）乳児期の臓器機能

乳児から幼児へと成長するにしたがって，主要な臓器機能が完成する．乳幼児の体外循環に取り組む際には，この成長期間の乳幼児の生理学的特徴について考えておく必要がある．ちなみに乳児期とは生後1年未満の時期で，新生児期（生後1カ月未満）も含む呼称である．

①乳児期の呼吸機能：新生児の呼吸数は毎分40回と頻回で，体重換算すると成人の2倍の呼吸量となる一方，機能的残気量は1/2でしかないため，動脈血ガス分圧値の変動が大きくなる．この呼吸状態は乳児期後半まで続き，その後安定してくる．

②乳児期の循環機能：新生児の心臓は130〜140 bpm の頻拍で拍動し，体重換算すると成人の2倍の心拍出量を駆出する一方，動脈圧は70〜80/50 mmHg と低い．乳児期後半からは，動脈圧は90/50 mmHg 台，心拍数は110 bpm 台となり，安定してくる．

このような乳児期特有な呼吸循環バランスの原因は，乳児の腎機能，血管内皮機能，循環ホルモンなどの循環調節機構が未成熟なだけでなく，乳児が急速な臓器完成期＝代謝亢進状態にあるためと考えられる．

③乳児期の代謝率：前述の呼吸循環バランスから考えると，代謝率は成人の4倍に相当するはずであるが，実際には2倍程度である．乳児のエネルギー産生効率が悪いこと以外に，乳児の体表面積が大きくかつ体温調節機能が未発達であることからくる熱の損失が大きいことも原因であろう．したがって，乳児はちょっとした環境変化で容易に高体温から低体温まで変動する．

④乳児期の腎機能（再吸収と排泄）：腎機能は生後半年かけて徐々に完成するため，新生児の腎機能は未発達で，水分摂取と排泄の速度は成人の7倍に達する．また，代謝率が高いため成人の2倍の酸が産生されるが，排泄が不安定であるためアシドーシスに傾きやすい状態が続く．

⑤乳児期の肝機能：肝機能は生後1年かけて徐々に完成する．その間，グルクロン酸抱合，血漿タンパク合成，糖新生，凝固因子産生などの肝機能は低下しており，成人の肝硬変患者なみの栄養補給と観察・対処，注意が必要である．

⑥乳児期の免疫：新生児期は白血球が多く（45,000/μL 前後），一方抗体産生は極端に少ない．抗体産生は生後数カ月から始まり，γ-グロブリンは1年がかりで正常な量に達する．この抗体の産生/増量期間中は極端なアレル

ギー状態（全身の炎症反応）を惹起しうるので注意を要する.

　乳児期に体外循環による開心術を行う必要があるときは，前述の発達状況を考慮に入れる必要があり，諸臓器の完成度を考えると，乳児期後半以降，できれば幼児期での根治手術が望まれる.

▶ 2）乳幼児の体外循環

　前述の乳児の生理学的特徴を考慮に入れた体外循環が行われており，諸氏の意見をまとめると，以下のようになる.

　①高灌流体外循環（2.8～3.0 L/m^2/min，$SvO_2 \geqq 70\%$）と比較的低い灌流圧（30～50 mmHg）で行う.

　②アルブミンを使用した膠質浸透圧充填液，最終ヘマトクリットを30%前後にするための輸血と限外濾過（CUF：conventional ultrafiltration）を用いた充填液の除水，限外濾過による有害物質の洗浄除去を行う.

　③術中術後に，過剰水分の除去と炎症物質や活性補体の減量のため限外濾過（DUF：dilutional ultrafiltration と MUF：modified ultrafiltration）を行う.

　④体外循環離脱時には右心不全に留意しつつ，10 mmHg 前後の高 CVP（central veneous pressure，中心静脈圧）状態で，SvO_2 70% を維持してweaning を行う.

▶ 3）体外循環管理からみた先天性心疾患の分類

(1) 循環血液量のシャント依存からみた心内奇形の分類

　①左右シャントに支配された肺循環血液量：肺高血圧症

　②右左シャントに依存した体循環血液量：チアノーゼ/低酸素灌流

(2) 血管系の合併奇形からみた分類

　①心内奇形に合併した肺・体大血管系の異常

　②肺・体大血管系のみの異常

▶ 4）乳幼児期に根治手術を必要とする代表的な先天性心疾患

(1) 心室中隔欠損症（VSD：ventricular septal defect）

　VSD は，両大血管直下型欠損，膜様部周辺型欠損，筋性部欠損（Soto 分類）に分けられる. 乳児期に行う根治手術の大半は膜様部周辺型欠損で，欠損孔閉鎖操作で刺激伝導系の損傷を起こす可能性が高い疾患型である.

　乳児期 VSD の 50% 前後の症例が，肺高血圧と両心負荷が進行して乳児期での根治手術が必要になる. 肺高血圧を伴わない低シャント量（Qp/Qs＜1.5）の症例では，半数が学童期にかけて VSD が自然閉鎖するため，経過観

察となる．

(2) 房室中隔欠損症（AVSD：atrio ventricular septal defect）

心内膜床（房室弁輪中隔側を含むその上下組織）の形成不全による心奇形で，左室流出路前方偏位を伴う．心房位シャントのみのものを部分型，心房心室両方にシャントがあるものを完全型と分類されているが，いずれの場合でも，シャント閉鎖と合わせて房室弁の形成が必要になる．とくに，完全型ではシャント量が多く肺高血圧症状を呈するため，乳児期での根治手術が必要になる．

VSD，AVSDとも，肺血流量が多すぎて心不全から脱却できない新生児症例では，新生児期に肺動脈bandingを行い，症状が軽減した後根治手術を行う．AVSDでは，血行動態を安定させるために強めのbandingが必要である．

(3) ファロー四徴症（TOF：tetralogy of Fallot）

四徴とは，VSD，肺動脈狭窄，大動脈騎乗，右室肥大を指すが，基本奇形は右室流出路の発育不全（漏斗部中隔の前方へのねじれ偏位）である．右室静脈血の半分以上が大動脈に拍出されるため，チアノーゼが出現する．漏斗部狭窄の強い症例ではanoxic spell（低酸素失神）を起こすことがある．このような症例ではまず短絡手術を行い，幼児期まで待って根治手術を行う．チアノーゼが強い症例では，肺動脈と左室の発達状況を評価したうえで，乳児期後半から根治手術が行われている．

(4) 完全大血管転位症（TGA：transposition of the great arteries）

右室から大動脈が，左室から肺動脈が起始する並行循環型心奇形である．冠動脈は大動脈から出ているため，心臓は静脈血で灌流されている．ASDを伴うⅠ型とVSDを伴うⅡ型，VSDとPSを伴うⅢ型があり，全例で動脈管が開存している．Ⅰ型，Ⅱ型はarterial switch operation（ASO，大動脈スイッチ手術）の適応である．患児の生存がシャント量に依存しているため，左室機能が予後を左右することになる．そのため，左室機能が維持されている新生児期での根治手術が原則である．

本稿では，筆者が手術（姑息手術から根治手術まで）にかかわった疾患について述べたが，肺循環動態がシャント血流に支配されているVSD，AVSDと比較して，体循環動態がシャント血流に支配されているTOF，TGAの方が，体外循環時に発生する肺水腫と浮腫のためポンプ離脱に難渋した．肺毛細血管圧は7 mmHgと，体毛細血管圧に比べてはるかに低い．そのため，浮腫に対する肺毛細血管圧の圧変化は20 mmHg増まで安全であり，体循環での安全な毛細血管圧の圧変化（10 mmHg増）より余裕がある．VSD手術後の肺体循環バランスがとりやすかった理由ではないだろうか．

20年近く前にファロー四徴症の根治手術や完全大血管転移症のスイッチ

手術にたずさわった際，筆者は，末梢循環合併症（浮腫と炎症）を軽減するために，超低体温循環停止法の助けを借りた．近年，このような低体温による効果が加温時に失われること，血管内皮活性には低体温の効果がないことがいわれるようになり，30〜33℃低体温での手術が，それに見合う手術手技や体外循環の工夫と一体となって可能になり，手術自体が安全に行われるようになってきている．手術死亡率は，完全心内膜床欠損症手術は3%以下に，ファロー四徴症手術は1%，大血管転位症手術は1〜5%に減少し，単心室の根治手術といえるFontan手術でも15%以下に改善している．諸氏の努力に感嘆せざるをえない結果である．

　心疾患治療の概略について述べてきた．その他，心筋症，感染性心内膜炎などは主に手術手技の問題であり，概要しなかった．
　年間の手術患者数はとりわけ最近の10年間に3倍近くに増加している．この増加はひとえに手術の低侵襲化にあるように思える．この現象はおおいに歓迎すべきである．願うことなら，生活の質を激変させる「心大血管疾患の諸症状」を予防できるような早期治療法が，近未来的に開発，工夫されるのではないかと期待している．

参考文献
　本稿を執筆するにあたり，以下の書物を参考にした．
1) D. C. Sabiston, Jr.：Textbook of Surgery 13th ed. W. B. Saunders, 1986.
2) Kirklin, J. W., Barrett-Boyes, B. G.：Cardiac Surgery 2nd ed. Churchill Livingstone, 1993.
3) Sharis, P. J., Caunon, C. P.：Evidence-based Cardiology. Lippincott Williams & Wilkins, 2000.
4) Soltoski, P. R., Salerno, T. A., Karamanoukian, H. L.：Cardiac Surgery Secrets 2nd ed. Hanley & Belfus, 2004.
5) Bojar, R. M.：Manual of Perioperative Care in Adult Cardiac Surgery 4th ed. Blackwell Publishing, 2005.
6) Jong, J. C. F., Duis, H. J., Wildevuur, C. R. H.：Hematologic aspects of cardiotomy suction in cardiac operations. *J. Thorac. Cardiovasc. Surg.*, **79**：227〜236, 1980.
7) Downing, S. W., Edmunds Jr, L. H.：Release of vasoactive substances during cardiopulmonary bypass. *Ann. Thorac. Surg.*, **54**：1236〜1243, 1992.
8) 安部　稔，上田裕一：最新人工心肺．理論と実際3版．名古屋大学出版会，2007.
9) 石川　進，安達秀雄，三澤吉雄：心臓血管外科の手技と患者管理．医療文化社，2009.
10) 御手洗玄洋，小川徳雄，他監訳：ガイトン生理学11版．エルゼビア・ジャパン，2010.
11) Gardner T. J., Spray T. L.：Operative Cardiac Surgery 5th ed. Arnold, Oxford Univ. Press, 2004.
12) 許　俊鋭：心臓手術の実際—外科医が語る術式，臨床工学技師が語る体外循環法．秀潤社．2008.

心筋保護

人工心肺装置は，心停止中の全身の臓器に対して酸素を供給する装置であるが，大動脈遮断下の心臓に対しては酸素を供給することはできない．そのため，大動脈遮断解除までの時間の間，心筋を可逆的な方法で保護する必要がある．

1953 年，Gibbon により人工心肺を使用した心房中隔欠損（atrial septal defect：ASD）に対する開心術が行われた[1]．その後，1960 年代に Denton A. Cooley らにより単純大動脈遮断による手術が行われたが，許容時間は 30〜40 分であった．また，Stone Heart と名付けられた心筋障害についても報告されている[2]．

1960 年，Albert Starr は持続的冠灌流法による僧帽弁置換術，大動脈弁置換術に成功した．しかし，心拍動と血液の流入により手術は困難であったとされている．

1955 年，Dennis G. Melrose により高濃度カリウム液（245 mmol/L）による心停止液が開発され[3]，1957 年に Donald Effler らにより臨床応用されたが，患者が心筋障害を起こしたため，以後 15 年間使用されることはなかった．

1973 年，Gay らが Melrose の開発した心筋保護液の 1/10 のカリウム濃度で心臓手術に成功し，今日に至っている[2]．

本章では，心筋保護の目的と心筋保護の種類，心筋保護液の灌流法について述べる．

1 心筋保護の目的

心臓外科手術において無血視野を得るために，大動脈遮断を行う．大動脈遮断を行うと冠動脈への血流も停止し，心筋への障害が生じる．常温における心筋虚血の安全限界は 30 分未満とされており，その時間的制約を延長する目的で，種々の心筋保護法が考案されてきた．

心筋保護は，大動脈遮断による心筋虚血の影響の回避，速やかな心停止，大動脈遮断解除後の再拍動が大きな目的となり，種々の症例に応じた心筋保

護法が存在する．また，細胞内外液のカルシウム，ナトリウムの洗い流し，喪失したカリウムの補給を目的とする．さらに，心筋保護効果を高めるための付加的手法として，好気的エネルギー産生維持，嫌気的エネルギー産生促進，心筋保護効果薬剤の添加などがある．

2 心筋保護の概念

効果的な心筋保護に必要な6つの基本原則が，Gerald D. Buckbergにより提唱されている．それは，心停止，低温，エネルギー生成に必要な器質の供給，適切なpHのコントロール，細胞膜の安定化，心筋浮腫の予防である[4]．

1—心停止

急速な化学的心停止により，エネルギーの保存，および持続的心停止によるエネルギー消費の抑制が重要である．心停止させた心筋の酸素消費量は，拍動下の10%程度に低下する（図6-1）[6]．そのため，大動脈遮断後の速やかな心停止が重要である[5]．

心筋は，細胞内液と細胞外液との間の電解質の濃度差を利用して電気的興

図6-1　心拍の状態・温度と心筋酸素消費量[6]

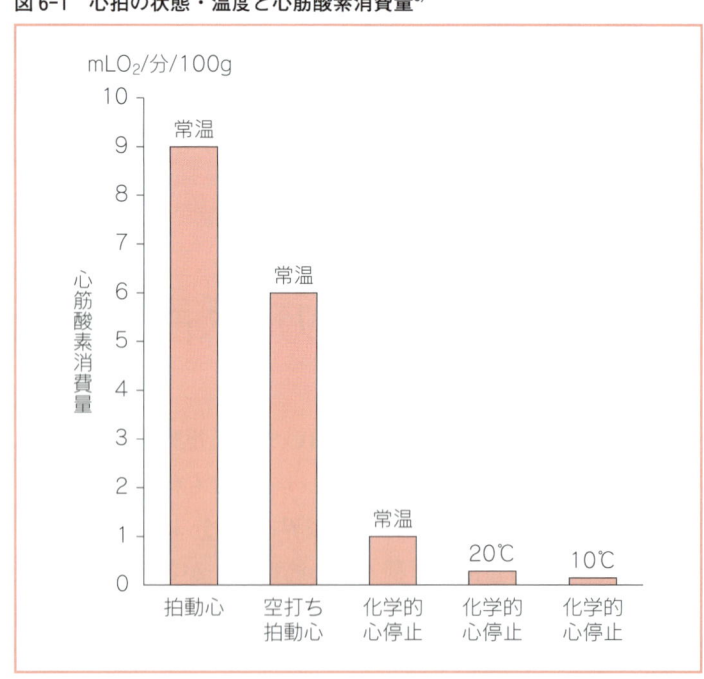

奮を起こし活動している．すなわち，心筋の収縮は Na イオンや K イオンの流れにより生じているので，電解質濃度を変化させればよい．そのために，低ナトリウム・低カルシウム液（細胞内液型）やほぼ正常ナトリウム・高カリウム・マグネシウム添加液（細胞外液型）を灌流することで電解質濃度を変化させ，心筋細胞の内部と外部の電解質の濃度差が一時的になくなり，心停止を起こす．

　高濃度のカリウム液（16〜20 mM）の灌流で細胞外液中のカリウム濃度が上昇し，静止膜電位が急速にプラス方向に変化する（脱分極）[7]．その結果，拡張期心停止を誘導する．低濃度のナトリウム液の灌流で心筋の内外で濃度勾配がなくなり，イオンの流れが生じないので，心筋は収縮できない．

2 — 低温

　心筋障害の原因は虚血であり，虚血による障害を回避するためには心筋の酸素消費量を減少させればよい．心筋温を 10℃低下させると酸素消費量は 1/2 になるといわれている[6]．低温にした心筋保護液を灌流させることにより，心筋温を下げ酸素消費量を減少させ，代謝を抑制する．

　また，心臓に直接氷温の生理食塩液をかける方法は局所心筋冷却とよばれ，冠灌流と同時に実施されることが多い．アイススラッシュを心臓に載せる方法や，冷却した生理食塩液を心臓にかける方法があったが，横隔神経麻痺を起こすなどの理由で[8]，積極的ではない施設もある．

3 — エネルギー生成に必要な器質の供給

▶ 1）好気的エネルギー産生の維持

　器質液に対する酸素のバブリング，赤血球の添加がある．また，好気的代謝を促進するために，アスパラギン酸やグルタミン酸を添加することもある．

▶ 2）嫌気的エネルギー産生の促進

　心筋保護液にインスリンを添加することで，器質であるグルコースの利用を促進することが知られている．

▶ 3）細胞エネルギーの温存

　細胞エネルギーの温存の補助として，ATP とクレアチンリン酸を添加することもある[9]．

4 — 適切な pH のコントロール

　心筋内のエネルギー代謝を効率的に行うためには，心筋内の pH を適切に

コントロールすることが重要である．ヘモグロビンには十分な緩衝作用があり，血液を添加することは有効である．また，炭酸水素ナトリウム，リン酸，ヒスチジンなどを心筋保護液に添加することも有用である．

5──細胞膜の安定化

細胞やミトコンドリアの膜様構造物は，フリーラジカルにより障害される．そこで，フリーラジカルを取り除く物質（フリーラジカルスカベンジャー）を心筋保護液に添加することが膜の安定化につながる．フリーラジカルスカベンジャーとしてもっとも強力なのは血液である．そのほかに，カルシウム阻害薬（シルチアゼム塩酸塩など），ステロイド，プロカイン，トリプトファン，リドカインを添加することでも膜様構造物を保護できる[4,9]．

6──心筋浮腫の予防

心筋浮腫の予防は，心筋障害を回避するうえで重要である．細胞浮腫に対する浸透圧性薬剤（マンニトール）や，膠質浸透圧性薬剤（ハイドロオキシスターチ）を添加することがある．また，心筋保護液の注入圧は心筋浮腫を予防し心筋障害を回避するのに重要である[9]．

3 心筋保護法の種類

1──晶質液法

血液を含まない電解質液のみで構成され，低 Na^+ の細胞内液型とほぼ正常 Na^+ 液の細胞外液型がある．灌流液に血液を含まないので，心筋保護液を灌流すると血液希釈が急速に進むという欠点がある（**表 6-1**）．

細胞外液型であるセント・トーマス液は $NaCl$，KCl，$MgCl_2$，HCO_3^-，細胞内液型の GIK 液はグルコース，インスリン，Na^+，K^+，Mg^+，HCO_3^- などを主成分とするが，施設によりその成分には違いがある．

2──血液併用法

晶質性心筋保護液に血液を一定割合で混合したものであり，高濃度カリウム・低温併用による心停止の維持，代謝の抑制は晶質液法と同様である．血液が含まれるので，高い酸素運搬能力，緩衝作用，膠質浸透圧の維持が期待できるため，心筋浮腫を軽減し，術後心機能を改善できる利点もある．また，

表 6-1　晶質性心筋保護液[9,10]

	組成	特徴
St. Thomas I 液 （セント・トーマス I 液）	NaCl （144.0 mM） KCl （20.0 mM） $MgCl_2$ （16.0 mM） $CaCl_2$ （2.2 mM） HCO_3^- （10.0 mM） 塩酸プロカイン （1.0 mM）	細胞外液型
GIK 液	Na^+ （10.0 mM） K^+ （20.0 mM） Cl^- （20.0 mM） Glucose （277.8 mM） Regular insulin （10 U/L）	細胞内液型
ミオテクター® （セント・トーマス II 液）	Na^+ （120.0 mM） K^+ （16.0 mM） Mg^{2+} （32.0 mM） Ca^{2+} （2.4 mM） HCO_3^- （10.0 mM）	市販品 細胞外液型

血液を加えた投与量は晶質液法と同様であるため，急速な血液希釈が回避できる．血液：心筋保護液の混合比率は施設によって異なるが，3：1〜5：1 程度である．

　エネルギー供給能力については，晶質液法では嫌気的代謝系であるのに対し，血液併用法ではヘモグロビンが含まれているので好気的代謝であり，ATP 産生の面で有利である．

4　心筋保護液の灌流法

　心筋保護液の灌流法には，順行性灌流法（**図 6-2**），選択的灌流法（**図 6-4**），逆行性灌流法（**図 6-5**）がある．

1—順行性灌流法（antegrade）

①手順
- ・大動脈起始部に心筋保護カニューレ（**図 6-3**）を挿入し，大動脈遮断後，心筋保護液を灌流する．

②利点
- ・急速な投与が可能である．

③欠点
- ・冠動脈の狭窄病変がある場合，狭窄部から末梢への灌流不全がある．

図6-2 順行性灌流法[14]

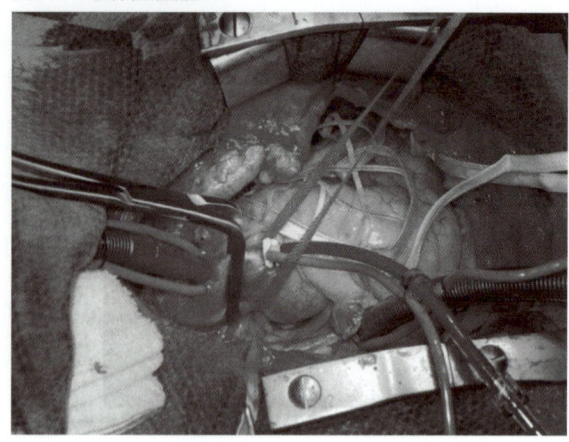

図6-3 心筋保護カニューレ[11]

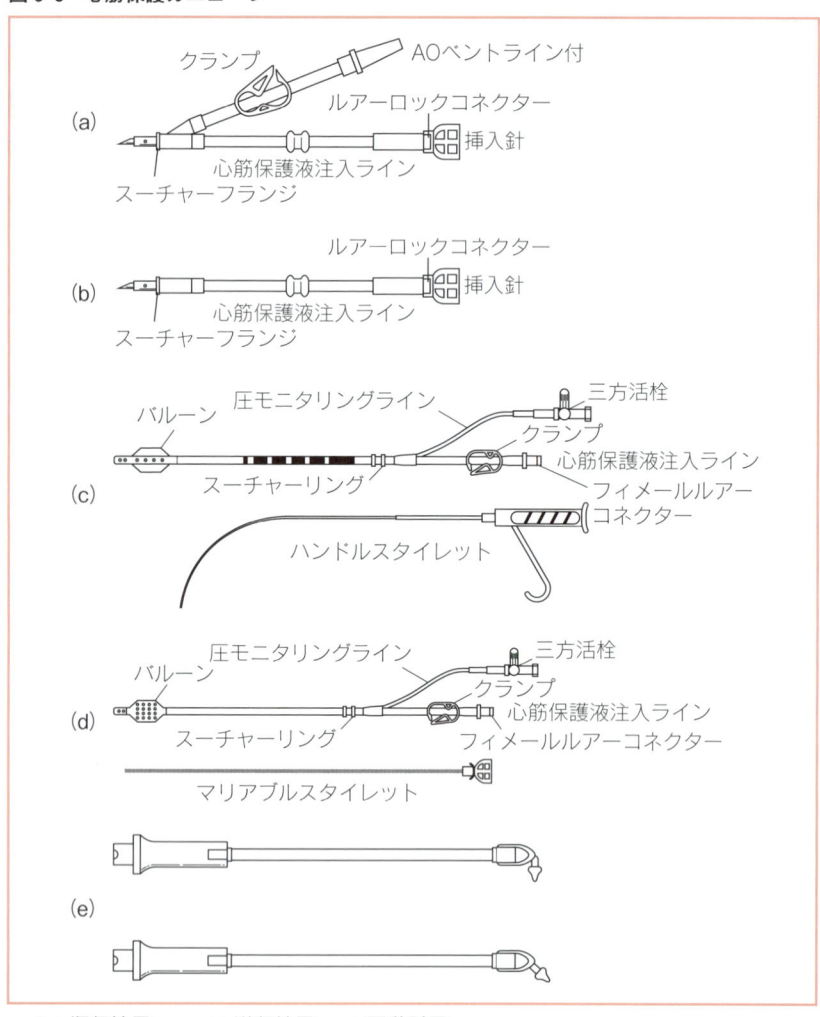

(a) クランプ　AOベントライン付　ルアーロックコネクター　挿入針　心筋保護液注入ライン　スーチャーフランジ

(b) ルアーロックコネクター　挿入針　心筋保護液注入ライン　スーチャーフランジ

(c) バルーン　圧モニタリングライン　三方活栓　クランプ　心筋保護液注入ライン　スーチャーリング　フィメールルアーコネクター　ハンドルスタイレット

(d) 圧モニタリングライン　三方活栓　バルーン　クランプ　心筋保護液注入ライン　スーチャーリング　フィメールルアーコネクター　マリアブルスタイレット

(e)

a, b：順行性用, c, d：逆行性用, e：冠動脈用.

図 6-4 選択的灌流法[15]

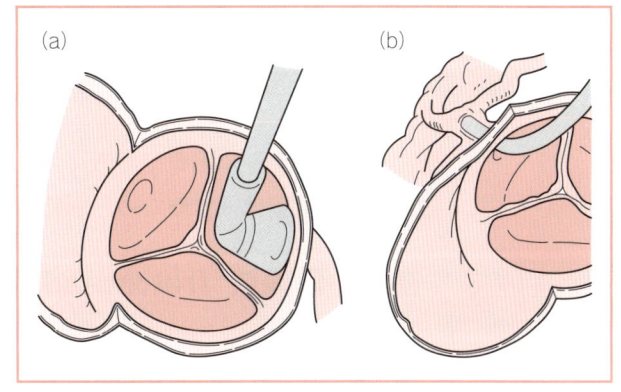

冠動脈口に直視下でカニューレを挿入する.

図 6-5 逆行性灌流法[16]

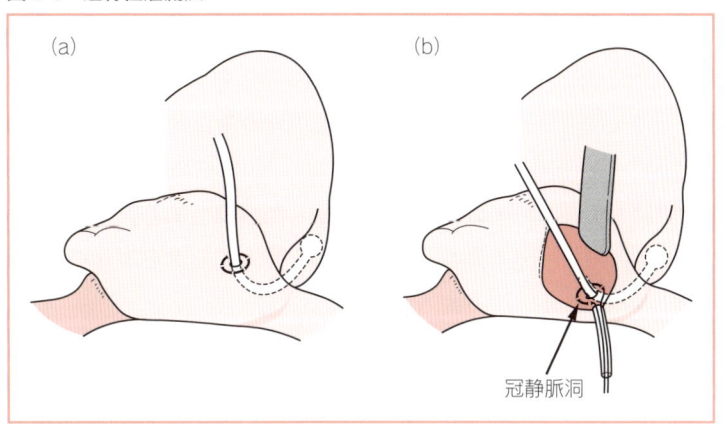

a：右房非開放による挿入，b：右房開放，直視下挿入.

・大動脈弁閉鎖不全，解離性動脈瘤では適用できない.
・左房左室ベントを用いている場合，陰圧により大動脈起始部が変形し，灌流不全を起こす場合がある.

2──選択的灌流法

①手順
・大動脈弁置換症例や大動脈切開を伴う症例では，大動脈遮断後大動脈起始部を切開し，冠動脈口に直接カニューレを挿入し心筋保護液を灌流する.

②利点
・大動脈弁閉鎖不全症，解離性動脈瘤など，大動脈を切開する症例に適用

できる.

③欠点

・左右の冠動脈それぞれにカニュレーションするため，灌流に時間がかかる.

・灌流量の把握がやや困難である.

・冠動脈口に直接挿入するため，冠動脈口の損傷の危険性がある.

3──逆行性灌流法（retrograde）

①手順

・冠静脈洞に専用のカニューレを挿入し，心筋保護液を灌流する.

・カニューレの挿入法は，右房切開により直視下に挿入する方法と，右房切開を行わずに挿入する方法がある.

②利点

・冠動脈狭窄が存在する部位にも心筋保護液が灌流される.

・選択的冠灌流を行う必要がある症例に適用すると，手術操作を中断することなく心筋保護液を灌流することができる.

③欠点

・カニューレの挿入が困難である.

・カニューレを深く挿入すると右室系への灌流が不十分になる可能性がある.

5 心筋保護液の灌流回路

1──基本構成

▶ 1）冷却回路と冷却装置

短時間に心筋保護液の冷却，加温を行わなければならないので，熱交換器が使用される．専用の心筋保護ポンプに冷温水槽が装備されている装置もある.

▶ 2）貯液槽

心筋保護液を貯めておき，再循環させて十分に冷却できるタイプや，熱交換器が内蔵されているタイプもある．また，晶質液用貯液槽には酸素加のた

図 6-6　心筋保護液貯液槽・熱交換器

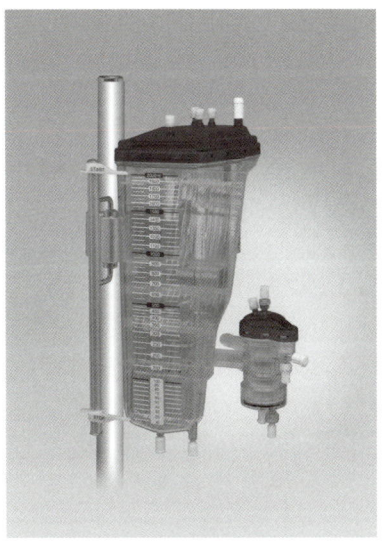

（資料提供：泉工医科工業（株））

図 6-7　心筋保護装置

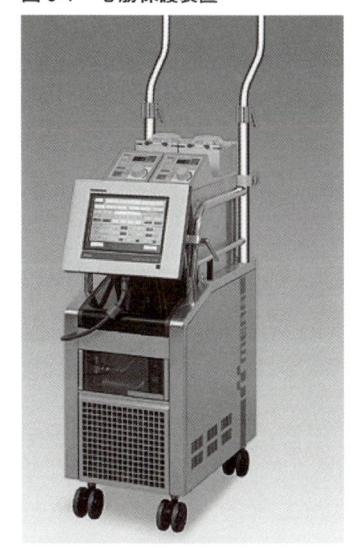

心筋保護液供給装置 HCP-5000
（資料提供：泉工医科工業（株））

めのガス灌流口を備えたものや，血液併用心筋保護回路用貯液槽ではフィルタが内蔵されたものもある（**図 6-6**）.

▶ 3）モニタ

　心筋障害を避けるため，灌流圧を測定する必要がある．また，灌流温度，灌流量をモニタすることが必要である．

▶ 4）フィルタ

　心筋保護液は自家調製する施設も多く，微粒子が混入している可能性もある．そのため，晶質液法では 0.8 μm，血液併用法では 200 μm 程度のフィルタを使用することが望ましい.

2─灌流回路

▶ 1）晶質液法（図 6-8）
①シングルパス方式

　ソフトバッグなどに入った心筋保護液を，ローラポンプを使用し熱交換器を通して灌流する方法である．熱交換器を一度しか通らないので，心筋保護液の冷却に不安が残る.

②再循環式

　回路に再循環ラインを設けている．回路内の心筋保護液が貯液槽を循環す

図 6-8　晶質液心筋保護回路（例）

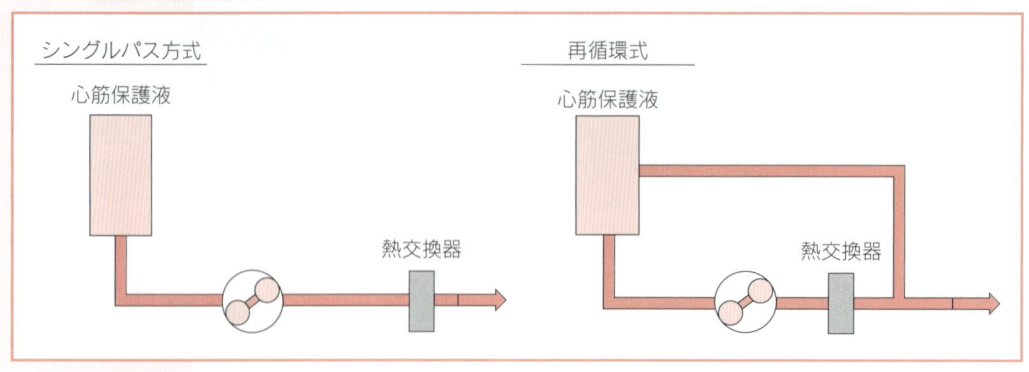

図 6-9　血液併用心筋保護回路（例）

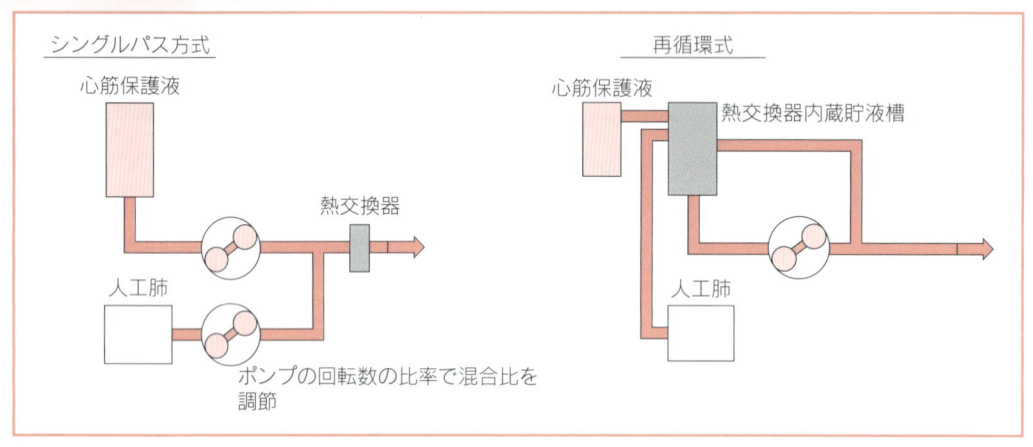

るため，温度が一定となる．

　いずれの回路も各メーカーから既製品が販売されている．また，オリジナルの回路を作成している施設もある．

▶ 2）血液併用法（図 6-9）

　①シングルパス方式

　心筋保護液貯液槽と人工肺出口側から，ローラポンプを用いて回路の途中で晶質液と血液を混合し灌流する．混合比率は，ローラポンプの回転比率やチューブ径の比率により決定される．血液を回路の途中から混合するため，人工心肺側のプライミングボリュームを少なくすることができる．

　②再循環式

　貯液槽に心筋保護液と動脈血を混合したうえで灌流する．回路に再循環ラインを設けているので，回路内の温度が一定となる．しかし，貯液槽に血液を充塡する必要があるため，プライミングボリュームの観点から，小児，体

格の小さな症例では不利となることもある.

6 灌流手順

1—順行性心筋保護

▶ 1）大動脈起始部からの灌流

①灌流圧

大動脈起始部圧が 80〜100 mmHg で灌流する．灌流圧が高すぎると心筋の浮腫を招くので注意が必要である．逆に，灌流圧が低すぎると大動脈弁が閉鎖せず，左室に心筋保護液が流入してしまう．

②灌流温度

晶質液法は 4℃前後で灌流する．シングルパス血液併用法の貯液槽は，4℃に設定すると血液が混合されることにより 10〜13℃で灌流される．

③灌流量

通常成人の手術では，初回 1,000〜1,500 mL（20 mL/kg），2 回目以降 500〜700 mL の心筋保護液を灌流する．術前の胸部 X 線写真，術中の直視所見により，医師と相談のうえ，灌流量を検討することが重要である．肥大性病変がある場合は灌流量を増やすなどの配慮も必要である．注入量は，施設により考え方が違うので注意が必要である．

④灌流頻度

心筋温の維持，代謝産物を洗い流すために，一般的には 20〜40 分ごとに灌流する．実際には，手術操作の区切りのついた時点で灌流することが多い．大動脈遮断時間，冠灌流時間を臨床工学技士が術者に周知するが，ただ機械的に経過時間を知らせるのではなく，手術手技を理解し適切なタイミングで灌流することが重要である．

▶ 2）選択的灌流

左冠動脈，右冠動脈それぞれに灌流するが，灌流域を考慮し，左冠動脈は多めに灌流する．灌流温度，灌流頻度は前述のとおりである．灌流量は左右個別に制御する必要があり，手技は若干煩雑になる．

2—逆行性心筋保護

①灌流圧

　一般的には，灌流圧が 40 mmHg 以上になると冠静脈損傷，心筋出血・浮腫の危険があるとの報告もある．一般的には 30 mmHg 以下が望ましい[12]．灌流温度，灌流頻度は前述のとおりである．

7 その他の注入手技

　重症例，大動脈遮断が長時間に及んだ症例では，大動脈遮断解除直前に37℃に加温した血液を 500 mL 注入する Terminal warm blood cardioplegia が心機能の回復に有効であると報告されている[17,18]．

8 心筋局所冷却法

　前述したように，アイススラッシュを心臓に載せる方法や，冷却した生理食塩液を心臓にかける方法があったが，血液併用法が多く実施されている現在，心筋保護液の灌流により心筋温を下げる方法が多く用いられている．

参考文献

1) 阿部稔雄，上田裕一：最新人工心肺—理論と実際—第五版．1，名古屋大学出版会，2017．

2) 新見能成監訳：人工心肺—その原理と実際—．170〜171，メディカルサイエンスインターナショナル，2010．

3) Melrose, D. G., Dreyer, B., Bentall, H. H., Baker, J. B. E.：Elective cardiac arrest. *Lancet*, **2**：21〜22, 1955.

4) Gerald, D., Buckberg, J. T.：Strategies and logic of cardioplegic delivery to prevent, avoid, and reverse ischemic and reperfusion damage. *Cardiovasc. Surg.*, **93**：127〜139, 1987.

5) 阿部稔雄，上田裕一：最新人工心肺—理論と実際—第五版．118，名古屋大学出版会，2017．

6) 阿部稔雄：心筋保護法の問題点とその対策．綜合臨床，**43**：2717，1991．

7) Sperelakis, N., Sunagawa, M., Makamura, M.：Electrogenesis of the resting potential. Hert Physiology and Pathophysiology. 175〜198, Academic Press, San Diego, 2001.

8) 日置正文，宇都宮英敏，若林武雄，他：乳幼児開心術における心筋保護法の臨床的検

討．胸部外科，**40**：911～914，1987.

9）阿部稔雄，上田裕一：最新人工心肺―理論と実際―第五版．118～119，名古屋大学出版会，2017.

10）安達秀雄，百瀬直樹：人工心肺ハンドブック改訂2版．33～34，中外医学社，2009.

11）廣浦　学：臨床工学講座　生体機能代行装置学　体外循環装置（見目恭一，福長一義編集）．131，医歯薬出版，2012.

12）Lolley, D. M., Hewitt, R. L.：Myocardial distribution of asaguineous solutions retrograde perfused under low pressure through coronary sinus. *J. Cadiovasc. Surg.,* **21**：287, 1980.

13）阿部稔雄：心筋保護法の進歩- terminal warm blood cardioplegia．人工臓器 1993, 159

14）安達秀雄，百瀬直樹：人工心肺ハンドブック改訂第2版．30，中外医学社，2009.

15）阿部稔雄，上田裕一：最新人工心肺―理論と実際―第五版．66，名古屋大学出版会，2017.

16）阿部稔雄，上田裕一：最新人工心肺―理論と実際―第五版．65，名古屋大学出版会，2017.

17）Lazar, H.L., Buckberg, G.D., Manganaro, A.M., et al.：Myocardial energy replenishment and reversal of ischemic damage by substrate blood cardioplegia with amino acids during reperfusion. *J. Thorac. Cardiovasc. Surg.,* **80**：350, 1980.

18）阿部稔雄：心筋保護法の進歩―Terminalwarm blood cardioplegia．人工臓器 1993, 159，中山書店，1993.

人工心肺の実際

　人工心肺の操作には，人工心肺装置の運転のみならず，患者情報の収集，人工心肺プランの作成，回路組み立て，充填，操作の開始，維持，離脱，人工心肺終了後の血液回収，回路の廃棄に至る一連の流れがある．これらはすべて，安全で安定した人工心肺操作業務を行ううえで重要な項目である．本章では，人工心肺の準備から終了までの実際を，基本的な流れにしたがって解説する（図7-1）.

1 充塡液の組成および薬剤量の計算

　人工心肺を使用した外科手術を行うにあたっては，執刀医からの情報（予定術式，送脱血部位，心筋保護法，手術の流れなど）に加え，必要な患者情報を事前に収集して，体外循環のプランを作成する．作成したプランに沿って，必要な材料の確認，準備を行う．その後，人工心肺充塡用薬剤量を決定する．

図7-1　心臓手術の流れ

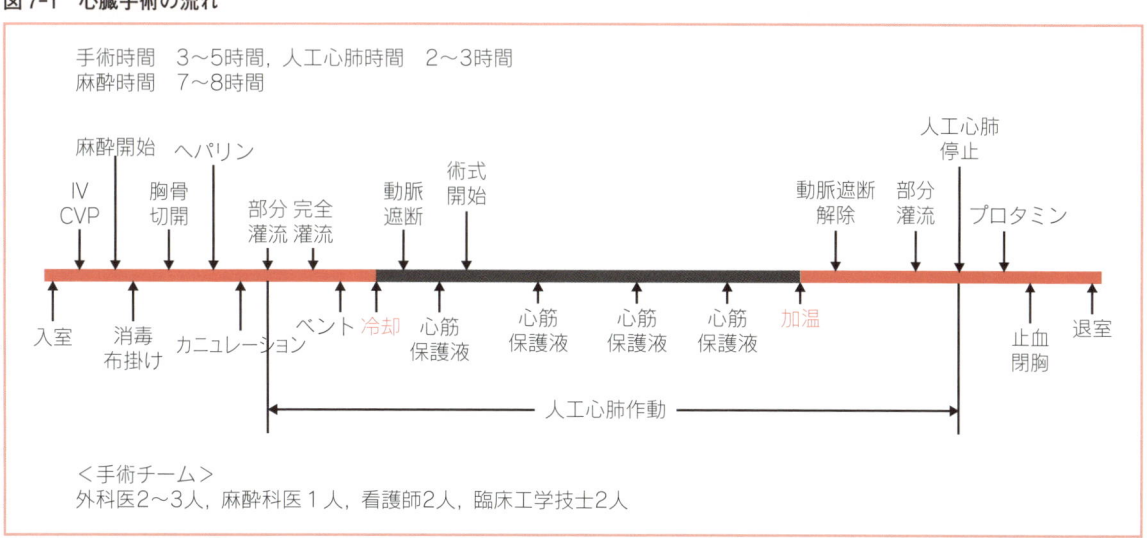

人工心肺回路を満たす充填液は，人工心肺の開始とともに生体内へ送られ，血液は希釈される．血液の浸透圧および電解質などの性状を保ち，安定した体外循環が行えるよう，充填液の組成を調整する．人工心肺回路の充填量を左右する因子は，使用する個々の構成材料の充填量，人工心肺回路の太さ，長さ，静脈貯血槽の初期充填液量などである．近年，構成材料の小型化が進み充填量は飛躍的に減少し，成人用では1,000 mL程度に削減され，慢性透析症例など術前より高度の貧血を呈する症例，大量出血が予想される症例，低体重の小児症例など人工心肺中の予想ヘマトクリット値が20%以下になることが予想される症例を除き，血液充填をしない無輸血体外循環を目指すようになってきている．

1—充填液の組成

　充填液の組成は施設により異なるが，以下のようなものが使用される．

　①リンゲル液：主希釈液として総充填液量を調整する薬剤として，乳酸化リンゲル液（ラクテック，ソルラクト，ハルトマン），重炭酸リンゲル液（ビカーボン），酢酸リンゲル液（ソルアセト）が使用される．

　②マンニトール：浸透圧調整，利尿薬として使用される．弱い腎血管拡張作用がある．

　③代用血漿：膠質浸透圧維持を目的として使用する．通常，体重［kg］あたり10〜20 mL程度を使用する．サリンヘス輸液6%やヘスパンダー輸液などがある．

　④ヘパリン：抗凝固薬として充填液内へ投与する．

　⑤照射赤血球：予想ヘマトクリット値が20%以下になる場合に使用する．照射赤血球液-LR（Ir-RBC）で容量は140 mL/単位である．

　⑥アルブミン：膠質浸透圧の維持に使用する施設もあるが，厳密な意味での無輸血手術にはならなくなる．

　⑦メイロン（炭酸水素ナトリウム）：pH調整薬剤として使用されるが，最近，充填液内への重炭酸液過剰投与による強アルカローシスが原因の一つとして考えられているエキノサイト現象（人工肺入口圧の上昇）を防止するため，充填液には投与せず，体外循環開始後に投与する施設が増えている．

　その他，充填時に添加する薬剤として，抗菌薬，筋弛緩薬，麻酔薬などがある．

2—予想ヘマトクリット，希釈率の計算方法

　希釈率［%］と予想ヘマトクリット［%］は，患者循環血液量と総充填量の総量に対する充填希釈液量および総血球量の比率であり，希釈率は20〜

30％，予想ヘマトクリットは20％以上を目標とする．以下に，希釈率および予想ヘマトクリット値の算出方法を示す．

$$希釈率 ［\%］＝（充填希釈液量／総循環液量）×100$$

循環血液量 ［mL］：体重 ［kg］×1/13×1,000≒体重 ［kg］×80 mL
総充填液量 ［mL］：充填血液量※ ［mL］＋充填希釈液量 ［mL］
       ※濃厚赤血球は140 mL/単位，保存血は200 mL/単位で計算する．
総循環液量 ［mL］：循環血液量＋総充填液量

$$予想ヘマトクリット値 ［\%］＝（\frac{総血球量}{総循環液量}）×100$$

$$＝\frac{（循環血球量＋充填血球量）}{総循環液量}×100$$

循環血球量 ［mL］：（循環血液量×術前患者ヘマトクリット値×0.9）/100
充填血球量 ［mL］：充填血液量×（保存血40％＝0.4 濃厚赤血球55％＝0.55）

2 人工心肺に使用する薬剤

 人工心肺中，灌流圧のコントロール薬として，昇圧に末梢血管収縮薬，降圧に末梢血管拡張薬を使用することがある．ACT（activated coagulation time：活性化凝固時間）が400秒以下の場合には追加ヘパリンナトリウム，アシドーシス補正には炭酸水素ナトリウム，低カリウムの補正にはカリウム，体動が生じたら筋弛緩薬の投与が必要となる．人工心肺離脱時には心収縮力を高めるためカルシウムを使用することもある．このほか，状況に応じた薬剤が手術医，麻酔科医の指示により投与される（**表7-1**）．

3 人工心肺回路の選択

 人工心肺回路は，人工肺，静脈貯血槽，動脈フィルタなどの構成部品を塩化ビニル製のチューブで接続し，このなかを血液が循環する．人工心肺回路は機械側回路と術野側回路および補助回路に分かれている分離式回路と，すべての構成部品があらかじめ接続されているプレコネクト回路がある（**図7-**

表7-1　人工心肺で使用される薬剤の例

	一般名		一般名
昇圧剤	塩酸ドパミン 塩酸ドブタミン l−塩酸イソプロテレノール エピネフリン ノルエピネフリン 塩酸フェニレフリン 塩酸エチレフリン 塩酸スプリフェン	抗不整脈剤	塩酸リドカイン 塩酸プロカイン ジソピラミド 塩酸メキシレチン 塩酸アプリンジン 塩酸アミオダロン 硫酸アトロピン 塩酸ニフェカラント
抗凝固剤	ヘパリンナトリウム グルテパリンナトリウム メシル酸ナファモスタット アプロチニン ウリナスタチン メシル酸ガベキセート ヘパリン中和剤硫酸プロタミン	麻酔薬	塩酸モルヒネ クエン酸フェンタニール ジアゼパム ミダゾラム プロポフォール 臭化パンクロニウム 臭化ベクロニウム
輸血・ 成分輸血	当日新鮮血 新鮮血 保存血（ヒト全血 CPD） 濃厚赤血球（赤血球 MAP） 洗浄赤血球 濃厚赤血球 新鮮凍結血漿（FFP）	輸液製剤	0.9%塩化ナトリウム リンゲル液 乳酸リンゲル液 酢酸リンゲル液 低分子デキストラン加乳酸リンゲル液 5%ブドウ糖 重炭酸リンゲル液
血管拡張剤	ニトログリセリン 硝酸イソソルビド ニトロプルシドナトリウム メシル酸フェントラミン プロスタグランジン E1 塩酸クロルプロマジン カンシル酸トリメタファン 塩酸パパベリン	電解質液	塩化カルシウム グルコン酸カルシウム 塩化カリウム アスパラギン酸カリウム 重炭酸水素ナトリウム 硫化マグネシウム グルタミン酸ナトリウム
ステロイド ホルモン剤	コハク酸ヒドロコルチゾンナトリウム コハク酸メチルプレドニゾロンナトリウム 酢酸プレドニゾロン リン酸ベタメタゾンナトリウム リン酸デキサメタゾンナトリウム	血液製剤	加熱ヒト血漿蛋白 ヒト血清アルブミン ハプトグロビン ヒト・フィブリノーゲン ヒト・トロンビン
止血剤	アプロチニン メナテトレノン トラネキサム酸	PDE 阻害薬	アムリノン 塩酸オルプリノン ミルリノン
利尿薬	フロセミド カンレノ酸カリウム D−マンニトール カルペチリド	Ca 拮抗薬	塩酸ジルチアゼム 塩酸ベラパミル 塩酸ニカルジピン
血糖調整薬	ヒトインスリン	β 受容体 遮断薬	塩酸プロプラノール

2)．分離式回路は，それぞれの構成部品が個別に梱包されていることから収納スペースが大きくなり，廃棄物が多くなる欠点はあるが，人工心肺中，使用器材に不具合が起こった場合のパーツ交換が可能であり，術式や患者体重

図7-2　人工心肺回路

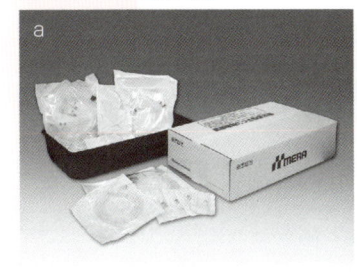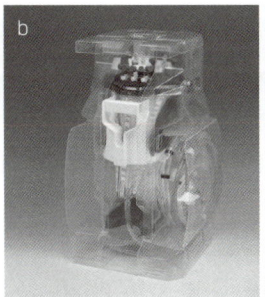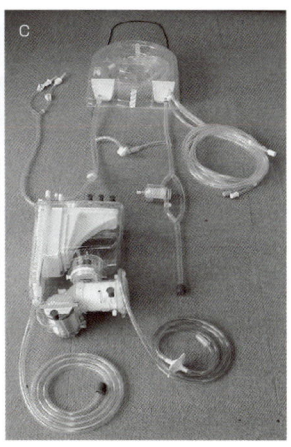

　a：通常の人工心肺回路（分離方式），b：プレコネクト型人工心肺回路梱包状態，c：プレコネクト型人工心肺回路全景.
　人工肺，貯血槽などの構成部品と回路があらかじめ接続されているものもあり，人工心肺回路の素早いセットアップができる．泉工医科工業提供.

　　別の回路構成の変更が容易である利点がある．一方，プレコネクト回路は，回路セットアップの迅速化，回路誤接続の防止に有用である.
　　人工心肺回路は，血液と人工材料との接触により，血液異物面反応を惹起することから，近年では抗血栓処理された回路や構成部品が開発され，多くの施設で使用されている.

1——人工心肺回路の基本的必要条件

　　①単純な構造で，取り扱いが容易であること
　　②充填血液量が少ないこと
　　③血液損傷が少ないこと
　　④ディスポーザブルで安価であること
　　⑤長時間高圧に耐えうること

2——回路構成

　　人工心肺に必要な回路は，以下より構成される.
　　①静脈回路：上，下大静脈または右心房から脱血して，血液を人工肺に導く回路.
　　②動脈回路：人工肺で酸素加された血液を血液ポンプによって大動脈へ送血する回路.
　　③吸引回路：術野での出血血液を吸引する回路．通常2本用いる.
　　④ベント回路：左心室，左心房内の血液や空気を吸引する回路で，左心室

の減圧を図り，過伸展の防止，空気塞栓の防止を目的とする回路．

　⑤血液濃縮回路：体外循環血を濃縮するための回路．

　⑥付属回路：採血や気泡抜き圧ラインなどがあり，連結チューブやコネクタ，三方活栓などで接続する．

　人工心肺回路は，人工心肺装置の種類や構成部品の位置が施設ごとに決められているため，個々の施設で使用しやすいように設計されている．

❀ 3—人工心肺回路の選択

　実際には，事前の情報収集の段階で人工心肺プランが作成される場合が多く，患者体重，疾患，術式などの条件から人工心肺回路が選択される．充填量が少なく，抵抗ができるだけ小さいサイズが要求される．チューブ内の血液流路抵抗はチューブ長に比例，チューブ半径の4乗に反比例する．脱血回路は太く抵抗が小さいチューブが使用され，送血回路は小径チューブが使用される．チューブサイズは内径1/2インチ（内径12.7 mm），5/8インチ（内径15.9 mm），3/8インチ（内径9.5 mm），1/4インチ（内径6.4 mm）などがあり，流量に応じたサイズが組み合わせられている．**表7-2** に，人工心肺回路種別の具体例を示す．

　シンプルな人工心肺回路は，組み立て，充填の作業がしやすいばかりでなく，操作ミスを減らすことが可能となり，充填量も削減することができる．また，複数の人工心肺回路をもつことは，その数だけ組み立てミスや欠品のリスクが大きくなり，保管場所も必要になる．小児の場合には複数の人工心肺回路が必要になるが，成人の場合，一種類であらゆる術式に対応できるような人工心肺回路が望ましく，これらを考慮して人工心肺回路を選択すべきである．

表7-2　人工心肺回路種別の例

	体重	予定流量	静脈側内径 [mm]	動脈側内径 [mm]	ポンプチューブ [mm]	総充填量 [mL]
成人用回路 A	60 kg〜	4,500 mL/min〜	12	10	10	1,000
成人用回路 B	25〜60 kg 程度	3,000 mL/min〜	10	8	10	900
小児用回路 A	12〜25 kg 程度	2,000 mL/min〜	8	6	10	350
小児用回路 B	5〜12 kg 程度	1,000 mL/min〜	6	6	6	250
小児用回路 C	3〜5 kg 程度	400 mL/min〜	6	4.5	6	220
小児用回路 D	3 kg 程度以下	〜400 mL/min	4.5	4.5	6	200

4 人工心肺回路の組み立て，充塡

　回路内に感染源が存在すると，直接血液感染を引き起こすため，人工心肺回路の組み立ては，清潔操作に対して細心の注意を払う必要がある．組み立て方法は各施設で異なる．また，ポンプ（ローラポンプ，遠心ポンプ）や人工肺の種類や脳分離回路の有無によっても接続の方法に違いがある(**図7-3**)．

1─人工心肺回路の組み立て

　①人工心肺回路組み立て前に，患者氏名，年齢，性別の確認はもちろん，人工心肺を使用する術式であることを再確認する．使用器材，予備の人工肺，人工心肺回路，緊急用キットおよび酸素ボンベの準備を確認し，組み立てを開始する．

　②使用材料の人工肺，回路などの滅菌期限を確認し，梱包を開け人工心肺装置に固定する．開梱作業は，手術室汚染を防ぐ目的で手術室外にて行うこ

図7-3　標準的回路構成図

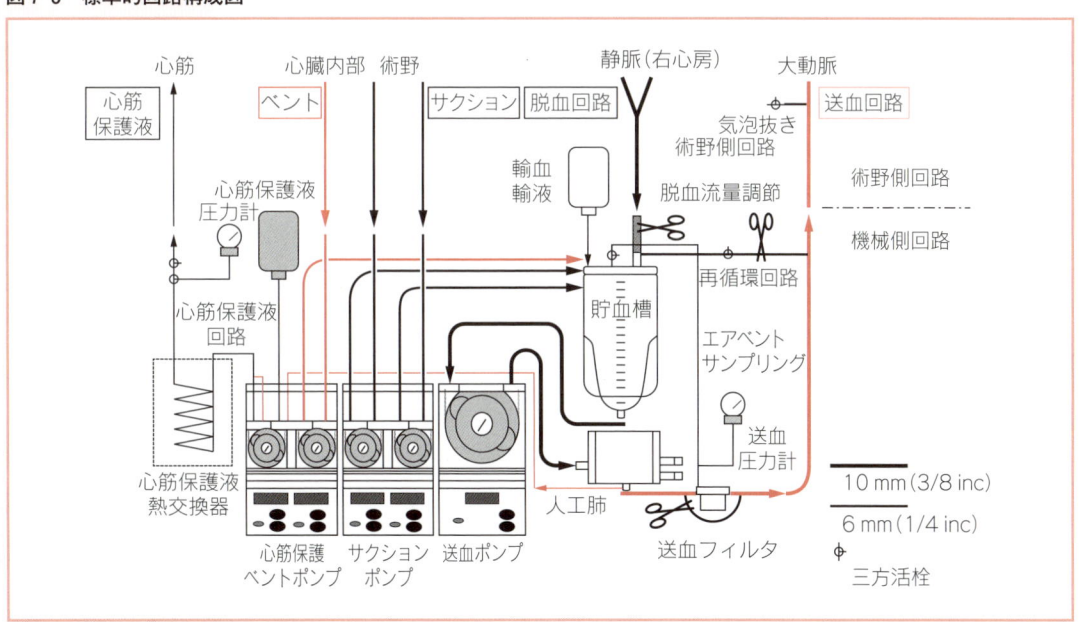

　一般的な人工心肺回路は開放型人工心肺回路である．静脈から脱血された血液は，大気に開放された静脈貯血槽に流入する．これを血液ポンプで人工肺へ送り，ここでガス交換により動脈血となる．その後，動脈フィルタを介して大動脈に送血される．サクション回路やベント回路，心筋保護回路などが付属する．
（安達秀雄，百瀬直樹：人工心肺ハンドブック．改訂第二版，13，中外医学社，2009より）

図7-4　結束バンドによる回路接続部の補強

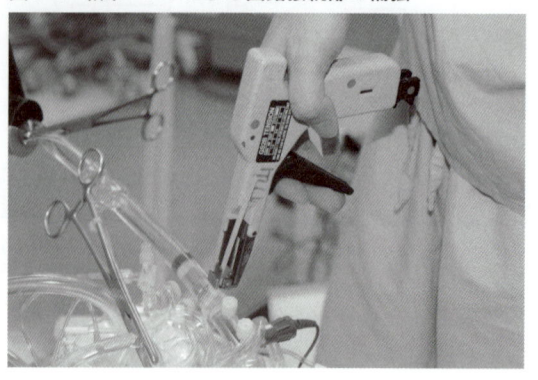

　結束バンドとよばれるプラスチックベルトは，タイガンという専用機器を使用することにより簡単に人工心肺回路の接続部を補強できる．ベルトの締め付けにより回路は膨らまず抜けにくくなる．ただしベルトは，回路接続部に使用されているコネクタの段差の谷部分に硬く締め付けなければならない．

とが望ましい．

　③組み立てに先立ち，人工肺の熱交換水流入部に給水回路を接続し，数分間水を循環させ，人工肺内部から水漏れがないことを確認する．水漏れを発見した場合は，速やかに人工肺を交換する．

　④組み立て手順は血液の流れに沿って，脱血回路，静脈貯血槽，血液ポンプ，人工肺（熱交換器），送血回路の順に組み立てると間違いが起こりにくい．

　⑤ローラポンプの場合はポンプチューブの流入，流出側に間違いがないかよく確認する．

　⑥血液吸引回路，ベント回路，空気抜き回路，血液サンプル回路，心筋保護回路などを組み立てる．

　⑦組み立て終了後，回路接続部の補強としてプラスチック製のベルト（結束バンド）で締めておく．人工心肺回路は，コネクタの奥までしっかりと接続されていれば通常の人工心肺中に発生する圧力には十分耐えられるが，場合によっては高い圧力が発生することもあるので，とくに送血回路は接続部を補強しておくことが望ましい（図7-4）．

2—人工心肺回路の充塡

　人工心肺回路構成部品は EOG（エチレンオキサイドガス）で滅菌されており，残留成分は溶血を引き起こす．また，回路構成部品内に異物が存在する可能性もあるため，洗浄を行うことが推奨されている．洗浄は人工心肺回路の不良の発見や異物除去の役割もある．洗浄液には5%グルコース液が用いられ，洗浄を行った場合は洗浄液をすべて廃棄してから充塡を開始する．近年では，人工心肺回路製造メーカーにおける製造工程の無埃化および確実なガス抜きが徹底されていることや，人工心肺回路の組み立て時間の短縮が求

められていることから，洗浄を行わない施設も多くなっている．

　①充塡に先立ち，送血回路内の気泡の残留を予防するため，送血回路，動脈フィルタ内部の空気を炭酸ガス吹送により置換する．炭酸ガスは，空気や水に溶け込みやすいため残留しにくく，体内に入っても血液や組織に吸収されて塞栓症が起こりにくい．

　②静脈貯血槽に取り付けられた輸液ラインから充塡液を静脈貯血槽に蓄える．

　③決められた充塡液，薬剤が入ったことを確認する．

　④充塡液を人工心肺回路に満たしていく．

　⑤送血ポンプがローラポンプの場合は，ポンプチューブを充塡後，圧閉度の調整を行う．一般的には，完全な圧閉状態からわずかに逆流が発生する程度が適正圧閉とされる．実際の臨床現場では，回路内圧を250 mmHgまで上昇させ，10秒あたり5 mmHgの減圧を確認する，もしくは圧測定ラインなどを使用して，水柱圧で1 mの高さに置いて液面が1 cm/分程度下がるよう調整する施設が多い．ベント回路，吸引回路は，流入側を閉塞しポンプを高回転させた時に，ポンプチューブがわずかに潰れる程度に調整を行う施設が多い．圧閉度調整後，人工肺入口に接続し，充塡操作を進めていく．遠心ポンプの場合は，遠心ポンプの内部を落差によって充塡液で満たしてから，ドライブモータに確実にセットする．

　⑥送血回路と脱血回路のバイパスラインから充塡液の再循環を行いながら，回路内の気泡を十分に除去する．とくに送血回路，動脈フィルタ，心筋保護回路の気泡は確実に除去する．残留する気泡は，手や打腱器で衝撃を与えて除去する．人工心肺充塡終了後は各部の点検を行う．充塡液は通常室温であるが，必要に応じて冷温水槽から温水を流すとともに，充塡液を温めておく．

　⑦人工心肺回路各部の接続，閉鎖するべき回路の確実な閉鎖，開放箇所の確実な開放，圧力計の校正，各種接続機器の動作チェックなどを行う．チェックリストを作成して回路組み立て，充塡作業を行うと，確実に点検することができる（図7-5）．チェック項目は，緊急時を考慮して内容を吟味し，重要項目を絞り込んだものが実用的である．また，すべてのチェックを1度で行わず，人工心肺回路準備後，人工心肺開始前，人工心肺開始直後，人工心肺終了後など，段階に分けて点検するほうが効果的である．チェックリストは，責任の所在を明らかにするため，誰がチェックを行ったのか，確実なチェックが行われたのかを記録に残るようにすることが望ましく，複数でチェックすることで確実な点検が可能になる．

図7-5 体外循環チェックリスト（成人症例用）の例

年 月 日 患者氏名 殿 疾患名							
操作		心筋保護		記録		セルセーバー		その他	

※以下の確認は人工心肺操作担当臨床工学技士が行い原則として確認後手術担当医師のチェックを受ける.

使用人工心肺装置
1．電源，接続（回路組立前の点検項目）
( ) ローラーポンプ本体電源 ( ) 冷・温水槽電源
( ) オクルーダー，ライト，温度計電源 ( ) 心筋保護装置電源
( ) ヘモコン用血液ポンプ電源 ( ) 自己血回収装置電源
( ) 自動記録用ノートパソコン電源 ( ) 酸素，圧縮空気の接続
( ) チューブ鉗子の本数　大 ( ) 本　小 ( ) 本

2．動作チェック等（回路組立中の点検項目）
( ) 冷・温水槽（水流方向・温度調整・循環状態） ( ) 酸素ガス流量
( ) 送・脱血温度プローブの装着・温度表示 ( ) タイマー表示・動作

3．体外循環回路（回路組立て後の点検項目）
( ) 回路の完成・未接続の確認 ( ) チューブ鉗子の位置
( ) 回路接続部分のチューブバンド ( ) 吸引・ベント圧閉度調整
( ) チューブの折れ曲がり ( ) 分離回路の圧閉度調整・チューブ接続
( ) 術野回路準備 　　方向
( ) 人工肺パージライン，サンプリングラインの閉 ( ) 人工肺・回路・フィルターの空気除去
　　鎖 ( ) 遠心コントローラーに体表面積入力
( ) 回路内へ薬剤を投与 ( ) 吸引脱血チューブ接続の確認
( ) 静脈血酸素飽和度モニターの装着 ( ) 圧トランスデューサーの校正
( ) 回路内からの充填液の漏れなし ( ) 警報および警告装置が機能している

4．充填液の内容

Mannitol（6 mL/kg）		mL	L. Ringer		mL

	Priming	iv
NaHCO3	mL	—
Heparine	mL	mL
Antibiotics（Cefamezin Unasyn–s）	g	g
Steroid（Solumedrol）	mg	mg

5．心筋保護液
　　導入液K測定値　　　　　　　mmol/L　維持液K測定値　　① 　　　　　　mmol/L
　　　　　　　　　　　　　　　　　　　　　　　　　　　② 　　　　　　mmol/L
　　　　　　　　　　　　　　　　　　　　　　　　　　　③ 　　　　　　mmol/L

6．使用材料ロットNo

人工肺		ヘモコン	
遠心コーン		ヘモコン回路	
回路		自己血回収回路	
心筋保護		脳分離回路	

確認臨床工学技士

確認医師

5 人工心肺の操作

1—準備

　術者の指示により術野側回路を準備し，いつでも人工心肺が開始できるようにしておく．あらかじめ術野側回路が充填されている場合は，術野側回路を医師へ清潔に手渡す．術者から術野側回路が渡される場合は，術野脱血側，送血側回路を機械側回路に接続する．接続後，再循環回路を鉗子で閉じ，術野側回路を充填する．

▶ 1）ヘパリンの投与

　送血カニューレの挿入に先立ち，人工心肺回路内での血液凝集を防ぐことを目的として，200〜300 U/kg 程度のヘパリンが患者へ投与される．投与後は，確実に凝集能力がおさえられているか，ACT（活性化凝固時間）でチェックする．ACT 値が 400 秒をこえたことが確認できたら，吸引ポンプを回転させ，出血血液を回収する．

▶ 2）送血カニューレの挿入

　人工心肺から患者に血液を送る送血カニューレが挿入される（**図 7-6**）．ルートとしては上行大動脈が一般的であるが，大腿動脈や大血管手術の場合は腋窩動脈に挿入する場合もある．挿入された送血カニューレと人工心肺送血回路が接続される．送血回路の鉗子が外れたら，送血圧が患者の動脈圧とともに拍動していることを確認する．さらに，送血圧をモニタしながら少量の充填液を送り（試し送血），確実に送血可能かどうかを確認する．試し送血は，カニューレ挿入手技による動脈解離を早期発見し，重篤な大動脈解離を防ぐことを目的に行われる．

▶ 3）脱血カニューレの挿入

　続いて，患者から人工心肺へ血液を導き出す脱血カニューレが挿入される（**図 7-6**）．挿入ルートとしては，右心房（1 本脱血法）あるいは上・下大静脈（2 本脱血法）が一般的である．この時点で人工心肺開始が可能な状態になる．

図7-6　送血カニューレおよび脱血カニューレの挿入

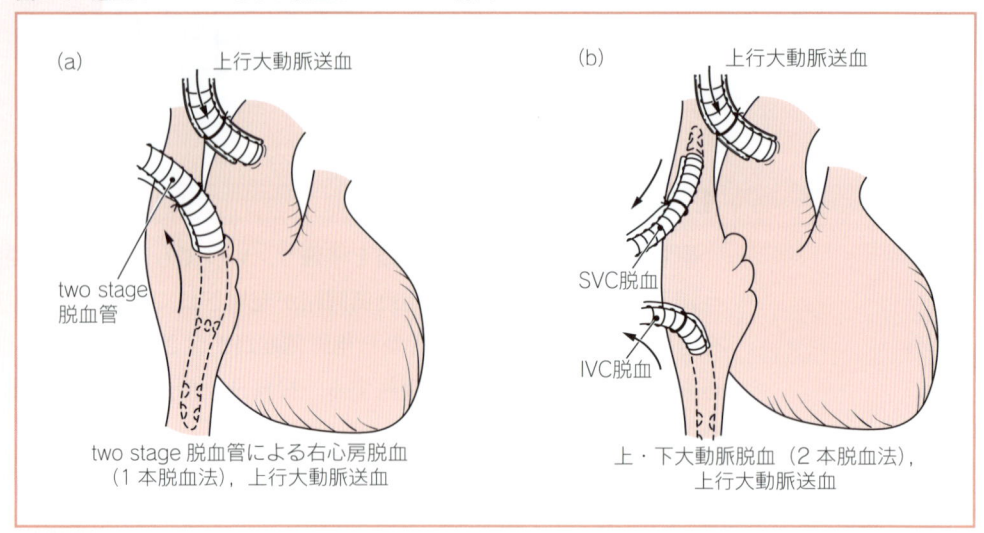

(a) 上行大動脈送血
two stage 脱血管
two stage 脱血管による右心房脱血
（1 本脱血法），上行大動脈送血

(b) 上行大動脈送血
SVC脱血
IVC脱血
上・下大静脈脱血（2 本脱血法），
上行大動脈送血

　脱血は右心房1本脱血ないし両大静脈2本脱血で行われる．A-C バイパス手術や大動脈弁手術など右心房，右心室を切開する必要のない症例の場合は，1本のカニューレで脱血孔が右心房と下大静脈に開口している two stage カニューレを右心房から下大静脈へ挿入する．一方，先天性心疾患など右心房を切開する必要のある症例の場合は，上大静脈と下大静脈に別々に1本ずつ脱血管を挿入する．このほか，肺動脈脱血（右心房脱血が不可能な場合）や大腿動脈脱血（緊急手術など特殊な条件下）が用いられる場合がある．（井野隆史，安達秀雄：最新体外循環，第2版，217，金原出版，2003 より．）

▶ 4）その他のカニューレ挿入

　さらに，心筋保護液注入カニューレが大動脈起始部へ挿入される．また，必要に応じてベントカニューレが挿入される．

2──運転

▶ 1）人工心肺の開始

　人工心肺開始に先立ち，人工心肺開始前の患者血行動態を確認し，人工肺へ酸素ガスの吹送を始める．人工心肺中の血液ガスの調節は，酸素ブレンダにより人工肺へ吹送するガスの酸素濃度と流量の調整によって行う．動脈血酸素分圧（PaO_2）は吹送ガスの酸素濃度（FiO_2）と比例関係にあり，吹送ガスの酸素濃度の増減で PaO_2 の上下の調整ができる．動脈血二酸化炭素分圧（$PaCO_2$）は吹送ガスの流量と負の比例関係があり，酸素流量を上昇させれば低下する（**表7-3**）．酸素ブレンダによる血液ガスの調節は，使用する人工肺の性能により違いがあるが，最近の人工肺では，目標とする体外循環血流量に対して1/2程度（V/Q 比 0.5），酸素濃度（FiO_2）は 40〜60％ が目安となる．常温体外循環時では，送血温を人工心肺開始までに 36℃ 程度にし，その後執刀医，麻酔科医，看護師に人工心肺開始を伝え，人工心肺を開始する．

　①送血ポンプをゆっくり回転させながら，脱血回路のクランプを徐々に開

表7-3 酸素流量・酸素濃度と血液ガス分圧の関係

	酸素分圧 PaO_2	炭酸ガス分圧 $PaCO_2$
ガス流量を上げる	不変※	下がる
ガス流量を下げる	不変※※	上がる
酸素濃度を上げる	上がる	不変
酸素濃度を下げる	下がる	不変

※極端な酸素不足の場合は上がる.　　※※極端に酸素流量を下げると下がる.

けていく. 送血圧, 流量を確認しながら, 徐々に目標とする灌流量まで増加させていく. この際, 脱血される流量をこえて血液を送り込まないよう注意する. 基本的には, 目標となる灌流量が確保されるまで貯血槽レベルを人工心肺開始時と同じレベルで維持する.

②体外循環開始と同時に血液は人工心肺充填液で希釈され, 末梢血管抵抗は急激に減少する. これに伴い急激な血圧の低下, いわゆる initial drop が生じることがある. 著しい血圧低下が継続するようであれば, 人工心肺の血流量を増加させ対処する. 末梢血管を収縮させる薬剤も効果がある.

③目標灌流量に達したら, 血圧, 適正な送血流量, 送血圧, 確実な静脈血の酸素加, 人工心肺回路, 装置などを確認し, その後脱血により貯血槽レベルを上げて心臓への血液流入を減らしていく. これにより, 心拍出量が低下し脈圧が低下していく. この時点では患者の心臓も活動しているため, 循環血液の一部が人工心肺で循環されており, この状態を部分体外循環という.

④人工心肺開始時に送血流量を目標まで上げようとすると貯血槽レベルが下がる場合は, 十分な脱血量が確保されていないので速やかに術者へ報告し, 連携して対処することが重要となる. 脱血不良の原因として, 上大静脈, 下大静脈2本脱血カニューレのいずれかの鉗子が外されていなかったり, 折れ曲がっている場合もある. どちらのカニューレに問題があるかは, 貯血槽を監視しながら術者に片方ずつ鉗子をかけてもらえば確認することができる. 一方のカニューレに鉗子をかけた場合にほとんど脱血ができなくなる場合は, 鉗子をかけていない方のカニューレから脱血ができていないことになる. しかし多くの場合, 脱血カニューレの位置異常であることから, 術者と連携し対処する.

▶2）人工心肺開始時の基本操作

人工心肺の操作は, 送血ポンプの種類や人工心肺回路構成によって異なる. もっとも一般的な開放型の人工心肺回路では, 送血量と脱血量のバランスで貯血槽レベルが維持されているため, 送血量および脱血量の操作を同時

に行う必要がある.

①ローラポンプ使用の場合：送血回路が開放されていることを確認し，送血ポンプを操作しながら徐々に脱血を開始する.

②遠心ポンプ使用の場合：送血圧がもっとも重要となることから，送血圧のゼロ点が患者の高さにあっていることを確認する. 送血回路の鉗子を外す前に，送血回路の内圧が動脈圧の平均圧と同じもしくは若干高くなるまで遠心ポンプを回転させてから，送血回路の鉗子をゆっくり外したときに貯血槽レベルが変動しなければ，そこが遠心ポンプ流量のゼロポイントとなる. ここで貯血槽レベルを維持するように脱血を開始しながら，同時に遠心ポンプの回転数を上げていく.

▶ 3）血液冷却（低体温併用の場合）

末梢組織の酸素消費量の減少による脳を中心とした全身諸臓器の保護などにより，人工心肺の安全限界を広げる目的で，送血液の冷却を行う場合がある. この場合，人工心肺に問題のないことを再度確認したら，冷温水装置より人工肺に内蔵する熱交換器に冷水を送り込み，血液の冷却を開始する. 急速に冷却すると，各臓器や組織は均一に冷却されない. このため，人工心肺では送血温度，脱血温度の他，深部体温の指標として膀胱温，直腸温，咽頭温，鼓膜温，食道温など複数の体温がモニタされている. 冷却，加温時には，送血温，脱血温，深部体温の順に変化する（第4章参照）.

体温の低下とともに酸素消費が減少するため，人工肺への吹送ガスの酸素濃度と流量の再調節を行う.

血液冷却を行わずに，32℃前後の手術室室温による体温の低下もしくは36℃前後を維持したまま（常温体外循環）人工心肺を行う施設もある.

▶ 4）完全体外循環

血液循環のすべてが人工心肺によって維持されている状態を完全体外循環という.

①脱血カニューレの周囲をテープで締め，静脈から右心房への流れを止めた時点

②大動脈に遮断鉗子を掛けた時点

③心室細動となった時点

いずれかの状態で部分体外循環から完全体外循環へ移行する. 上下大静脈は血管壁が非常に薄いため大動脈のように遮断鉗子を掛けることができない. そこで，脱血カニューレを挿入した上下大静脈周囲に巻いた，タニケットとよばれるテープを締め，心臓へ灌流する血液を完全に脱血カニューレか

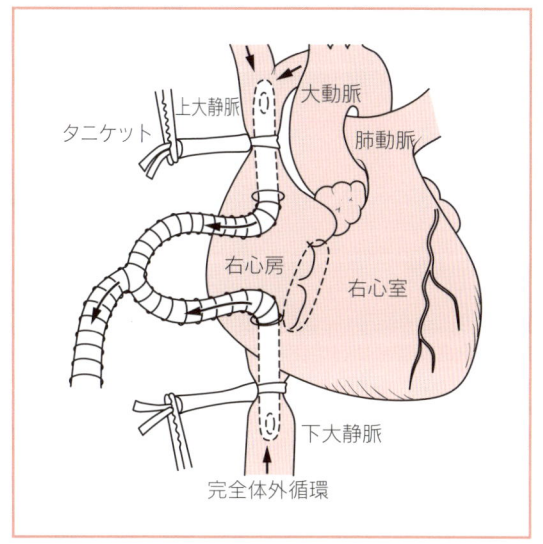

図 7-7　完全体外循環

タニケット　上大静脈　大動脈　肺動脈　右心房　右心室　下大静脈　完全体外循環

（桜井靖久，小野哲章：ME 早わかり Q & A5. 131，南江堂，1994 より）

ら人工心肺へ導くようにすると，冠循環，気管支動脈からの一部を除き，全身からのすべての灌流血は人工心肺へと脱血され，心肺機能が完全に人工心肺により代行され完全体外循環となる **(図7-7)**．完全体外循環に移行する直前に脱血量を調節していたクランプを外し，静脈貯血槽の貯血量を増やして，心臓に流入する血液量を減らす．完全体外循環に移行するときは，術者が上下大静脈に巻いたテープを片方ずつ締めて脱血状態を確認する場合が多いので，その都度，静脈貯血槽の液面レベルを確認し，脱血不良にならないか，中心静脈圧の上昇がないかを確認する．完全体外循環へ移行したら，麻酔器の換気を止めることができる．

　心臓の停止に伴い，心室内の血液は拍出されなくなる．さらに，流入する血液による心室の過伸展を防止するため，貯血槽レベルを上げ心臓に流入する血液を減らす．ベントが挿入されている場合は，ベント流量を上げて心臓内の血液を人工心肺に導く．

▶ 5）大動脈遮断

　完全体外循環により静脈からの血液が心臓に流入しなくなると心臓は空打ちの状態になるが，さらに心臓内への血液流入をなくし，心筋保護液を注入して心臓内部や冠動脈への血流を完全に止めるため，大動脈に遮断鉗子がかけられる **(図7-8)**．鉗子操作による大動脈壁への負担を軽減するため，送血量を一次的に落として血圧を下げてから大動脈遮断を行う場合もある．大動

図7-8　大動脈遮断

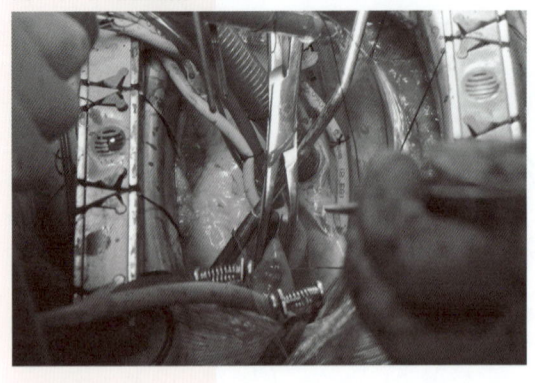
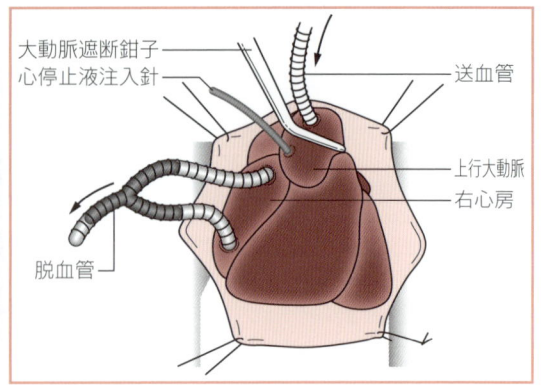

心臓内部を無血にし，静止術野を確保するために，大動脈起始部に遮断鉗子が掛けられる．この時点で冠動脈の血流は途絶える．心筋保護液が注入されると心筋の活動は抑制され心電図は平坦化する．術式によっては大動脈を遮断せずに手術操作を行う場合もある．

脈の遮断によって冠動脈の血流は途絶え，心筋は虚血状態となる．大動脈遮断後は，回路内圧を確認しながら速やかに送血流量を元に戻す．このとき，回路内圧が異常に高い場合は，大動脈遮断による送血カニューレの異常や大動脈解離が疑われるので，送血流量を落とし，その旨を術者に報告し指示を仰ぐ．大動脈弁閉鎖不全が存在し，逆流による左心室の過伸展が考えられる場合は，遮断直前から空気を引き込まないようにゆっくりとベントポンプを使用し，左心室から脱血する．術式によっては，大動脈を遮断せずに手術操作を行う場合がある．

▶6）心筋保護液の注入

大動脈遮断後，心筋保護液を注入する．心筋保護液の注入方法には，以下のような種類がある．

①大動脈起始部より冠動脈へ順行性に注入する

②大動脈を切開し直接左右の冠動脈口より順行性に注入する

③冠静脈洞より逆行性に注入する

注入量は，成人の場合初回 500〜1,000 mL 程度とし，以後 20〜30 分おきに 200〜500 mL 程度を追加注入する施設が多い．

心筋保護液の注入においては注入圧力が重要であり，冠動脈から順行性に注入する場合は注入圧を 80〜100 mmHg 程度で，冠静脈洞より逆行性に注入する場合は 30 mmHg 以下とする．なお，注入圧を心筋保護液回路で測定する場合は，回路やカニューレの圧力損失を加味して読むことが重要となる．

心筋保護液が注入されると，心筋の活動は抑制され心電図は平坦化していく．平坦化しない場合は，心筋保護液が心筋に十分行き渡っていないことが

考えられるため，医師の指示により心筋保護液の追加注入を行う．注入した心筋保護液は，脱血カニューレにより貯血槽に導かれ血液が希釈されるため，余剰水分は限外濾過により除水を行い血液を濃縮する．

大動脈遮断時間が短時間の場合，心筋保護液を用いないこともある．

▶ 7）体外循環の維持

術野において心内操作が始まると，循環動態や温度に急激な変化はしばらくなくなるが，循環動態，回路内圧，尿量，血液検査，温度などのデータを監視する（**表 7-4**）．必要に応じ，循環血液量，血液流量，吹送ガス流量と濃度，温度などを適時調節する（**表 7-5**）．電解質値，ヘモグロビン濃度などに異常があれば，手術医，麻酔科医に報告するとともにその原因を究明し対処する．

多くの場合，排尿と血管外への水分移行により貯血量は減少していくため，輸液が必要となる．また，過度の希釈を伴う場合には適時輸血を行う．

出血血液を回収する吸引ポンプは，吸引量が足りなければ無血視野が確保されず，過度の吸引は溶血の原因となるため回転数を適時調整する．ベントポンプの吸引量が足りなければ心臓内部の圧力が上昇し心筋の過伸展を起こしたり，創部から血液があふれて無血視野が確保できなくなる．過度の吸引は，切開部から心臓内部に空気を引き込むので細心の注意が必要である．手術中は，手術医，麻酔科医，看護師，人工心肺を操作する臨床工学技士はそ

表 7-4 人工心肺が問題なく運転されていることの条件

1. 尿量が確保されている
2. 脱血がよい
3. 送血圧が高すぎない（末梢血管抵抗が高すぎない）
4. 血液が希釈されすぎていない（Hb 値で 7 g/dL 以上）
5. $S\bar{v}O_2$ が 70% 以上
6. 血液ガス（PO_2, PCO_2, pH）が適正範囲
7. 末梢温と中枢温の温度差がない
8. 電解質データが崩れない

表 7-5 人工心肺中の各種情報のおもな監視項目

患者側モニタ	人工心肺送血側
1. 心電図	1. 貯血レベル
2. 血圧（動脈圧，中心静脈圧，肺動脈圧）	2. ポンプ送血流量
3. 心拍出量	3. 回路内圧
4. 体温（食道温，膀胱温，直腸温など）	4. 温度（送血温，脱血温）
5. 末梢血酸素飽和度	5. 吹送ガス量，酸素濃度
6. 血液データ（電解質，ガス分析，凝固能など）	6. タイマー（体外循環時間，大動脈遮断時間など）
7. 尿量	7. 動, 静脈血ガス連続モニタ
8. 超音波断層像	

れぞれ別の方向を向いているが，常にコミュニケーションがとられていることが，人工心肺の安全で安定した操作を行ううえでもっとも重要となる．

▶ 8）復温

　血液冷却と比較し復温にはある程度の時間がかかるため，復温時間を考慮して，心内操作が終わりに近づいた時点で術者と連携をとり復温を開始する．復温は，冷温水槽より熱交換器に温水を流して加温する．このとき，送血温と脱血温の差は10℃以内にして，温水の温度は42℃をこえないように注意する．血液の温度は，冷温水槽の温度を調節するよりも流量を調節するほうがより早く反応するので，冷温水槽の温度はある程度固定し，水量で調節するといった方法を使う施設もある．復温に伴い全身の酸素消費量が上昇するため，人工肺への吹送ガスの酸素濃度と流量の調節を行う．

▶ 9）大動脈遮断解除

　大動脈遮断解除に先立って，復温の確認（直腸温35〜36℃），手術操作により混入した心臓内部や大動脈の気泡を除去する目的で心臓内部へ血液を充満させるため貯血槽内の血液レベルが十分であるか確認し，不足が予想される場合は輸液や輸血をしておく．中心静脈圧が5 mmHg程度になるよう貯血レベルを下げて，心臓内に血液を充満させると同時に，ベントカニューレが挿入されている場合はベント流量を上げて心臓内の気泡を積極的に除去する．心臓内部の気泡除去操作が終了したら，ふたたび貯血槽レベルを上げ，中心静脈圧を1〜2 mmHg程度に下げる．ベントポンプの回転数は心臓内が陰圧にならないように回転数を落としておく．さらに，低温心停止にある心臓に遮断解除後に血液が灌流することで起こる虚血後再灌流障害を最小限におさえることを目的に，終末期加温血液併用心筋保護液の注入を行う施設もある．

　心内操作が終了すると，大動脈遮断鉗子が外される．遮断時と同様に送血量を一時的に落として，血圧を下げてから遮断解除を行う場合もある．遮断が解除されたらベントポンプの回転数を上げ，心臓内に流入する血液を吸引するとともに，心臓内部の気泡を人工心肺に導く．遮断解除した時点から冠動脈の血流は再開し，心臓の活動が始まる．

　心臓は自ら拍動を始めることもあるが，心室細動のまま正規律動に戻らない場合は電気的除細動が行われる．一時的に体外式ペースメーカを必要とする場合もある．心機能の回復とともに，ふたたび部分体外循環となるため，麻酔器からの換気を再開する．動脈圧に脈圧が出ることを確認しながら，心機能の回復に合わせてベントポンプの回転数を下げていく．さらに，貯血槽

レベルを徐々に下げ，中心静脈圧を 3〜5 mmHg 程度にまで上げ，脈圧が出ることを確認する．

3—人工心肺からの離脱

▶ 1）離脱条件

人工心肺からの離脱の条件は以下の 3 点である．

①生体の心機能回復

血圧（平均血圧 60 mmHg 以上）や，麻酔科医による経食道超音波断層像からの心臓の壁運動などにより評価する．心拍出量，静脈血酸素飽和度（$S\bar{v}O_2$）も心機能の指標となる．また，肺動脈圧や左心房圧がモニタされていれば，右心機能や左心機能を評価する材料になる．

②術野での止血確認

吸引ポンプから多量に血液が吸引される状態は止血が不十分であり，この状態で人工心肺を停止させると循環血液量の調節が困難となるため，確実な止血を確認することが重要である．

③確実な復温

復温が十分でない場合，人工心肺離脱後，次第に低体温となり，最悪の場合心停止の危険もある．したがって，温度上昇しにくい咽頭温や直腸温が復温完了のよい指標となる．多くの施設が脱血温 37℃，直腸温 35℃ 程度を復温完了の条件としている．

以上の項目の確認に加え，代謝性アシドーシスの補正，電解質の補正を行う．諸条件が整い，麻酔科医により昇圧剤，強心剤が投与され，心機能の回復が見込まれたら，麻酔器の換気を再度確認し，手術医，麻酔科医と連携をとりながら人工心肺の離脱に移る．

▶ 2）離脱の流れ

①徐々に貯血レベルを下げ，心臓に流入する血液量を増していく．心機能が十分回復している場合には，中心静脈圧 5 mmHg 程度で十分な心拍出量が得られる．

②モニタ上で脈圧が増大し心拍出量の増加が確認できたら，貯血槽レベルを安定させながら体外循環血流量を減らしていく．この時，血圧あるいは $S\bar{v}O_2$ が低下するようであれば，さらに貯血槽レベルを下げ，循環血液量を増していく．

③循環血液量を増しても血圧や $S\bar{v}O_2$ の上昇がなく，中心静脈圧だけが上昇する場合は，心機能の回復が不十分な場合が多い．平均血圧が 60 mmHg

以下で $S\bar{v}O_2$ 60％以上を保てない場合は，早期の人工心肺離脱は困難であり，しばらく循環補助が必要となる．しばらく循環補助を行っても心機能が改善しない場合は，経皮的心肺補助装置（PCPS：percutaneous cardiopulmonary support）への切り替えや大動脈内バルーンパンピング（IABP：intra aortic balloon pumping）装置による補助が必要となる．

④心機能が回復し，体外循環血流量を 1 L/min 以下まで下げても平均血圧が 60 mmHg 以上で，$S\bar{v}O_2$ も 60％以上が保てるようであれば，さらに体外循環血流量を 0.5 L/min 程度まで下げたところで送血ポンプを止め，脱血回路を遮断（遠心ポンプの場合は送血回路も遮断）して，人工心肺からの離脱が完了する．

▶ 3）ポンプ別の離脱操作

①ローラポンプ使用の場合

鉗子操作などにより脱血量を減らすと同時に，送血ポンプの回転数の操作で送血流量をわずかに減らす．貯血槽レベルは送血ポンプの回転数の操作で安定させる．貯血槽レベルが安定したら再度脱血流量を減らすという操作を繰り返して，最終的に人工心肺を停止する．人工心肺が停止したら，確実に脱血回路を鉗子で遮断する．人工心肺停止後に出血などで患者への送血が必要となった場合は，貯血槽レベルを確認しながら，送血ポンプをゆっくりと回して貯血槽内の血液を患者に送る．循環動態が完全に安定したところで，送血回路を鉗子で遮断する．

②遠心ポンプ使用の場合

鉗子操作などにより脱血流量を減らすと同時に，送血ポンプの回転数の操作で送血流量をわずかに減らす．貯血槽レベルは送血ポンプの回転数の操作で安定させる．ただし，送血流量が 1 L/min 以下の低流量になると，流量が不安定になるため注意が必要になる．人工心肺を停止する場合は，かならず送血回路と脱血回路両方を鉗子で遮断してから遠心ポンプの回転を止める．人工心肺停止後に出血などで患者への送血が必要となった場合は，回路内圧が平均血圧より高くなるまで遠心ポンプを回転させた後，貯血槽レベルを確認しながら送血回路の鉗子をわずかに緩める．貯血槽レベルが必要量下がったら，送血回路を鉗子で遮断し，遠心ポンプの回転を止めた後，貯血槽レベルの最終確認を行う．

6 人工心肺停止後の処理

1—人工心肺の終了

　人工心肺が終了し装置が停止したら，脱血回路および送血回路を確実に閉鎖して酸素ガス吹送と冷温水装置の送水を停止する．人工心肺停止後しばらくは循環動態が安定しないため，緩やかな送血による循環血液量の調整を行いながら，心機能の安定を待つ．また，不慮の出血や急速な心機能の低下に伴い人工心肺を再開することもあるため，人工心肺回路を廃棄するまではいつでも人工心肺が再開できる態勢をとっておく．

2—脱血カニューレの抜去

　安定した循環動態と止血が確認されたら，脱血カニューレが抜去される．送血カニューレは，循環動態の安定が最終確認された時点で抜去されるので，この間に不慮の出血があった場合は，送血回路より人工心肺回路残存血を急速返血する．送血カニューレ抜去後に急速輸血が必要な場合は，送血回路と患者の末梢ラインを接続し，ここから返血する．

3—プロタミンの投与

　ヘパリン（抗凝固剤）を中和するためのプロタミン投与が開始されたら，血液吸引ポンプを止めて人工心肺回路への血液回収を終了する．プロタミンは投与されたヘパリンの1〜1.5倍量が投与される．予定量投与後 ACT を測定し，ヘパリン投与前の値（正常値100〜120秒）に戻っていることを確認する．必要に応じてプロタミンを追加投与する．ヘパリンに対する感受性や代謝量は患者ごとに違うため，患者血液中のヘパリン濃度は一定ではなく，それに拮抗するためのプロタミン量は一定の計算では導き出すことができない．しかし最近，血液中のヘパリン濃度管理を行える装置が開発され，至適なプロタミン投与量を導き出すことが可能となった．

4—人工心肺回路内残血の処理

　人工心肺が終了した時点では，人工心肺回路内には数百 mL の残存血があり，ゆっくりと返血される．人工心肺終了時点で溶血が認められる場合は，残存血も溶血していることから，自己血回収装置を使用し，遊離ヘモグロビンを除去し返血する必要がある．また，残存血が過剰に希釈されている場合

は，血液濃縮器により余分な水分を処理してから返血することもある．返血が終了しても，閉胸するまでは再循環に備え人工心肺回路は清潔状態を保つ．

5—人工心肺回路の廃棄

人工心肺回路はすべてディスポーザブルであり，閉胸後すべて廃棄する．感染事故を防止するためにも，廃棄物の取り扱いには注意し，とくに人工心肺回路接続部分の取り外しを最小限にし，血液の流出を防止する工夫が必要である．

ここで人工心肺は終了となるが，患者が手術室を退室するまで，人工心肺操作を担当した臨床工学技士は，いかなる状況にも対応できるよう待機状態にしておく．

6—人工心肺装置および周辺機器の清掃・消毒

装置の使用後はかならず清掃・消毒を行う．ガーゼや不織布にぬるま湯，または界面活性剤を含浸させ，十分に絞った後に清拭をする．その後，消毒薬を含浸させたガーゼや不織布で装置表面の消毒を行い，乾いたガーゼや不織布で残留する消毒薬を拭い去る．なお，消毒薬は薬品の種類，濃度などに影響するので，製造メーカー推奨方法を確認のうえ，選択する．

7 人工心肺の記録

人工心肺では，モニタすべき情報が多く，これらの把握や監視が重要である．さらに，人工心肺中には多くのイベントがあり，これらを正確に記録する必要がある．

記録内容に相違はあるものの，各施設では，なんらかのかたちで人工心肺の経過を記録している．人工心肺記録は，実施データであるばかりでなく，過去のデータとの比較検討や反省材料として重要な意義をもっている．

最近では，医療情報のディジタル化が進み，多くの医療施設で電子カルテの導入が進んでおり，人工心肺記録にもパーソナルコンピュータが応用されるようになってきている．現在，多くの自動記録システムが開発・販売されており，電子カルテとの連携などそれぞれ特徴がある．術前，術中，術後を通じた人工心肺記録は，多くの情報量を正確に瞬時に一括して行わなければならないため，業務負担は大きく，人工心肺操作と並行して行うことは困難であるため，この業務を自動化することで，業務の効率化や安全性の向上が

期待されている．自動記録システムは，初期導入コストや故障時の代替記録の確保などの解決すべき問題はあるものの，記録の正確性と信頼性の向上，記録時間の短縮といった直接的効果が期待できる．さらに，電子カルテや麻酔自動記録との情報共有により，周術期管理の質の向上も期待できる．

8 術後管理

　開心術中の患者の体循環維持は人工心肺装置に委ねられており，術中十分な心筋保護がなされていても，心筋および肺機能の回復には時間を要する．術後管理で大切なことは，いかに円滑に自己循環の回復を得るかにある．その回復過程を阻害すると重篤な臓器不全に至ることがあり，慎重に管理を行わなければならない．

　表7-6 を目標に術後の管理を行う．術中虚血に陥っていた心筋を障害なく回復させるためには，心筋酸素消費量を最小限にとどめ，酸素供給を十分に行うことが重要になる．

　通常，ICU に入室した患者は，動脈圧，静脈圧，肺動脈圧，体温（中枢温，末梢温），呼吸回数，酸素飽和度，心電図，尿量，出血量などがモニタされる．また，血液ガス分析やヘマトクリット値，電解質，血糖値なども頻回にチェックし，適正な血行動態が維持できるようにコントロールする．

表 7-6　術後管理の目標

(1) 一般的注意事項 　　適正なモニタリングによりあらゆる指標を安全域に維持する
(2) 心血管系 　　心筋酸素供給＞酸素消費を維持する 　　末梢循環維持に十分な心拍出量を保つ 　　心拍数を 80〜100/min，洞調津を維持する 　　適正な心拍出を前負荷，後負荷の調整によりまず維持し，その後強心薬を用いる
(3) 呼吸器系 　　PaO_2 を 125〜150 mmHg に維持する 　　$PaCO_2$，HCO_3^- を正常域に保つ 　　無気肺の予防のために，機能的残気量の減少を最小とする
(4) その他 　　血液凝固を正常に保つ 　　直腸温を正常域に保つ 　　血清カリウム値を 4.5〜5.5 mEq/L に維持する

（笹栗志朗：教育セミナーテキスト第 11.63，日本体外循環技術研究会，1995 より）

1—循環管理

術後心拍数の目標を 80〜100/分とする．徐脈のときは，まずペーシングを行う．この際，心房ペーシングが最適である．上室性頻脈のときは，循環血液量の減少がないか，不穏状態にないか，疼痛がないかを確認し，これらがない場合は抗不整脈薬の投与が考慮される．ペーシングワイヤーが心房に装着されている場合や，ペーシング可能なカテーテルが挿入されている場合は，オーバードライブペーシングを試みる．頻脈により低血圧をきたしている症例では，電気的徐細動を試みる．

血圧に関しては，術後ドレーン出血が持続する症例や，縫合部に圧力がかかることが問題になる症例では，十分な尿量が得られる最低血圧まで下げる．低血圧が持続する症例では，循環血液量の不足がないかどうかを判断し，循環血液量が適正であればカテコラミンの増量を考える．カテコラミンサポートでは循環動態が維持できない場合は，IABP および PCPS を導入する場合もある．

2—呼吸管理

手術直後の意識，自発呼吸がない時期は，持続的陽圧換気法（CPPV：continuous positive pressure ventilation）を用いる．意識が回復した時点で，同期的間欠的強制換気法（SIMV：synchronized intermittent mandatory ventilation）＋圧支持換気法（PSV：pressure support ventilation）に変更する．このことで，自発呼吸が出現したときに人工呼吸器とファイティングするのを事前に防ぐことが可能となる．自発呼吸が回復してきたら，SIMV の補助回数を 1 時間に 2〜3 回ずつ減らしていく．その後，PSV の圧を 1 時間に 2〜4 mmHg ずつ減らす．循環動態が安定している大多数の症例では，人工呼吸器からのウィーニングで問題を起こすことはないが，心機能の低下があり不整脈が出現する症例では，強引なウィーニングが致命的になることがあるので注意が必要である．

3—水・電解質管理

体外循環術後には，利尿の亢進があり血管内脱水傾向になるため，循環動態を維持するためには大量の輸液を必要とすることが多い．利尿とともに血清カリウム値が低下するので，低カリウム血症に注意が必要となる．

循環血液量の補正と腎血流の維持，また利尿剤に反応しない乏尿，無尿に対しては，積極的に血液浄化療法を導入し，水・電解質コントロールを行うことで，腎不全が他の臓器に悪影響を及ぼすことを未然に防止しなければな

表 7-7　体外循環にみられる非生理的作用

1．血液が回路や人工肺と接触することによる異物反応
2．血液希釈
3．低体温
4．脈圧のない定常流循環
5．吸引やローラポンプに伴う血球に対する物理的衝撃や溶血
6．ヘパリンやプロタミンの作用
7．心筋や肺の虚血・再灌流障害
（循環停止を伴う場合には脳や腹部臓器も）

（冨澤康子：体外循環と補助循環 2009.112，日本人工臓器学会，2009 より）

らない．

9　偶発的合併症

　人工心肺に関する合併症は，予期せずに発生する偶発的合併症と，体外循環という非生理的環境によってもたらされる内在的合併症に分けることができる（**表7-7**）．人工心肺装置は，脱血・送血カニューレ，人工心肺回路，貯血槽，人工肺，酸素ブレンダ，心筋保護回路，各種モニタなど，多数の要素から構成されている．それぞれの構成部分の特徴と起こりうる合併症や故障を常に念頭に置くことは，事故や合併症が起こったとき，適切な対処を行うため必須であることはいうまでもない．

　人工心肺操作を人間が行う以上，ヒューマンエラーとしての偶発的合併症が常に起こる可能性が残されている．人工心肺装置や周辺機器の安全機構のさらなる開発や安全対策の徹底，また，生体適合性の高い材料が開発されることが期待されるが，最終的には，循環器外科手術に携る循環器外科医を中心とした麻酔科医，看護師，臨床工学技士のチームワークが，合併症を減らすためにはもっとも重要である．

参考文献
1) 小野哲章，他：臨床工学技士標準テキスト．第3版，金原出版，2016.
2) 日本体外循環技術医学会：教育セミナーテキスト．1995.
3) 井野隆史，安達秀雄：最新体外循環．金原出版，2003.
4) 安達秀雄，百瀬直樹：人工心肺ハンドブック．中外医学社，2009.
5) 許　俊鋭：心臓手術の実際．秀潤社，2008.
6) 許　俊鋭，富澤康子：人工心肺ガイドライン．秀潤社，2007.
7) 阿部稔雄，上田雄一：最新人工心肺．名古屋大学出版，2007.
8) 安達秀雄，百瀬直樹：人工心肺トラブルシューティング．中外医学社，2006.
9) 草川　實：体外循環の実際．南江堂，1991.

10) 見目恭一：新 ME 早わかり Q & A2. 人工心肺・補助循環装置. 南江堂, 2017.
11) 許　俊鋭編：特集 人工心肺入門 補助循環―各種治療法の歴史から最新知識まで―.
　　Clinical Engineering, **29**（6）：2018.

第8章 その他の人工心肺

1 乳幼児の人工心肺

　新生児・乳幼児は，成人と異なった解剖学的特徴・生理学的特徴（とくに脳機能，肺機能，肝機能および腎機能など）を認めるため，そのことを十分に理解しておく必要がある．20歳の発育を100%として，小児期の発育速度を表したScammonの発育曲線（**図8-1**）は，成人との違いを理解するうえで有用である．

　人工心肺装置を用いた心臓手術は，血液希釈や低体温，使用機材，使用材料などにより大きな侵襲を与えることになるが，これは小児の体液の恒常性

図8-1　Scammonの発育曲線

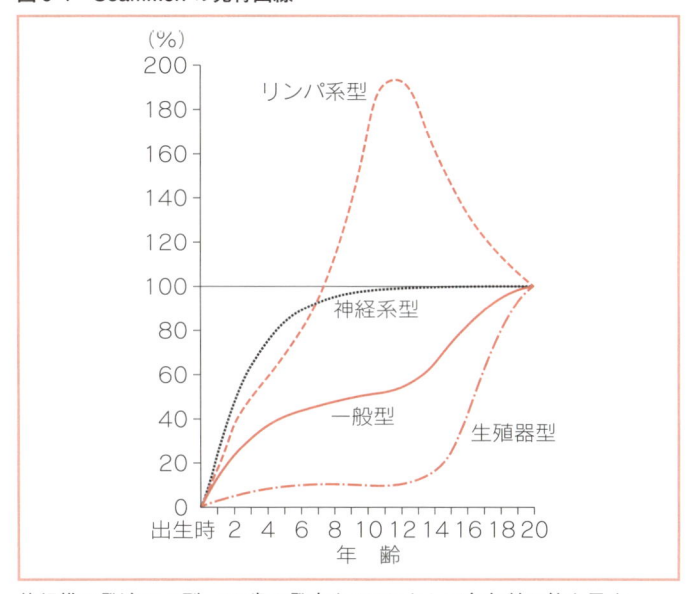

体組織の発達の4型．20歳の発育を100%として各年齢の値を示す．
リンパ型：胸腺，リンパ節，リンパ組織.
神経型：脳，脊髄.
一般型：循環器，呼吸器，消化器，筋・骨，血液.
生殖型：卵巣，精巣.
（古川　漸：第1章　小児の成長と発達，A 小児期の分類，1 成長，発達，発育の定義，小児科学（大関武彦，近藤直実）．98, 医学書院，2008.）
（Scammon：in Harris, et al.：The measurement of man, Minneapolis University of Minnesota Press, 1930）

維持をむずかしくする．また，小児の年齢や体格，疾患による術式などを理解したうえで，体外循環装置の操作法や，充填液などの使用薬剤が小児の体液の恒常性維持に大きく影響を与えることも考慮が必要である．

近年，新生児・乳幼児の心臓手術の成績は向上しており，日本胸部外科学会の統計調査では，人工心肺を用いた先天性心疾患の在院死亡数は2000年から2010年の間に約30%減少している．また，2013年，2014年の日本心臓血管手術データベース（JCVSD）による報告では，先天性心疾患手術に関する死亡率は世界的にみても良好であったと報告されている[1]．

1—乳幼児の特殊性と注意点

▶ 1）小児における体外循環の生理的影響

小児心臓手術における体外循環では，解剖学・生理学的特徴や小児の体格，疾患の特徴によって，手術法や使用材料などの選択も重要となる．そのため，人工心肺装置が小児に与える影響を理解し，さらに基礎代謝率や体表面積，酸素需要の関係を理解する必要がある．

(1) 基礎代謝量

基礎代謝量は，心身ともに安静時において生命維持のために必要なエネルギーのことで，年齢，性別，体表面積（体重，身長）によって異なる．基礎代謝量は体表面積との相関がもっとも大きいことが知られているが，体表面積の実測は困難であるため，体重あたりの参照値で示されることが多い（**表8-1**）．1日，体重1 kg あたりの基礎代謝基準値は，年齢が低いほど大きく，乳幼児は成人よりも体の大きさに比べて必要なエネルギーが大きいことがわかる．

(2) 酸素需要量

体重あたりの酸素需要量は，9 kg 程度でもっとも大きく，成人の2倍程度必要である（**図8-2**）．これらより，人工心肺の灌流量［mL/kg/min］は，成人よりも乳幼児で大きくする必要があることがわかる．

(3) 循環血液量

乳幼児の体重あたりの循環血液量は，基礎代謝量や酸素需用量とは逆に成人よりも少ない（**表8-2**）．たとえば，1歳，10 kg の幼児だと循環血液量は750 mL 程度しかないため，体液量管理に特別な配慮が必要となる．また，成人の人工心肺では無血充填が主流であるが，小児では条件次第となる．

(4) 生体反応と体液バランス

小児は，Scammon の発育曲線からもわかるように，臓器，血液量などが発育段階である．血液が異物への接触や血液希釈，輸血などによって侵襲を受けると炎症反応が惹起され，炎症物質に対して血管透過性の亢進などの防

表 8-1　基礎代謝量

性　別	男　性			女　性		
年齢 [歳]	基礎代謝基準値 [kcal/kg 体重/日]	参照体重 [kg]	基礎代謝量 [kcal/日]	基礎代謝基準値 [kcal/kg 体重/日]	参照体重 [kg]	基礎代謝量 [kcal/日]
1〜2	61.0	11.5	700	59.7	11.0	660
3〜5	54.8	16.5	900	52.2	16.1	840
6〜7	44.3	22.2	980	41.9	21.9	920
8〜9	40.8	28.0	1,140	38.3	27.4	1,050
10〜11	37.4	35.6	1,330	34.8	36.3	1,260
12〜14	31.0	49.0	1,520	29.6	47.5	1,410
15〜17	27.0	59.7	1,610	25.3	51.9	1,310
18〜29	24.0	63.2	1,520	22.1	50.0	1,110
30〜49	22.3	68.5	1,530	21.7	53.1	1,150
50〜69	21.5	65.3	1,400	20.7	53.0	1,100
70 以上	21.5	60.0	1,290	20.7	49.5	1,020

「日本人の食事摂取基準（2015 年版）」策定検討会報告書．厚生労働省．

図 8-2　体重と酸素需要量の関係

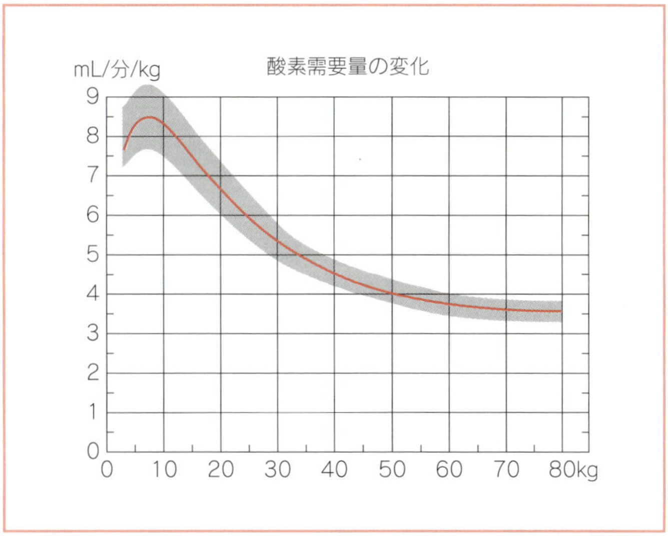

（上田裕一，碓井章彦：生体の酸素需要と灌流量，最新人工心肺．第 5 版，77，名古屋大学出版会，2017；一部改変）

御反応が起こる．これが原因で体液バランスがくずれ，全身に脱水，浮腫などの変化を招き，重篤な場合は低心拍出症候群が合併することがある．

　水分含有率は成人よりも小児の方が高く，年齢が低いほど身体に対する水

表 8-2 年齢別における循環血液量

年　齢	循環血液量 [mL/kg]
未熟児	90～105
新生児	78～86
1～12 カ月	73～78
1～3 年	74～82
4～6 年	80～86
7～18 年	83～86
成　人	68～88

(Roberston, J., Shilkofski, N.,(eds.)：The Harriet Lane Handbook, A Manual for Pediatric House Officers, 17th ed. Philadelphia, PA, Elsevier Mosby, 358, 2005.)

表 8-3 年齢別の水分含有率と細胞外液，細胞内液の占める割合

年齢	水含有率 [%]	細胞外液 [%]	細胞内液 [%]	細胞外液/細胞内液
0～1 日	79.0	43.9	35.1	1.25
1～10 日	74.0	39.7	34.3	1.14
1～3 カ月	72.3	32.2	40.1	0.80
3～6 カ月	70.1	30.1	40.0	0.75
6～12 カ月	60.4	27.4	33.0	0.83
1～2 年	58.7	25.6	33.1	0.77
2～3 年	63.5	26.7	36.8	0.73
3～5 年	62.2	21.4	40.8	0.52
5～10 年	61.5	22.0	39.5	0.56
10～16 年	58.0	18.7	39.3	0.48

(五十嵐　隆：第 3 章　治療，C 輸液管理，小児の水電解質代謝，小児科学（大関武彦，近藤直実）. 98, 医学書院，2008；一部改変)

分の占める割合が大きい（**表 8-3**）．水分含有率は成人は体重の約 60%，新生児は約 80%を占める．小児の体重あたりの必要水分量は多く，1 日の水分代謝が速い．また，不感蒸泄量（皮膚と肺から失われる水分量）は成人より多く，水分がより多く失われる（**表 8-4**）．

　腎機能に関しては，新生児では，尿の濃縮能力は成人よりも低い[5]．このために，生体への侵襲を最小限にし，体液バランスを維持するために，

・人工心肺の充塡量の削減
・ヘパリンコーティング回路，人工肺などの使用（生体適合性（一過性白血球減少・補体活性）に優位）
・輸血使用時の充塡血液洗浄（血管作動物質の削減，高カリウムの是正など）
・薬剤の使用法（ステロイド剤，血管拡張薬など）
・人工心肺における限外濾過法および補充液（水分バランス調整，血管作

表 8-4 体重あたりの平均水分喪失量［mL/kg/日］

失われる水	新生児～6 カ月	6 カ月～5 歳	5～10 歳	思春期
不感蒸泄量	40	30	20	10
尿	60	60	50	40
便	20	10	—	—
合　計	120	100	70	50

（五十嵐　隆：第 3 章　治療，C 輸液管理，小児の水電解質代謝，小児科学（大関武彦，近藤直実）．99，医学書院，2008；一部改変）

動系物質（ブラジキニンなど）の減少）

以上の方法などを駆使して，合併症などの予防に注意して対策を行う．

▶ 2）小児循環器疾患の外科的治療の種類と意義

先天性心疾患の外科的治療法は，①根治手術（解剖学的修復または機能的修復），②姑息手術（症状の軽減や最終的修復への準備手術）に大別される．日本心臓血管手術データベースの報告にもあるように，開心術の安全性が向上するにしたがい，非チアノーゼ性心疾患だけではなく，チアノーゼ性心疾患などの複雑な心奇形にも早期の 1 期的修復が行われる[9]．

（1）先天性心疾患のタイプと症状

先天性心疾患には，大別して，非チアノーゼ性心疾患とチアノーゼ性心疾患がある．

先天性心疾患の手術において，動脈管開存がある場合は，完全体外循環時に肺へ大量の血液が流入するため，適正な組織灌流が得られないので，動脈管開存症がないことを術前に確認する必要がある．

①非チアノーゼ性心疾患

心室中隔欠損症，心房中隔欠損症，心内膜床欠損症（房室中隔欠損症），大動脈縮窄症，動脈管開存症などがあり，もっとも多いのは心室中隔欠損症である．心室中隔欠損症や心房中隔欠損症，動脈管開存症などの非チアノーゼ性心疾患でも，肺高血圧症を合併すると右左シャントになり，重症度が高いとチアノーゼが現れる．これが Eisenmenger 症候群で，心臓と肺の同時移植が必要となり，治療が困難な状況になることもある．

左右シャントを有する非チアノーゼ性心疾患は，多くの場合上行大動脈径が小さく，肺動脈径が大きいため，送血カニューレの挿入がむずかしく，とくに低体重児では注意が必要である．

②チアノーゼ性心疾患

Fallot 四徴症，完全大血管転位症，両大血管右室起始症，総肺静脈還流異常症，単心室症などがあり，もっとも多いのは Fallot 四徴症である．右左

シャントを有するチアノーゼ性心疾患は多くの場合，体循環から肺循環への側副血行路，毛細血管が多く体外循環中の灌流圧が低値になりすぎることがある．側副血行路の血流は，組織灌流に直接関係していないと考えられる．灌流圧を上げるためには，側副血行路の血流量を考慮した灌流量が必要となる．

2 ── 乳幼児の人工心肺操作の実際

　乳幼児における人工心肺装置を用いた心臓手術は，血液希釈や低体温，使用機材，使用材料などにより大きな影響を受ける．小児の年齢や体格，疾患による術式などを理解したうえで，人工心肺操作を行うことが重要である．以下に，成人と異なる点について概略を述べる．

▶ 1）血液ポンプ

　血液ポンプは，現在ローラポンプと遠心ポンプの2種類が使用されている．ローラポンプは容積型であり，低流量においても正確な流量コントロールができるため，小児体外循環では多くの施設で使用されている．ローラポンプは，流量コントロールや充填血液量の面から直径75〜100 mmの小口径が用いられる．また，現在はポンプの位置を変更することが可能で，貯血槽と人工肺とのセッティングに自由度があり，血液回路の長さなどの変更ができるため，充填量の低減も可能になった．

▶ 2）灌流量

　前述したように，基礎代謝量や酸素需用量の違いから，成人よりも乳幼児の至適灌流量は増加させる必要がある（**表8-5**，**表8-6**）．

▶ 3）吸引・ベントポンプ

　血管が閉塞するなど，何らかの理由で血液の流れが妨げられると，虚血部位に新たな血管が新生し虚血を補おうとする．この新たな循環を側副血行路とよぶ．たとえば，Fallot四徴症では側副血行路が発達するが，体外循環中に側副血行路によって心臓内への灌流が増加することがあるため，ベントポンプの操作などに注意が必要である．側副血行路の流量が多いときは，全身への灌流量不足も考慮する必要がある．また，吸引などが原因で赤血球が破壊されると溶血が起こる．小児は溶血量が少量でも腎障害を起こしやすいため，適切な対処が必要となる．

表8-5 ポンプ流量

体重 [kg]	灌流量 [mL/kg/分]
0～7	120～200
7～10	100～175
10～30	80～120
30～50	75～100
>50	50～75

（結城公一：小児心肺バイパス概論, 人工心肺その原理と実際（新見能成監訳）. 673, メディカル・サイエンス・インターナショナル, 2010；一部改変）

表8-6 標準灌流量

	体表面積あたり [L/min/m^2]
乳 児	2.8～3.2
小 児	2.5～2.8
成 人	2.2～2.5

（上田裕一, 碓井章彦：適性灌流量と灌流条件, 最新人工心肺. 第5版, 139, 名古屋大学出版会, 2017；一部改変）

▶4）カニューレ（送血，脱血，ベント，心筋保護）

送血カニューレの先端は，大動脈に挿入できる程度の小さなもので，過剰な灌流圧がかからず溶血を防止でき，送血流量を得られるタイプが必要である．脱血カニューレは，患者の体重やカニューレの挿入部位，脱血量によってサイズの選択が必要になる．

一般的に予定灌流量，体表面積によってサイズが決定され，送血カニューレは8～16 Fr程度，脱血カニューレは8～20 Fr程度のものが使用される．

▶5）充填量（人工心肺回路，人工肺など）

新生児・乳幼児では，無血体外循環や希釈率低減を図るために，充填量を少なくすることが重要である．そのため，回路（小口径）や人工肺などへの充填量はできるだけ少なくすることが望ましいが，過度な回路内圧上昇が問題となることがあり，圧の管理は重要である．

人工肺はポリプロピレン膜が主流であり，充填量は一般的に体表面積により決定される．

小児の充填液は，血清アルブミン濃度または膠質浸透圧の過度な低下による浮腫予防のため，浸透圧管理が重要となる．

▶6）心筋保護法

乳幼児の未熟な心筋は虚血に強いことが知られている．成人の心筋とは異なる点に注意し，最適な心筋保護法を選択することが重要である[10, 11]．

▶7）体温管理

低体温による人工心肺操作は成人と変わりないが，循環血液量が成人に比べ少量なため温度変化は急峻で，体温管理が重要となる．低体温は，軽度低体温（30～32℃），中等度低体温（26～30℃），超低体温（20℃以下）に分け

られる．近年では，新生児・乳幼児の心臓手術では軽度低体温法が多く使われるが，術式が複雑な場合や側副血行路が多い場合などは中等度低体温法が用いられる．

低体温によって抗利尿ホルモンの分泌抑制，インスリンの分泌低下が起こり，血小板機能の低下が認められる．

2 胸部大動脈手術の人工心肺

1—大動脈手術における体外循環の特殊性

大動脈瘤，大動脈解離（図8-3）といった大動脈疾患に対する人工血管置換手術では，大動脈が心臓から一時的に切り離されるため，大動脈手術にお

図 8-3　解離性大動脈瘤（disecting aortic aneurysm）

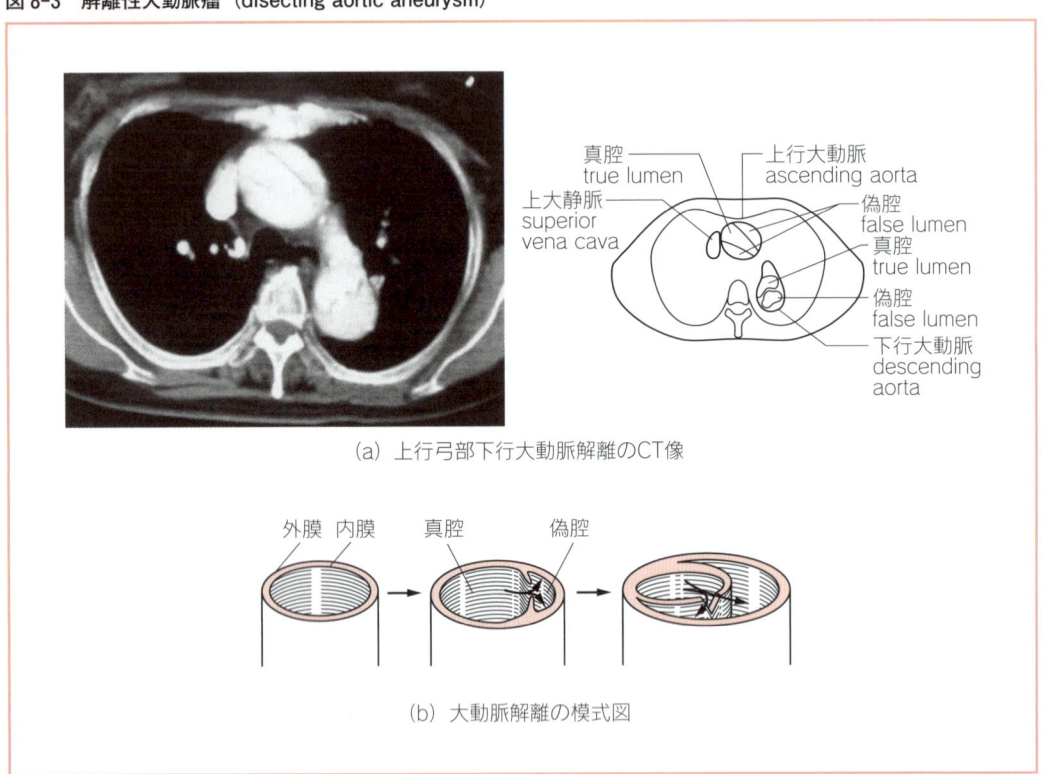

（a）上行弓部下行大動脈解離のCT像

（b）大動脈解離の模式図

a：相磯貞和：疾患からみた解剖学．メジカルビュー，2007 より．
b：許　俊鋭：心臓手術の実際—外科医が語る術式，臨床工学技士が語る体外循環法. *Clinical Engineering* 別冊，秀潤社，2008 より．

いても人工心肺による循環機能の代行が必要となる．なお，腹部大動脈手術のように，病変部位より末梢の臓器が術中の虚血に十分に耐えうる場合は，人工心肺を使用しない単純遮断法で実施される．

　胸部大動脈手術では，病変の部位や範囲，大動脈遮断の有無，大動脈遮断あるいは離断の場所によって体外循環法が異なる．体外循環法の選択は，①心停止が必要か，②大動脈の遮断（離断）部位より末梢にある臓器への血流維持をどうするか，③離断された大動脈からの分枝により灌流される臓器への術中の血流をどうするかが考慮される．したがって，術式や体外循環の送脱血法をはじめ，脳および脊髄，腹部臓器保護の方法，血液温，さらには患者モニタリング（動脈圧のモニタリング部位，経皮的脳内酸素飽和度など），血液の酸塩基平衡の管理法（αスタット法，pHスタット法）など，施設や術者により独特の手法で施行されるのも大動脈手術の特徴である．また，カニューレや送血回路，モニタリング装置などの必要物品が増え，人工心肺の鉗子操作なども複雑となる．

　大動脈手術は急性大動脈解離や大動脈瘤破裂，交通事故による大動脈損傷など緊急手術として行われることも多く，急な術式および体外循環法の変更の可能性もある．したがって，あらゆる状況を想定した準備を整えることも重要となる．さらに大動脈手術では，カニュレーションを含めた術式の複雑さ，低体温とそれに伴う復温時間により体外循環が長時間に及ぶ場合がある．また，大量出血から高度希釈に陥りやすく，血液凝固に及ぼす影響や術後の肺障害なども考慮しなければならない．これには，ヘパリンコーティング回路を使用したり，トラネキサム酸（止血剤）やアプロチニン（タンパク質分解酵素阻害薬）の投与，除水および必要に応じた輸血，アルブミン製剤やデキストラン（代用血漿）を用いた膠質浸透圧の維持など，体外循環中より術後の合併症の予防も積極的に行われる．

2─上行大動脈手術の体外循環

▶1）上行大動脈遠位部遮断による通常の体外循環

　病変部位と腕頭動脈の間に正常部位が存在する場合は，上行大動脈の遠位部を遮断して，通常の開心術と同様に完全体外循環，心停止下に手術を行う．たとえば，上行大動脈置換術において，人工血管に置換する大動脈瘤の末梢側への大動脈遮断が，腕頭動脈起始部より中枢側（心臓側）に行える場合は，大腿動脈または腋窩動脈から送血された血液は左右総頸動脈を介して脳へと循環することができる（図8-4 (a)）．脱血は上下大静脈より行われる．脳を含む全身の循環で至適灌流量（total flow）が得られるため，血液温は，通常の開心術時の体外循環に準じて調節される．

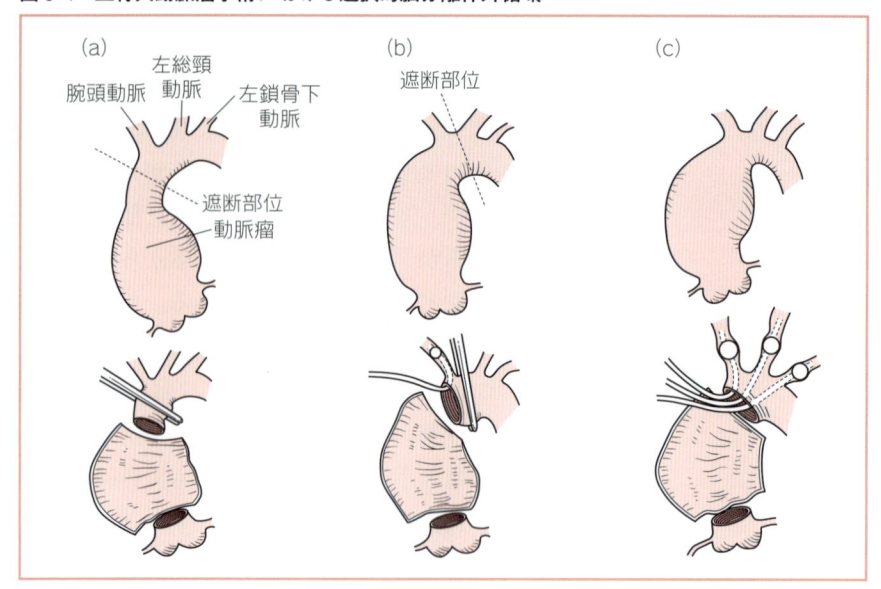

図 8-4　上行大動脈瘤手術における選択的脳分離体外循環

(許　俊鋭：心臓手術の実際―外科医が語る術式，臨床工学技士が語る体外循環法. *Clinical Engineering* 別冊，132，秀潤社，2008 より)

▶ 2）open distal anastomosis による上行大動脈置換術の体外循環

　上行大動脈の動脈硬化や病変部位と弓部大動脈との間に遮断可能な十分な距離がない場合，弓部大動脈を大気開放状態で人工血管と吻合する open distal anastomosis が施行される．ただし，この状態で人工心肺から送血されていては無血視野は得られない．したがって，人工心肺からの送血を停止しながら，もっとも虚血状態に弱い臓器である脳を保護するための何らかの手段が必要となる．

　①超低温循環停止法

　末梢送血，または経心尖部上行大動脈送血法（第3章を参照）により体外循環を開始し，体温（鼻咽頭温，鼓膜温）を 18〜20℃ 程度まで冷却する．低体温下では脳の酸素消費はおさえられ，20℃ の低体温では 30〜40 分程度は脳障害をきたさないとされている．この安全限界の間，全身への送血を停止（循環停止）し，人工血管末梢側を吻合する．吻合が完了すれば，人工血管側枝からの中枢送血に切り替え，脳を含む全身への循環を再開し，あわせて復温も行う．そして中枢側の吻合が終われば，心拍動を再開し体外循環を離脱する．

　②逆行性脳灌流法

　循環停止中の脳虚血の安全限界の延長と脳代謝物質の排除（wash out），

逆行性脳灌流法（RCP）

逆行性脳灌流法は，開心術に用いる一般的な人工心肺回路で行えるが，特別な回路操作を必要とする．

以下にローラポンプ使用時の操作例を示す．人工心肺回路には再循環回路とよばれる送脱血回路を連結する部分があり，通常の体外循環中は鉗子などで遮断されている（図①）．逆行性脳灌流を行う場合，まず循環停止のためローラポンプを停止すると同時に脱血も停止する．この際，脱血回路の再循環回路の分岐部より静脈リザーバ側を鉗子により遮断する．次に，送血回路の再循環回路の分岐部より生体側に鉗子をかける．術野では，下大静脈側のカニューレあるいは脱血回路を遮断する（図②）．そして再循環回路の遮断を解除し

ポンプを駆動することで，再循環回路を経由して，脱血回路，上大静脈側カニューレから脳へと冷却および酸素加された血液を逆行性に送ることができる（図③）．遠心ポンプの場合は，循環停止時もポンプの駆動は停止できないので，前述の送血回路遮断位置への鉗子操作にて送血を停止することとなる．ここに示した鉗子位置または操作手順を誤ると，生体側の送血部位（動脈）と脱血部位（静脈），あるいは送血部位と静脈リザーバが直接回路チューブで連結されることになり，送血部位からの血液の大量逆流といった重篤なトラブルを引き起こすため，人工心肺操作者は十分な訓練を受けたうえで厳重な注意を払った操作が求められる．

図　逆行性脳灌流と鉗子操作

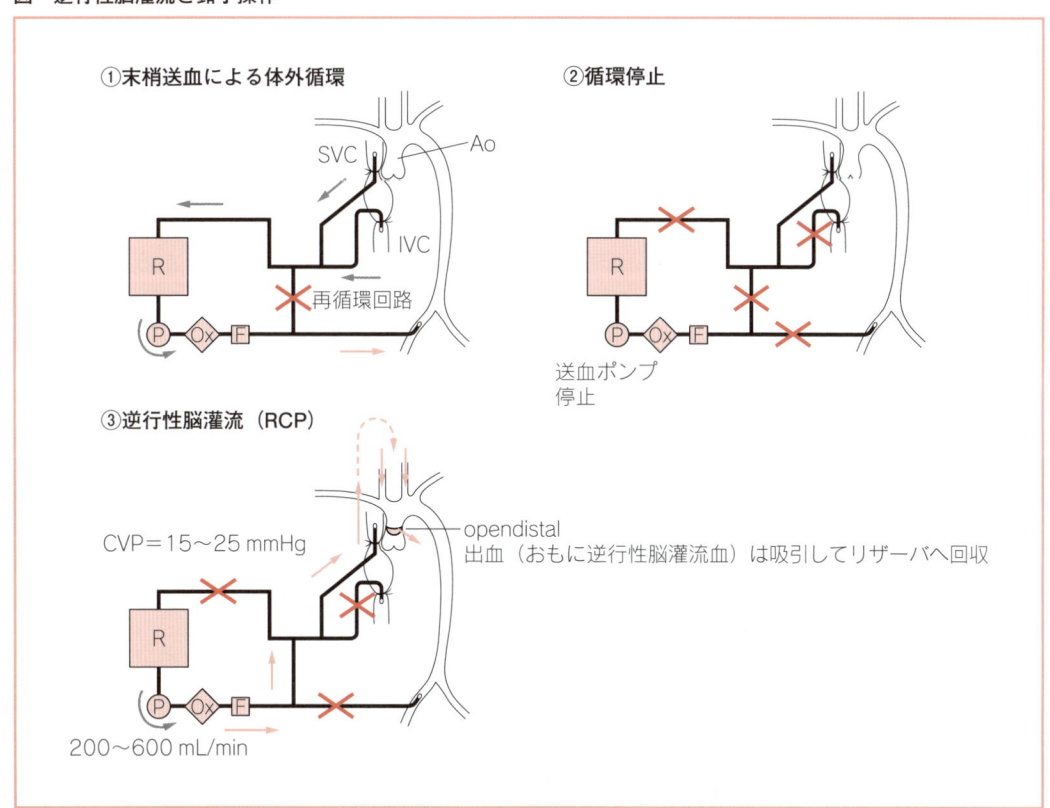

P：ポンプ，R：貯血槽，Ox：人工肺（熱交換器），F：動脈フィルタ．

弓部分枝内の塞栓予防を目的に逆行性脳灌流法（RCP：retrograde celebral perfusion）を併用することも多い．RCPでは，脳の静脈に逆止弁がないことを利用し，上大静脈に挿入した脱血カニューレから16〜20℃程度の酸素加された血液を，中心静脈圧が15〜25 mmHgを維持するように送血する．中心静脈圧を高めることで，開放された弓部大動脈との圧較差により脳は逆行性に灌流されて冷却される．これによる灌流量は，症例により差はあるが，200〜600 mL/分程度得られる．

3 ─ 弓部大動脈手術の体外循環

1）体位と送脱血部位

弓部大動脈手術（**図8-5（a）**）の場合，病変部位へのアプローチには，仰臥位での正中切開法と右側臥位での左開胸による方法がある．前者では上行から弓部大動脈と弓部分枝，下行大動脈まで，後者では遠位弓部から下行大動脈までの到達が可能である．正中切開法では上下大静脈脱血，大腿および腋窩動脈送血，左開胸では大腿静脈から経皮的カニューレで脱血し，大腿および腋窩動脈送血，あるいは下行大動脈送血で体外循環が開始される．

2）脳分離体外循環

弓部大動脈近くまで瘤が及んでいたり，上行大動脈の血管壁が脆弱化しているなどによって遮断鉗子がかけられない（**図8-4（c）**），あるいは腕頭動脈と左総頸動脈との間にかけるような変法をとる場合（**図8-4（b）**）や，弓部3分枝の再建が必要な症例ではopen distal anastomosisが用いられ，体外循環は循環停止下の選択的脳分離体外循環法（SCP：selective celebral perfusion）が用いられる．SCPでは，弓部分枝に対し選択的に先端にバルーンのついたカニューレを挿入して，順行性に送血を行う手法がとられる．送血条件は文献によりさまざまではあるが，20〜25℃の血液で脳への総灌流量は10〜15 mL/kg/分，灌流圧は40〜60 mmHgが一般的である．

①分岐送血式脳分離体外循環

全身への灌流を行う送血回路を脳送血用に分岐し，血液ポンプ1台で全身灌流と脳灌流の両方を行う送血法を分岐送血式とよぶ（**図8-6**）．通常の体外循環システムを変更することなく分離送血が可能となる．脳分離送血流量は，正確な血流量を把握するため回路内に流量計を設置し，必要に応じて鉗子で脳送血回路に流路抵抗を加えるなどの術野側での調整が必要となる．流量計は流量に応じたアラーム機能が備わったものが望ましく，脳へは送血フィルタを通した後の血液を送血することで塞栓症予防の対策にもなる．

図 8-5　弓部・下行大動脈人工血管置換

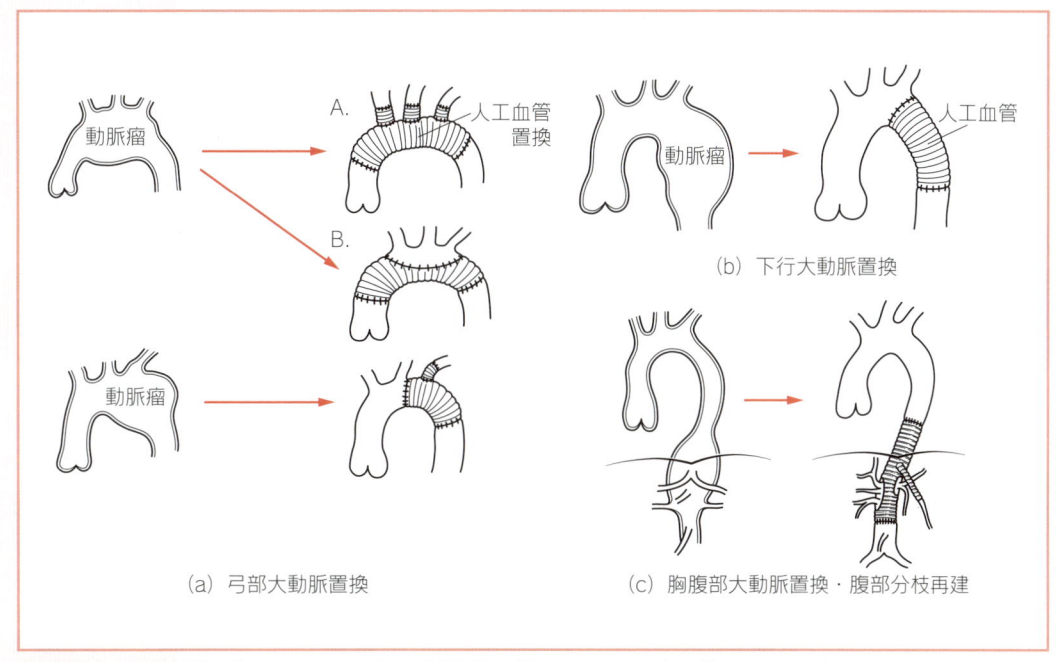

（a）弓部大動脈置換

（b）下行大動脈置換

（c）胸腹部大動脈置換・腹部分枝再建

（龍野勝彦：心臓外科エキスパートナーシング改訂第 2 版. 197〜199, 南江堂, 1996 より）

図 8-6　分岐送血式脳分離体外循環の一例

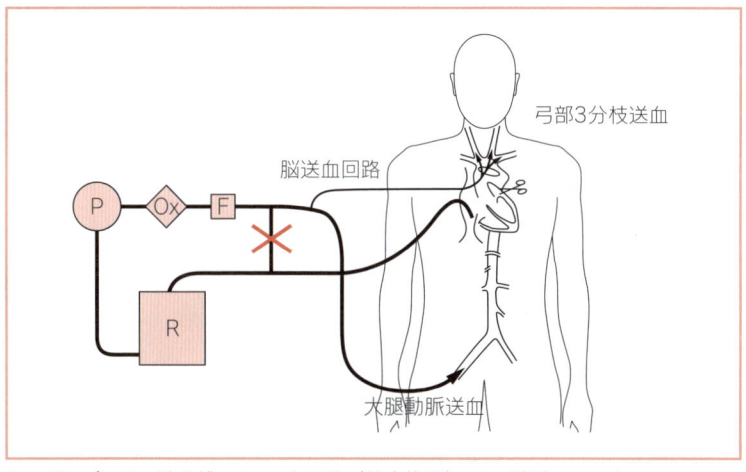

P：ポンプ, R：貯血槽, Ox：人工肺（熱交換器）, F：動脈フィルタ.
（許　俊鋭, 冨澤康子：人工心肺安全ガイドライン. *Clinical Engineering* 別冊,
35〜37, 秀潤社, 2007 より）

②ポンプ送血式脳分離体外循環

　全身送血用のポンプ（以下, 体送血ポンプ）の他に, 脳送血専用の血液ポンプ（以下, 脳送血ポンプ）を使用して分離送血を行う方法をポンプ送血式とよぶ（**図 8-7**）. 人工肺出口部を分岐して組み込んだ脳送血ポンプを用い,

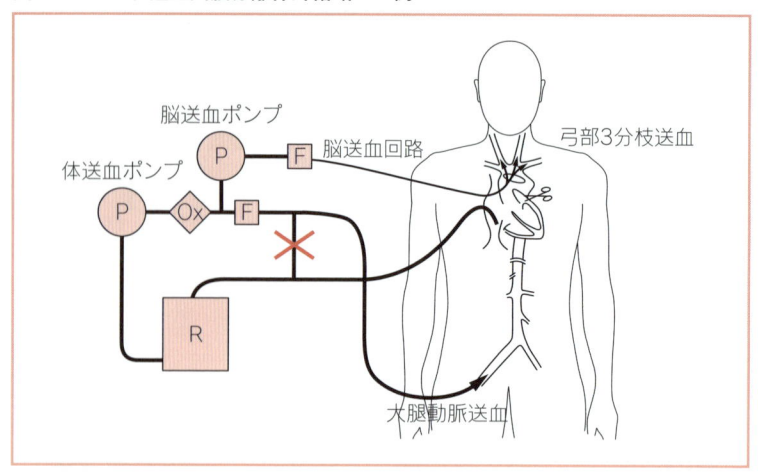

図 8-7　ポンプ送血式脳分離体外循環の一例

脳送血ポンプ
体送血ポンプ
脳送血回路
弓部3分枝送血
大腿動脈送血

P：ポンプ, R：貯血槽, Ox：人工肺, F：動脈フィルタ.
（許　俊鋭, 冨澤康子：人工心肺安全ガイドライン. *Clinical Engineering* 別冊,
35〜37, 秀潤社, 2007 より）

弓部分枝へと送血する. 脳送血用にローラポンプを用いることで送血流量を容易に調整でき, 脳送血回路側に熱交換器を組み込めば, 全身と脳の送血温の調整を別々に行うこともできる. ただし, 操作者は2台の送血ポンプを操作することとなり, その扱いには厳重な注意が必要となる. 人工肺上流の体送血ポンプと下流の脳送血ポンプの送血流量, または人工肺入口圧と出口圧のバランスによって, 人工肺内が陰圧となり多孔質膜より空気を引き込む事例が報告されている. とくに, 体送血ポンプにローラポンプを使用し, 循環停止と脳分離送血を併用する場合には, 循環停止中も再循環回路を用いて体送血ポンプによる人工肺を経由した回路側の循環を維持したうえで脳分離送血を行うといった特殊な操作が必要となる. また, 体送血ポンプ停止時には脳送血ポンプも停止する安全機構（ストップリンク）の他, 種々の安全対策が報告されている. これに対し, 体送血ポンプに遠心ポンプを使用すれば, 循環停止中も遠心ポンプの回転を維持しておくことで, 再循環させることなく人工肺の圧力を高く維持しておくことが可能である. ただし, この場合も脳送血ポンプによる送血量によっては人工肺が陰圧となり, 空気を引き込む危険性があるので注意が必要である. いずれの場合も回路内圧（とくに人工肺と体送血ポンプ間の陰圧発生）のモニタリングとともに, 回路内へ空気が混入した場合の警報や気泡除去フィルタの設置などの対策とともに, 特殊操作に対する十分な理解と訓練が重要である.

図 8-8　心拍動下部分体外循環

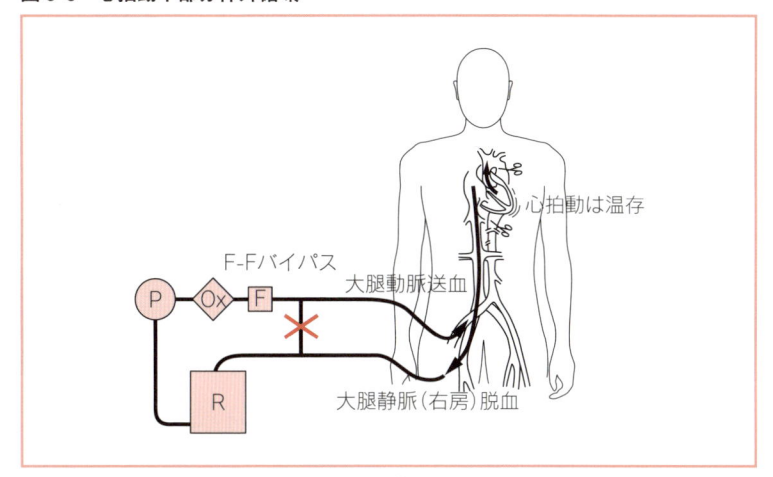

上半身は自己の心臓により循環し，下半身の循環を体外循環で行う．上半身の血
圧調整は，人工心肺の脱血量の調整で行う．
P：ポンプ，R：貯血槽，Ox：人工肺（熱交換器），F：動脈フィルタ．
（許　俊鋭，冨澤康子：人工心肺安全ガイドライン．*Clinical Engineering* 別冊，
35〜37，秀潤社，2007 より）

4 ── 下行大動脈手術の体外循環

▶ 1 ）心拍動下部分体外循環

　下行大動脈手術（**図 8-5（b）**）では，病変部より中枢側の脳を含む上半身
の循環と，末梢側の下半身の循環が分断されることとなる．そこで，生体の
心肺機能を温存した状態で上半身の循環は心臓が行い，下半身の循環を大腿
動静脈からの送脱血（F-F バイパス）による人工心肺により行う手法がとら
れ，これを心拍動下部分体外循環（以下，部分体外循環，**図 8-8**）とよぶ．
部分体外循環では，生体の自己心拍を温存することもあり，常温での体外循
環が行われる．ただし，脊髄保護のために軽度低体温で行われる場合もある．
　血圧のモニタリングは，上半身は橈骨動脈，下半身は足背動脈で行うのが
一般的である．部分体外循環は，上半身の血圧調整は血管作動薬も使用する
が，おもには循環血液量で調整する．人工心肺への脱血量を増減することで
心臓からの心拍出量を調整し，これにより上半身の血圧を適正に維持する．
血液抗凝固療法を行うことをふまえ，上半身の血圧は脳出血を惹起しない程
度におさえる．ただし，自己肺によるガス交換に影響が出るほど心拍出量が
制限されないように注意する．大腿静脈から挿入したカニューレのみでは脱
血量が不十分で血圧の調整ができない場合は，肺動脈からの脱血（PA ベン
ト）を追加する場合もある．下半身は上半身と同じ血圧に維持されるのが望
ましく，人工心肺の灌流量による調整で尿量が得られる程度の血圧を維持す

図 8-9 腹部臓器灌流の一例

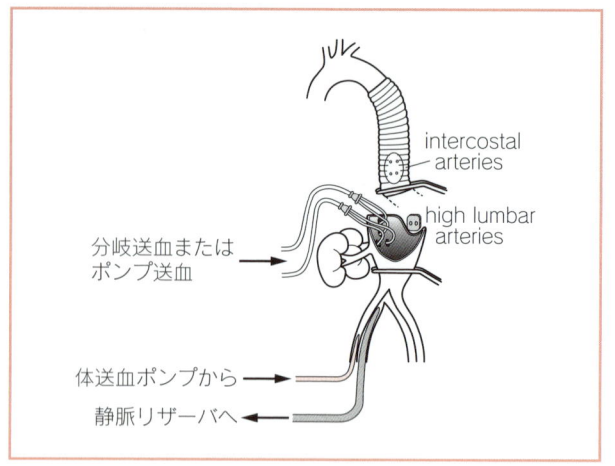

分岐送血または
ポンプ送血

体送血ポンプから

静脈リザーバへ

intercostal
arteries

high lumbar
arteries

（大北　裕，加納寛也：胸部大動脈手術の体外循環．体外循環と補
助循環 2009．第 25 回日本人工臓器学会教育セミナー，105，2009
より）

る．灌流量は，下半身だけの灌流であるので total flow の 60〜70％で十分で
ある．部分体外循環では，生体の心肺機能が低下した場合でも人工心肺によ
る完全体外循環に移行することで，安全に手術を続けることが可能である．

　これに対し，病変部前後に遮断ができ生体の心肺機能が温存できる場合に
は，左房から動脈血を脱血して，遠心ポンプで下半身へと送血する左心バイ
パス法が可能である．人工肺を使用しないため，低ヘパリンでの手術が可能
となる．ただし，大量出血時の血行動態の急変への対応が困難であり，回収
した術野出血の返血方法の確保と体温低下に注意が必要である．

▶ 2）胸腹部大動脈手術

　肋間動脈，腹部分枝の腹腔動脈，上腸間膜動脈，腎動脈の再建が必要とな
る胸腹部大動脈手術では，脊髄および腹部主要臓器への血流維持が重要とな
る（図 8-5（c））．とくに，Adamkiewicz 動脈につながる肋間動脈が障害さ
れると，対麻痺といった術後の重篤な合併症を惹起する．そこで，軽度低体
温（32〜34℃）による部分体外循環下に分節的に遮断を行い，腹部臓器への
分枝や肋間動脈，腰動脈の血流を維持しながら人工血管吻合を行う．遮断範
囲に分枝動脈が含まれる場合は，心筋保護液灌流用のバルーン付きカニュー
レなどを選択的に挿入し，脳分離送血同様，酸素加血の分離体外循環を行う
（図 8-9）．なお，分枝動脈に対して体外循環は行わず，低温の晶質性の保護
液を一定量灌流した後，循環停止状態で吻合する手法も行われる．

3 OPCAB（オプキャブ）

1—定義

　OPCAB（オプキャブ）とは，off-pump coronary artery bypass の略で，人工心肺非使用心拍動下冠動脈バイパス手術のことであり，従来の人工心肺使用心停止下冠動脈バイパス手術（CCAB：conventional coronary artery bypass）と区別した表現である.

　冠動脈バイパス手術（CAB）は，もともと人工心肺下に心停止状態で血管吻合を行っていた. 手術手技的には，心臓表面の冠動脈の吻合であり，心腔内を開ける弁膜手術などの開心術と異なり，心腔内を無血視野にする大動脈遮断をかならずしも必要としないはずであるが，数 mm の細い血管を縫合するには拍動下では技術的に困難であり，どうしても心臓を停止させ静止野にする必要があったからである. すなわち，心停止状態を得るために大動脈を遮断し，心停止液を冠血管に灌流するうえで当たり前のように人工心肺も必要だったのである.

　しかし，低侵襲心臓手術[1]の流れのなかで，1985 年の Benetti[24]や Buffolo[25]らの報告以降，侵襲の高い体外循環を不要とする術式として，スタビライザーを使い，心機能を下げずに冠動脈吻合部位周囲だけを局所的に圧迫固定し静止野を得る技術が普及してきた. 現在は，人工心肺を使わない場合と人工心肺を使う場合を使い分けているため，off-pump と強調し，術式名も区別するようになった. また，CAB の方法としては，人工心肺下の心拍動下 CAB や心室細動下 CAB も行われている.

2—適応

　わが国における初回待機的 CAB の off-pump（非人工心肺下）の比率は 65%（11,041 例/17,064 例，2023 年）[26]と世界的にみても高率だが，施設ごとでみると，ほとんどを off-pump で行う施設と，多くを人工心肺下で行う施設に二極化している傾向がある. また，欧米では OPCAB の比率は低く（ドイツ 23.8%[27]），わが国と大きな差がある. これは，いまだ適応に関して議論が続いていると理解してよい.

　わが国のガイドライン「虚血性心疾患に対するバイパスグラフトと手術術式の選択ガイドライン（関係 6 学会作成，2011 年）」[28]では，以下のような成績などのエビデンスを紹介している.

人工心肺使用と非使用の比較においては，手術後30日死亡率，1〜2年短期死亡率の差はないが，OPCABの方が周術期合併症の頻度は低く，人工呼吸期間，ICUおよび入院期間が短く，出血量，血液製剤使用が少ないとしている（エビデンスレベルA）．

　したがって，医学的には，①血行動態の安定が得られずOPCABができない症例，もしくはすでに体外循環が開始されている症例，②解剖学的特徴や血行動態的理由から心拍動下では露出や固定が得られない冠動脈に有意狭窄が存在し，人工心肺を使用することにより完全血行再建が得られる症例はCCABを選択する．また，①人工心肺の危険性が高いと考えられる術前合併症を有する高齢者，②脳梗塞の既往，③上行大動脈の有意な石灰化が存在する場合はOPCABを選択するとされている[29, 30]．

　また，適切なスタビライザーとハートポジショナーの使用および外科医の習熟度を前提とすると，OPCABによりCCABと同等のグラフト開存と完全血行再建の達成が得られるとし，OPCABによる外科的血行再建はCCABと同等に安全な手術方法であり，これに代わる標準術式となりうるとしている（エビデンスレベルA）ことから，OPCABが増加していることが理解できる．

　しかし，外科医および麻酔科医の習熟度，OPCABから緊急にCCABに転換する体制などの施設のスタッフ能力および体制，手術時間や診療報酬額などの経済効率への影響，その他社会的理由なども総合的に考慮されなければならない．

　このようなことから，施設によりOPCABの適応に大きな差が出ているのが現状と考えられる．

3─術式と使用器具

　OPCABでは，心拍動させたまま血行動態を維持しながら，心表面の冠動脈血管にバイパスグラフト（血管）を吻合する．そのために，麻酔科医が心臓の心拍動を最小限に管理し，吻合部周囲を圧迫固定するスタビライザー，または心臓を保持固定するハートポジショナーを使い，吻合を容易にする（図8-10）．冠動脈血管を切開したときの出血・空気塞栓および末梢への血流維持対策として，ブロイラー（炭酸ガスの吹き付け）や内シャントチューブを使い，心臓の圧迫による不整脈や血圧低下，および吻合部末梢の虚血を起こさないように留意し，細心の注意を払い吻合を行う．脆弱な心筋組織や心拍出量が低下する場合は，これらの器具は使えず，CCABで行うことになる．

図 8-10　スタビライザーとハートポジショナー（Medtronic 社製）

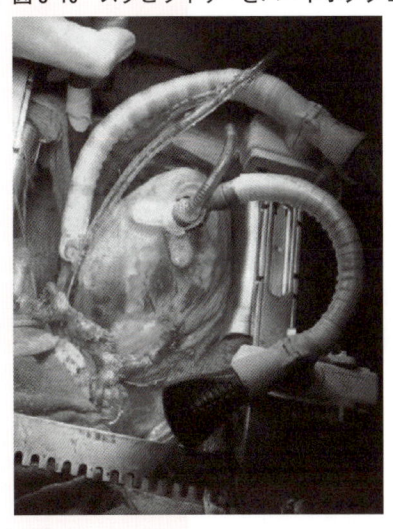
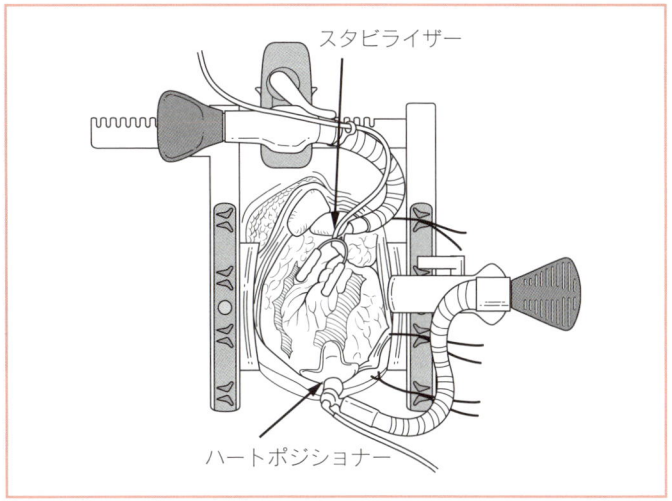

スタビライザー

ハートポジショナー

▶ 1) スタビライザー

　スタビライザーとは，直訳すると"安定装置"だが，OPCAB の領域では器具の名前である．吸引陰圧によって心表面に吸着する先端のスタビライザー部と，自在に曲がる連結アームで構成され，開胸器に固定して使う．心機能を低下させることなく，吻合部位周囲を圧迫固定し，吻合静止野を容易に確保する．

▶ 2) ハートポジショナー

　吻合部位が心臓側面または後面の場合に，吸引陰圧によって心表面（心尖部または心尖部近傍の左室壁）に吸着し，心臓の位置を固定保持する器具である．先端が吸着保持しやすい形のポジションヘッド部と，連結アームで構成されている．陰圧吸引のための吸引チューブがあり，製品ごとに異なるが，−400 mmHg をこえない吸引圧で使用する．

4─OPCAB から人工心肺緊急使用への備え （バックアップ）

　OPCAB 術中に緊急で CCAB に転換した場合のリスクは高い[31,32]．リスク軽減には，人工心肺を使うか否かの速やかな判断とともに，転換をいかに迅速に安全に行うかが鍵となる．そのため，通常の人工心肺システムよりも迅速な回路組立・充填が要求され，①どのような場合に体外循環に移行するか，②使用する回路，③送血部位について，手術前に外科医と打ち合わせておくことが重要となる[33]．

胸部大動脈瘤に対するステントグラフト内挿術

ステントグラフトとは

ステントグラフトとは，金属ステントに人工血管素材を被覆した人工血管で，血管の中に留置して動脈血管の狭窄（冠動脈）や動脈瘤の破裂を防ぐ目的で経カテーテル的に挿入される．

大動脈瘤に対する外科的手術は侵襲が大きく，低侵襲化の波のなかで，負担の少ない経カテーテル的に治療可能なステントグラフト内挿術が考案され，新しい治療法のひとつとして普及が進んでいる．脳血管，冠動脈，腹部血管など細い末梢動脈血管領域が最初に普及し，次に，大口径の胸腹部動脈（動脈瘤）用が使用されるようになった．わが国では腹部動脈用が2006年7月に，胸部動脈用が2008年3月に保険適用となり，一般的な治療法として普及している．ただし，合併症リスクも外科手術と同様に発生し，高い技術で実施する必要があり，関連11学会で構成されるステントグラフト実施基準管理委員会で，実施医，指導医および実施施設を限定している[38, 39]．

以下に，開胸し人工心肺使用下でしかできなかった胸部大動脈瘤に対する人工血管置換術に代わるステントグラフト内挿術（thoracic endovascular aortic aneurysm repair：TEVAR）について述べる．

ステントグラフトの仕組み

ステントグラフトは，折りたたんで直径7〜8 mmのカテーテル内に収納できるように作られており，治療部位で展開ノブを引くことによりステントグラフトが中央部から両端に向かって開き，固定留置される．企業製造ステントは，Gore社製TAG（**図Ⅰ**），COOK社製Zenith，Medtronic社製Talentがある．

胸部大動脈瘤に対するステントグラフト内挿術（TEVAR）

1）特徴（長所と課題）

経カテーテル的に行えるということは，開胸手術に比べ，劇的に皮膚の切開が小さく，人工心肺，低体温などの大きな侵襲を避けることができる．しかし一方で，年々成績が向上しているものの初期成功率，合併症としての塞栓症による脳梗塞，対麻痺，大動脈損傷，腸骨大動脈損傷や，エンドリーク（グラフトのわき漏

図Ⅰ　胸部大動脈用ステントグラフト（Gore社製TAG）

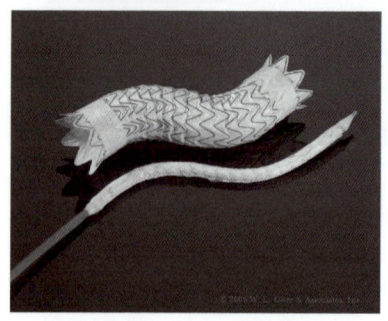

れ）の発生に課題を残し，いまだ完成された治療法でなく発展途上の段階といえる．

2）適応

重要なのは大動脈の形態および性状で，大動脈瘤・大動脈解離診療ガイドライン（2006年改訂版）[40]では，①20〜24 Frカテーテルシースの挿入が可能であること，②landing zoneの長さが20 mm以上で径は38 mm以下であること，③landing zoneはほぼ直線的であることとされており，人工血管置換後の吻合部瘤や仮性瘤，下行大動脈瘤が形態的に好適となる．弓部および腹部分枝や非直線的な部位は工夫を加える必要がある．対象疾患では，大動脈解離，炎症性動脈瘤，仮性動脈瘤，動脈瘤破裂が原則禁忌のため，おもに胸部真性大動脈瘤が適応となる．

3）手技

①経カテーテル的方法：イントロデューサーシースは，大腿動脈，腸骨動脈あるいは動脈に吻合したコンジットなどから挿入する．ヘパリン500 IU/kgを投与し，ACT200〜250秒にコントロールする．目的の部位までカテーテルが到達したら位置を画像で確認し，展開ノブを手早く大きく引き，ステントグラフトを展開する[41]．真性下行大動脈に対するステントグラフト内挿術の手順を**図Ⅱ**に示す．

②外科手術併用法（open stent-graft法）：弓部大動脈手術の際に，弓部大動脈吻合部断端から下行大動脈に対してステントグラフトを挿入する方法（**図Ⅲ**）で，下行大動脈の吻合を簡略化することにより体外循環時間を短縮し，左開胸を行わず反回・横隔神経損傷を回避し，人工血管移植範囲を広範囲に設定できる利点がある．

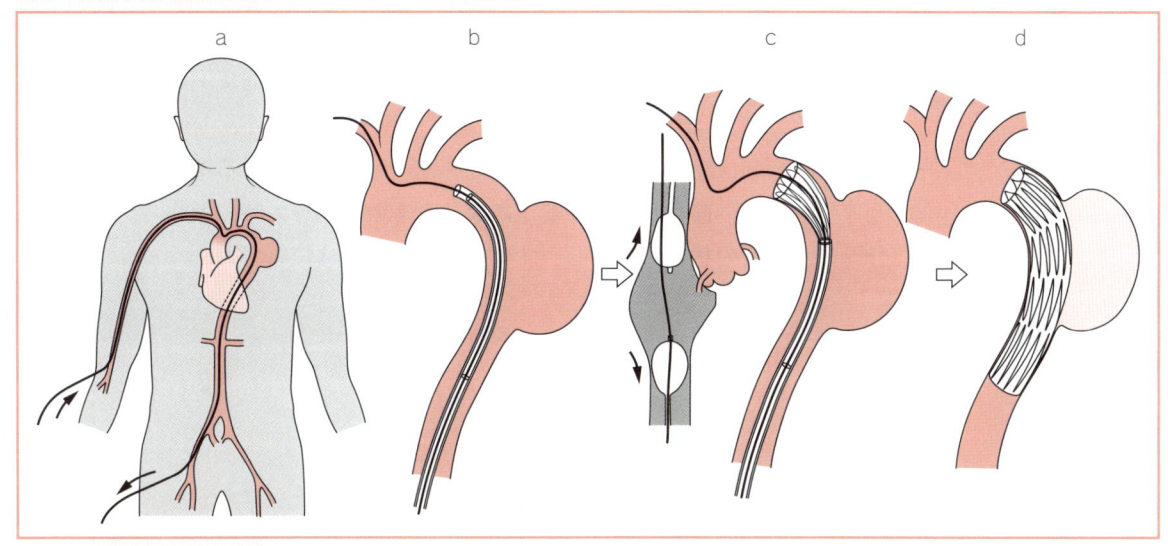

a：右上腕動脈–右大腿動脈間に pull through wire（展開ワイヤー）を留置させる.
b：この pull through wire をガイドに，カテーテルシースを目的部位（胸部下行大動脈）に挿入する.
c：上下大静脈をバルーンにて閉鎖し，心拍出量を低下させた状態でステントグラフトを展開する.
d：ステントグラフト移植にて動脈瘤が exclusion（覆われて排除）される.

図Ⅲ　open stent-graft 法による弓部置換方法

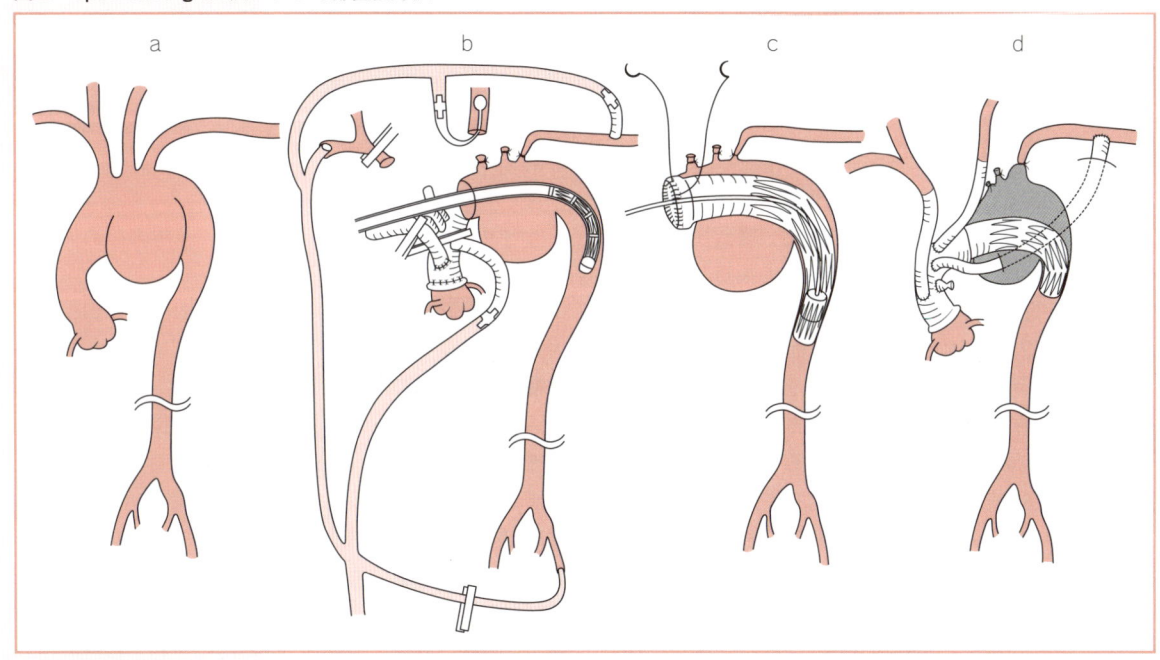

a：弓部大動脈瘤.
b：大腿動脈ならびに右腋窩動脈，左鎖骨下動脈，左総頸動脈より送血し，弓部大動脈を腕頭動脈と左総頸動脈との間で open.
c：上行大動脈に4分枝付き人工血管を縫合し，続いて弓部大動脈を腕頭動脈，左総頸動脈間で切断．同部位よりステントグラフトを下行大動脈に挿入し，挿入したステントグラフトの中枢側断端部分を，弓部大動脈壁を用いて wrapping, 吻合口を形成する.
d：ステントグラフト中枢側の吻合口と4分枝付き人工血管を端々吻合し，弓部分枝を再建する.

▶ 1）OPCAB 中のスタンバイ

通常は，装置および未開封回路を手術室内に準備し，必要時ただちに回路充填ができるようにしておくが，手術症例のリスクに応じて，あらかじめ回路を組み立てておく場合や，より迅速に開始できる PCPS（percutaneous cardiopulmonary support，経皮的心肺補助装置）を用いる場合もある．担当する技士は，血行動態が不安定になりやすい麻酔導入時，開胸時，心臓操作時は，患者の状態に注目し，すぐ対応できるようにしておく．

▶ 2）回路組立および充填をより短時間に行う工夫

転換に要する時間（通常 15 分程度）は，外科医とあらかじめ打ち合わせて

Tips

心臓移植

心臓移植は，アメリカでは現在まで 95,130 例（1988年 1 月〜2024 年 8 月），2023 年には 4,545 例行われ[42]，ユーロトランスプラント（ヨーロッパ）では 2023 年で 645 例行われている[43]．ドナー不足の問題を抱えつつも一般的な治療法のひとつとして世界では認知されている．

一方わが国では，"ヒトの死は心臓死" としていたため，"脳死はヒトの死" とする脳死ドナーからの心臓移植を行うには，国民の理解と立法化（臓器移植に関する法律，1997 年 10 月 16 日成立）が必要であった．日本では 1999 年 2 月から実施され，現在（2024 年 8 月 31 日）まで合計 840 例（12 施設）行われている[44]が，年間 100 例程度で，移植を希望する 835 名（2024 年 8 月 31 日現在）[22]に対し圧倒的に少ない．その数の少なさゆえに，国内で移植を待機する患者は，平均 3 年半の長期待機を強いられ[44]，多くは補助人工心臓を装着して待機せざるをえない状況である．その補助人工心臓を装着している最優先（ステータス 1）の患者でも欧米の約 3 カ月程度（米国平均 87 日［2011〜2014 年ステータス 1A］）の待機期間と大きな差があり，外国で移植を受ける渡航移植を選ばざるをえない場合がある．

心臓移植手術時の体外循環

通常の心臓手術の体外循環とほぼ同じであるが，異なる点として以下の点があげられる．

①レシピエントが補助人工心臓装着である場合が多く，癒着剥離に数時間を要したり，必要に応じて人工心肺下に開胸および癒着剥離操作をすることがある．

②送血および脱血カニューレは，吻合に邪魔にならぬよう，やや遠位部に挿入する．

③癒着剥離のために，開胸となり，胸腔内に血液が貯留する場合がある．

④心筋保護液は使わない．

⑤サイトメガロウイルス（CMV）予防のために，CMV 抗体陰性血を使うことがある．

⑥拒絶反応予防のために，メチルプレドニゾロンを大動脈遮断開始直前に投与する[45]．

移植待機患者への補助人工心臓装着

待機期間が長引けば，より重症化し補助人工心臓を装着せざるをえないレシピエントが増えてくる．2010 年までは，保険適用の理由から体外設置型補助人工心臓をおもに使用しており，長期入院での慎重な管理が求められていたが，植込み型補助人工心臓が 2011 年 3 月から保険適用となり，2018 年現在，認定 53 施設で在宅管理が可能になった．いずれにしても，待機期間が改善しないかぎり，補助人工心臓の管理を担当する臨床工学技士の業務は，増えこそすれ減ることはない．

おき，それに見合う準備・手順を決めておくが，使用カニューレなどの準備，プレコネクト回路（梱包時から各回路の接続がされている）の使用，マンパワーの即時確保，緊急時に用いる充填手順の省略の工夫など，可能なかぎり短時間にする工夫をする．

　転換に許される時間により対応が異なる．20～30分の余裕があれば，通常の人工心肺の準備で十分であるが，5～10分以下が求められる場合は，PCPSまたは迅速対応回路を用いることを施設としてとり決めておくべきである．

▶ 3）人工心肺以外の業務

　臨床工学技士は，OPCAB術中に緊急でCCABに転換することに備え，多くの施設で手術室内で待機するかたちをとりつつ，人工心肺作動時と同様の周辺業務を担当することが多い．施設によって異なるが，ACT（activated clotting time，活性化凝固時間）測定，冠動脈グラフト流量測定，血圧モニタ，その他の医療機器の操作などである．

5 ─ 体外循環の操作のポイント

　緊急でCCABに転換した場合は，血行動態の安定と心負荷（左室容量負荷）の軽減が急務となる．

①開始直後は血行動態の安定化が最優先であり，十分な灌流量を維持する．

②同時に，十分脱血し心臓の前負荷を軽減させる．さらに可能ならば，左心ベントを挿入し，左室容量負荷を積極的に軽減する．

③心臓を脱転するバイパス吻合時は，左室ベントを十分に効かせるか，十分脱血し，左室の過伸展を防ぐ．

④PCPS使用の場合は，術野出血吸引への対応を考慮する．自己血回収装置を併用するポンプ吸引機能をPCPS回路に後から組み込むなどの方法がある．

6 ─ 低侵襲な閉鎖式回路（mini-circuit）による体外循環の使用

　通常の体外循環システムでは侵襲が大きく耐えられそうもないが，OPCABを行うにも血行動態が維持しにくい重症症例では，侵襲の少ない人工心肺システムで循環補助をしながらCABを行うことが，ときに求められる．これに対応するために，低侵襲を主眼にした低充填量（低血液希釈）回路システムが考案され，製品化されている．このシステムは，低充填量にするために，リザーバをなくし吸引回路を分離した閉鎖型回路とし，生体適合性を上げ，血小板の活性化，タンパク質の吸着，炎症反応の減少を図ってい

る．メドトロニック社製レスティングハート[34]，ジェイエムエス社製閉鎖チャンバー式静脈血リザーバー閉鎖型回路システム[35]，テルモ社製ミニサーキット ROCsafe システム[36]，ソーリン社製 Optimized Perfusion System[37] などがあり，気泡除去能力や容量調節機能など，それぞれ工夫されている．

OPCAB の出現は，欧米では心臓手術の半分をこえる CAB 症例が人工心肺を不要とする可能性から，Perfusionist（人工心肺技士）職場喪失の危機と労働問題になりかねない懸念があったが，その比率がそれほど増えていないので大きな問題にはなっていない．

しかし，治療の質の向上という意味では，人工心肺がいかに侵襲が大きく，不完全な補助手段であるかを再認識させ，体外循環を担う臨床工学技士としては，さらなる人工心肺システムの低侵襲化（改善）に積極的に取り組まなくてはいけないと受け止めるべきと思われる．

参考文献

1) 平田康隆, 平原憲道, 村上　新, 本村　昇, 宮田裕章, 髙本眞一：本邦における 2013, 2014 年の心臓血管外科手術の現状：日本心臓血管外科手術データベース（JCVSD）からの報告　2．先天性心疾患手術．日本心臓血管外科学会雑誌, **46**（5）：191〜194, 2017.

2)「日本人の食事摂取基準（2015 年版）」策定検討会報告書, 厚生労働省, 66, 2015.

3) Clark, L. C. Jr.：Optimal flow rate in perfusion. Extracorporeal circulation（Allen JG ed）. Thomas, Springfield Ill, 1958.

4) Galletti, P. M., Brecher, G. A.：Heart-lung bypass：Principles and techniques of extra-corporeal circulation. 215, Gruns & Stratton, New York, 1962.

5) 五十嵐　隆：輸液療法, 小児科学（大関武彦, 近藤直実）. 第 3 版, 98〜106, 2008.

6) Holliday, M. A.：Body fluid physiology during growth. In：Maxell MH, Kleeman CR, eds. Clinical disorders of fluid and electrolyte metabolism. 2nd ed. 544, McGraw-Hill, New York, 1972.

7) Hill, L. L.：Body composition, normal electrolyte concentrations, and the maintenance of normal volume, tonicity, and acid-base metabolism. Fluid and electrolyte therapy. *Pediatr. Clin. North Am.*, **37**：241〜256, 1990.

8) Boineau, F. G., Lewy, J. E.：Estimation of parenteral fluid requirements. Fluid and electrolyte therapy. *Pediatr. Clin. North Am.*, **37**：257〜264, 1990

9) 森田紀代造, 黒澤博身：15 章循環器疾患, B 循環器疾患の治療と管理, 4 外科的治療, 小児科学（大関武彦, 近藤直実）. 第 3 版, 1049〜1052, 2008.

10) Bove, E. L., Gallagher, K. P., Drake, D. H., et al.：The effect of hypothermic ischemia on recovery of left ventricular function and preload reserve in the neonatal heart. *J. Thorac. Cardiovasc. Surg.*, **95**（5）：814〜818, 1988.

11) Grice, W. N., Konishi, T., Apstein, C. S.：Resistance of neonatal myocardium to injury during normothermic and hypothermic ischemic arrest and reperfusion. *Circulation*, **76**（5Pt2）：V150〜V155, 1987.

12) 許　俊鋭：心臓手術の実際—外科医が語る術式, 臨床工学技士が語る体外循環法—.

Clinical Engineering 別冊，秀潤社，2008.

13) 許　俊鋭，冨澤康子：人工心肺安全ガイドライン．*Clinical Engineering* 別冊，秀潤社，2007.

14) 阿部稔雄，上田裕一：最新人工心肺—理論と実際—第三版．名古屋大学出版会，2007.

15) 阿部稔雄：人工心肺—理論と実際—第二版．名古屋大学出版会，1992.

16) 心臓外科エキスパートナーシング（改訂第2版）．南江堂，1996.

17) 大北　裕，加納寛也：胸部大動脈手術の体外循環．体外循環と補助循環　2009．第25回日本人工臓器学会教育セミナーテキスト．97～107，日本人工臓器学会，2009.

18) 高本眞一：大動脈手術の補助手段．体外循環と補助循環　2001．第17回日本人工臓器学会教育セミナーテキスト．99～105，日本人工臓器学会，2001.

19) 相磯貞和：疾患からみた解剖学．メジカルビュー，2007.

20) 配野　治，杉本　響：膜型人工肺の空気の引き込みに対する検討—Oxia-LP とCAPIOX-RX15 の比較—．体外循環技術，**34**（2）：120～123，2007.

21) 明石尚樹，寺田尚人，渡辺泰徳：脳分離体外循環におけるプレコネクト回路の安全策．体外循環技術，**34**（2）：135～137，2007.

22) 吉田　譲，小塚アユ子，新浪　博：ローラーポンプを用いた分離送血時の人工肺空気引き込みに関する実験的検討．体外循環技術，**35**（2）：116～119，2008.

23) 配野　治，杉本　響：ローラーポンプを用いた脳分離体外循環—空気引き込み防止回路の検討—．体外循環技術，**36**（1）：44～47，2009.

24) Benetti, F. J.：Direct coronary surgery with saphenous vein bypass without either cardiopulmonary bypass or cardiac arrest. *J. Cardiovasc. Surg.*, **26**：217～222, 1985.

25) Buffolo, E., Andrade, J. C., Succi, J. E., Leao, L. E., Cueva, C., Branco, J. N., Carvalho, A. C., Galluci：Direct myocardial revascularization without extracorporeal circulation：Technique and initial results. *Texas Heart Institute Journal*, **12**：33～41, 1985.

26) 日本冠動脈外科学会 2023 年全国アンケート：日本冠動脈外科学会ホームページ．http://www.jacas.org/enquete/2023.html

27) Andreas, B., et al.：German Heart Surgery Report 2022：The Annual Updated Registry of the German Society for Thoracic and Cardiovascular Surgery. *Thorac. Cardiovasc. Surg.*, **71**（5）：340～355, 2023.

28) 落　雅美班長 2010 年度合同研究班（日本循環器学会，日本冠疾患学会，日本冠動脈外科学会，日本胸部外科学会，日本心血管インターベンション治療学会，日本心臓血管外科学会，日本心臓病学会，日本糖尿病学会）報告：循環器病の診断と治療に関するガイドライン—虚血性心疾患に対するバイパスグラフトと手術術式の選択ガイドライン（2011 年改訂版）—．日本循環器学会ホームページ．http://www.j-circ.or.jp/guideline

29) Sabik, J. F., Gillinov, A. M., Blackstone, E. H., Vacha, C., Houghtaling, P. L., Navia, J., Smedira, N. G., McCarthy, P. M., Cosgrove, D. M., Lytle, B. W.：Does off-pump coronary surgery reduce morbidity and mortality? *J. Thorac. Cardiovasc. Surg.*, **124**（4）：698～707, 2002.

30) Cheng, W., Denton, T. A., Fontana, G. P., Raissi, S., Blanche, C., Kass, R. M., Magliato, K. E., Mirocha, J., Trento, A.：Off-pump coronary surgery：effect on early mortality and stroke. *J. Thorac. Cardiovasc. Surg.*, **124**（2）：313～320, 2002.

31) Jin, R., Hiratzka, L. F., Grunkemeier, G. L., Krause, A.：Page US 3rd. Aborted off-pump coronary artery bypass patients have much worse outcomes than on-pump or successful off-pump patients. *Circulation*, **112**（Suppl）：I332～337, 2005.

32) Patel, N. C., Patel, N. U., Loulmet, D. F., McCabe, J. C., Subramanian, V. A.：Emergency

conversion to cardiopulmonary bypass during attempted off-pump revascularization results in increased morbidity and mortality. *J. Thorac. Cardiovasc. Surg.*, **128**（5）：655〜661, 2004.

33）田代　忠, 南　茂：OPCAB 中に起こり得る非常事態とその対策. 心臓手術の実際. 48〜58, 秀潤社, 2008.

34）高橋不二麿：レスティングハートシステムによる体外循環. 日本体外循環技術医学会教育セミナーテキスト第 23 号. 49〜54, 日本体外循環技術医学会, 2007.

35）河原畑茂樹, 前田裕之, 佐藤雅郁, 山田　亮：閉鎖型回路システムと閉鎖チャンバー式静脈血リザーバーシステムの運用について. 日本体外循環技術医学会教育セミナーテキスト第 23 号. 55〜59, 日本体外循環技術医学会, 2007.

36）岡本忠男：ミニサーキットへの取り組み—テルモ「ROCsafe」システム—. 日本体外循環技術医学会教育セミナーテキスト第 23 号. 60〜62, 日本体外循環技術医学会, 2007.

37）三牧アルバート：Mini Circuit System による体外循環. 日本体外循環技術医学会教育セミナーテキスト第 23 号. 63〜66, 日本体外循環技術医学会, 2007.

38）志水秀行, 小林美里, 四津良平：胸部大動脈瘤におけるステントグラフト内挿術. *Circulation up-to date*, **3**（3）：28〜35, 2008.

39）胸部大動脈瘤ステントグラフト実施基準. ステントグラフト実施基準管理委員会ホームページ.
http://www.stentgraft.jp/taa/t_standard.htm

40）高本眞一班長 2004-2005 年度合同研究班（日本循環器学会, 日本冠疾患学会, 日本冠動脈外科学会, 日本胸部外科学会, 日本心臓血管外科学会, 日本心臓病学会）報告：循環器病の診断と治療に関するガイドライン—大動脈瘤・大動脈解離診療ガイドライン（2006 年改訂版）—. *Circulation Journal*, **70**（Supple. IV）：1569〜1646, 2006.

41）川口　聡：胸部大動脈瘤に対するステントグラフト内挿術—適応と手技. 人工臓器, **38**（1）：61〜65, 2009.

42）米国心臓移植統計データ. UNOS ホームページ.
http://optn.transplant.hrsa.gov/latestData/rptData.asp

43）ヨーロッパ臓器移植統計 Annual report 2023：eurotransplant ホームページ.
https://www.eurotransplant.org/wp-Content/uploads/2024/06/ETP_AR2023_LowRes.pdf

44）移植に関するデータ　脳死臓器移植件数. 日本臓器移植ネットワークホームページ.
http://www.jotnw.or.jp/datafile/offer_brain.html, http://www.jotnw.or.jp/datafile/pdf/kibou-heart.pdf

45）福嶋教偉：心臓移植と臨床工学. *Clinical Engineering*, **14**（2）：155〜160, 2003.

人工心肺の安全管理とトラブルシューティング

　人工心肺は生体の心肺機能を完全に代行し，出血の吸引，循環血液量の調整，体温調節や除水，電解質補正までこなすきわめて魅力的な装置である．しかし，裏返せば生命活動においてもっとも重要な血液循環とガス交換を担っており，トラブルが発生すれば直接生命の危機を招く装置ともいえる．

　人工心肺の開発の歴史は安全性の歴史でもある．しかし，人工肺や血液ポンプの性能は飛躍的に向上したものの，体外循環システムとしてのハードウエア全体をみると安全装置は開発が遅れていて，操作は完全な手動で，安全装置もあくまでポンプシステムのオプションであり，実際には体外循環操作管理技術というソフトウエアによって安全性を確保しているのが現状である．

　この章では，人工心肺の危険要素をあげ，その対策としての安全管理，そして具体的なトラブルの対処法を解説する．

1 人工心肺の危険要素

　冒頭で述べたように，人工心肺のトラブルは患者生命を脅かす危険性が高いので，人工心肺を管理操作するためには，その危険要素を知っておく必要がある．ここで，他の医療機器と比べながら人工心肺にどのような特殊性や危険性があるかをあげる．

1—装置を止めることによる危険性

　多くの医療機器は，故障や異常が生じた場合には装置を止めて対処することができ，場合によっては治療や検査を中断し，延期することも可能である．これに対して人工心肺は生体の心肺機能を代行しており，人工心肺の停止は血液循環の停止を意味する．たとえトラブルが発生しても，体外循環を続けながら対処しなければならない．万一停止させる場合でも，常温であれば3〜5分間の猶予しかなく，復旧に手間取れば脳に重い障害を残す可能性が高い．

2—動脈や主要臓器に直接送血していることによる危険性

点滴や輸血, 血液透析などは薬液や血液を静脈 (透析はシャントを介して静脈) に注入している. 静脈に血栓や気泡が流入した場合, これらは肺の毛細血管で捕捉される. 大量に送られた場合には肺塞栓症になりうるが, 少量であれば臨床症状すら出ることはない. これに対して, 人工心肺では大動脈に送血しているため, わずかであっても血栓や気泡を送り込めば, 脳をはじめとする全身の組織に到達して塞栓症を引き起こす可能性がある. また, 心臓 (冠動脈) にも心筋保護液として薬液を送り込んでいるため, このルートから空気や誤った組成の薬液を送り込めば心筋の保護どころか心臓に大きな障害を与えかねない.

3—大量の血液を体外に導く危険性

人工心肺は, 成人用で充填量が 1,000〜1,500 mL と成人の血液量の 2 割から 4 割に達する. 小児では充填量が患者の血液量より多くなる. そして, ほぼ 1 分間で全身の血液が循環する速度に達する. このような人工心肺で回路が外れた場合, 1 分間で体内の全血液を失うことになる.

流速が速いということは, 投与した薬剤だけでなく回路に混入した気泡や異物も瞬時に体内に入るということである. また, 回路の折れ曲がりや目詰まりなどの異常があれば, 回路内圧は瞬間的に危険な圧まで上昇することになる.

4—非生理的な状況下にある危険性

通常検査や透析などの治療は覚醒状態で行われるため, 違和感や痛みがあれば声を上げるし, 万一意識を失うようなことがあればその異変を察知することができる. しかし, 完全な麻酔下で装着される人工心肺の場合, 異常があっても患者からの訴えはなく, 異常が血圧や心電図, その他のモニタに反映されなければ察知することができない. そのモニタもきわめて限られた情報しか与えてはくれない. さらに, 人工心肺使用時は通常の治療では考えられない心停止に伴う脈圧の消失 (定常流), 低体温となるうえに, ヘパリンを大量投与しているため, 脳をはじめ主要臓器に出血が起これば致命的であり, 逆に血液回路の内部で血液が固まれば, 血栓は太い送血カニューレをすり抜け動脈へ送り込まれてしまう危険性もある. そればかりでなく, 心臓血管外科手術では創部だけでなく出血の回収により血液まで大気に露出している. これに加えて, 体外循環という侵襲によって免疫力が著しく低下しているため, 感染の危険性が非常に高い.

表 9-1　人工心肺の特殊性

1	装置を止められない
2	動脈や主要臓器に直接送血している
3	大量の血液を体外に導いている
4	患者は非生理的な状況下にある

人工心肺では，これらの危険要素（**表 9-1**）が複合的に絡み合っていて，ひとつのトラブルが複数のトラブルを誘発して重大事故に至る可能性がある．

5—その他の危険性

人工心肺による体外循環は大きな侵襲となる．このため侵襲をいかに軽減するかは体外循環の大きな課題となっており，低侵襲化を目指す試みは今も続いている．しかし，低侵襲化と危険性が相反することも少なくない．たとえば，恒温動物である人間にとって低体温は侵襲であるため，常温で体外循環を行う施設も多くなってきている．しかし，体温が高ければ脳の虚血許容時間が著しく短くなるので，常温の完全体外循環中に人工心肺トラブルが発生した場合には3分以内に復旧させなければならなくなる．28℃であれば10分程度の時間の余裕が生まれる．同様に，低充填量は確実に低侵襲になるが，低充填量化のために回路を短くすると，術野に近づきすぎて汚染したり，ポンプのトラブル発生時に手回しやポンプの乗せ換えがむずかしくなったり，人工肺や貯血槽の交換がむずかしくなったりする．フィルタの容量を減らせばエアトラップ能力は落ち，目詰まりしやすくなるという危険因子が増える．

体外循環においては，低侵襲化に潜む危険因子をよく分析して，低侵襲化とそれに伴う危険をどうバランスさせるかを，心臓外科医，麻酔科医などとよく協議して方向性を決めておかなければならない．

2 安全な人工心肺システムと安全装置

人工心肺は他の医療機器のように製品をそのまま使うものではなく，医療現場でポンプシステムや回路，材料，そして制御装置や安全装置を組み合わせて，体外循環システムを作り上げることから始めなければならない．現在の多くの人工心肺システムをみると，残念ながらミスが起きない，故障しないことを前提としている部分が多く，確実な操作や異常時の対応を操作する側に依存している部分があまりにも多い．むろん，確実な操作や対処の技術

表 9-2　日本体外循環技術医学会人工心肺における安全装置設置基準第 6 版（必須推奨分類）

●必須（安全を確保するうえで遵守しなければならない）
・レベルセンサを貯血槽に設置する
・気泡検出器を送血回路に設置する
・送血圧力計は送血ポンプと人工肺の間に設置し常時モニタする
・高圧時のアラーム機能を有すること
・送血フィルタ入口圧は切り替えもしくは追加的にモニタできること
・遠心ポンプ送血では流量計を取り付ける
・送血フィルタもしくはエアトラップを送血回路へ取り付ける
・ポンプで注入する心筋保護液回路には気泡検出器を取り付ける
・ポンプで注入する心筋保護液回路には注入圧力計（アラーム付）を取り付ける
・静脈血酸素飽和度（SvO_2）を常時モニタする
・送血ポンプの手動装置を常備する
・送血ポンプではバッテリを内蔵する

●強く推奨（安全上，可能なかぎり遵守すべきである）
・レベルセンサによる送血ポンプの制御をする
・気泡検出により送血ポンプを制御する
・ローラポンプ送血では高圧時の制御をする
・遠心ポンプ送血では逆流防止策を設ける
・送血フィルタを取り付ける
・心筋保護液注入圧で注入ポンプを制御する
・ポンプシステム全体のバッテリを内蔵する
・心筋保護ポンプを含め，すべてのポンプの手動操作ができること
・ポンプベントではベント回路へ逆流防止弁を取り付ける

●推奨（理想的には遵守したほうがよい）
・動脈血ガス分析の値を常時モニタする
・遠心ポンプ送血では低流量アラームを設定する
・遠心ポンプ送血も高圧時にポンプを制御する
・送血圧とは別に送血フィルタの入口圧を常時モニタする
・送血フィルタと送血カニューレの間の圧を追加的に測定できること
・送血フィルタ，人工肺の気泡抜き回路には逆流防止弁を取り付ける
・心筋保護液回路の気泡検出により注入ポンプを制御する
・ポンプシステムの予備の電源コードを常備する
・予備のポンプを常備する
・予備のセンサを常備する

は重要であるが，同時に安全なハードウエアを設計し構築しておく必要がある。

　究極的な生命維持装置である人工心肺には，安全確保のためのモニタや安全装置が必要となる。日本体外循環技術医学会では，2007 年に人工心肺の安全装置の設置基準を勧告として示し，その後も改訂し，現在は第 6 版となっている（表 9-2，図 9-1〜3）。

1—レベルセンサ（レベルアラーム）

　開放型の体外循環回路の場合，貯血レベルは送血流量と脱血流量のバランスで維持されている。思わぬ脱血流量の低下が起こると貯血レベルは急激に低下し，やがて貯血槽が空になって送血回路から患者に空気を送る危険性がある。レベルセンサは貯血槽に取り付けられ，貯血レベルが低下した場合に

図9-1　安全装置の設置基準の「必須」項目

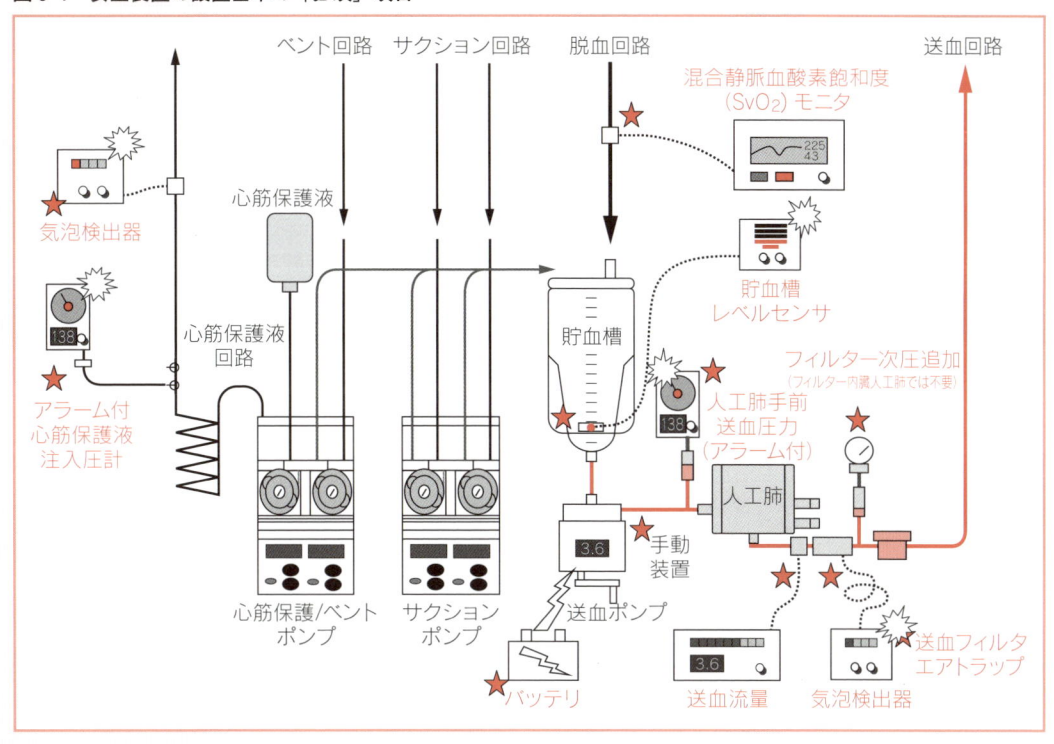

図9-2　安全装置の設置基準の「強く推奨」項目

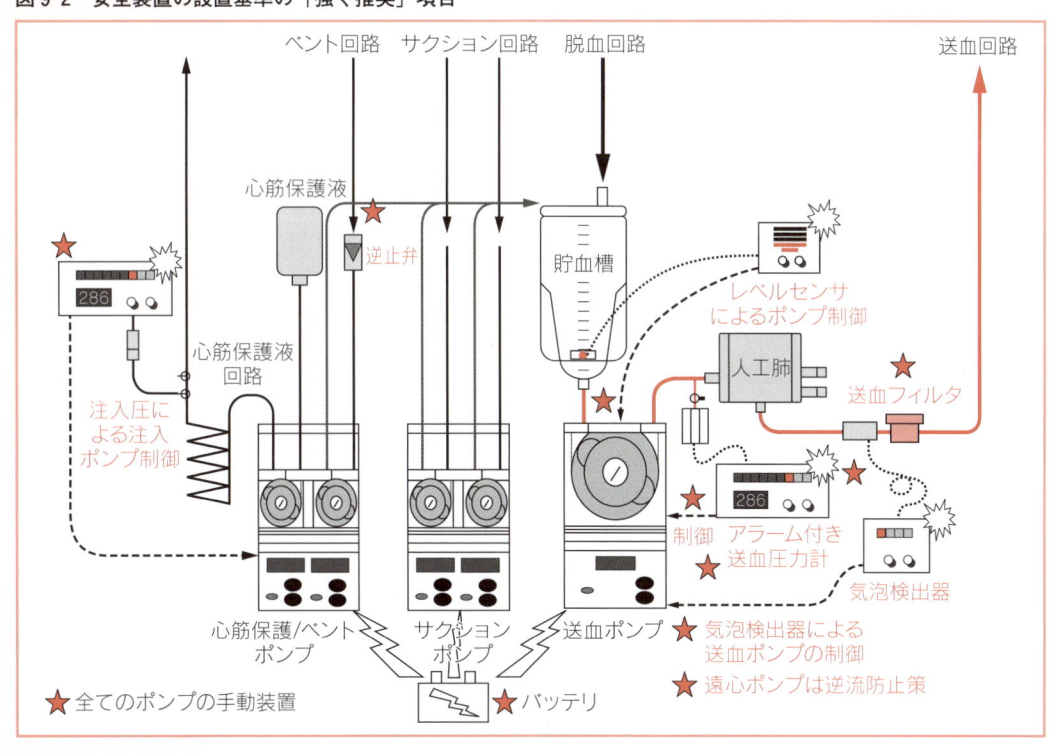

図9-3 安全装置の設置基準の「推奨」項目

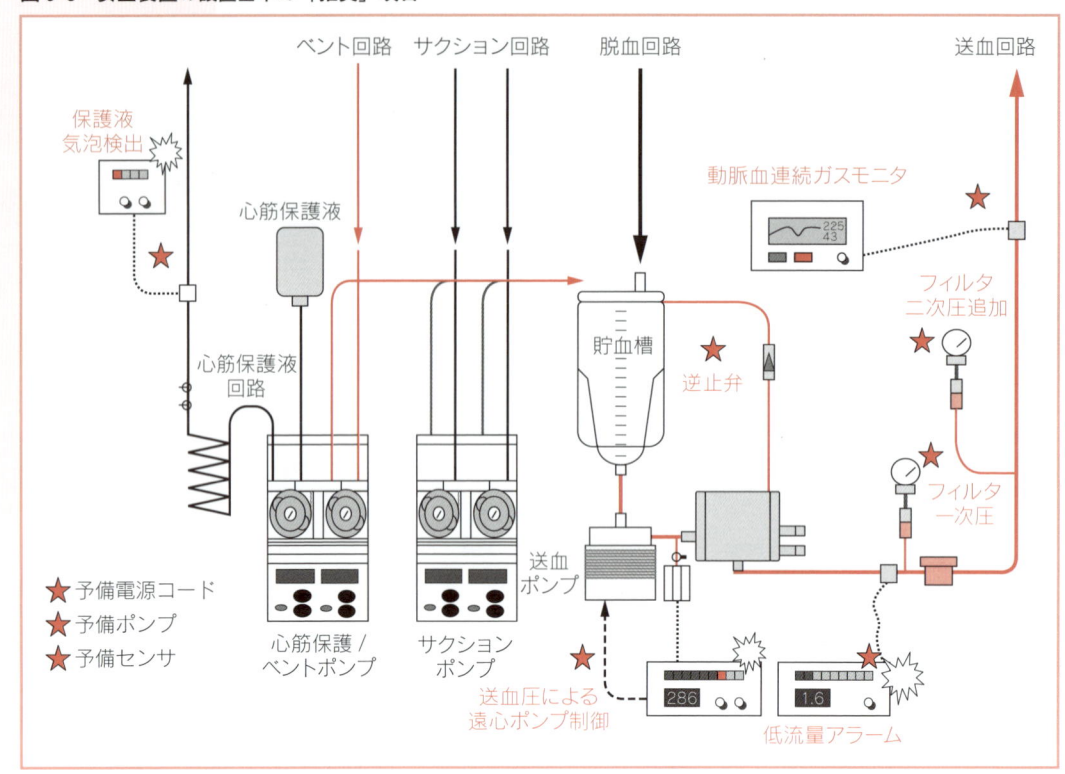

アラームを発する装置である．また，貯血レベルが危険なレベルまで低下すると，送血ポンプの回転を制御してレベル低下を防ぐレベルアラームもある．

2—気泡検出器（バブルセンサ）

気泡の流入は貯血槽からだけではない．人工肺からの空気の引き込みや血液併用心筋保護ポンプの逆転などでも送血回路に空気が流入するし，心筋保護回路や脳送血回路，脱血回路からも空気を誤送する可能性はある．そのため，送血回路や心筋保護液回路に気泡検出器を取り付ける．気泡検出器にも，気泡を検出すると自動的に血液ポンプを止める機能をもつものもある．

閉鎖回路では，貯血槽からの空気の引き込みがない代わりに，脱血からの気泡流入に警戒する必要があるので，脱血回路にも気泡検出器があるとよい．

3—送血フィルタとエアトラップ

気泡をセンサで検出するだけでなく，流入した気泡を患者に送らないようにブロックすることも重要になる．したがって，送血フィルタあるいはエアトラップも有効な保安部品である．

4 — 圧力アラームと制御装置

回路圧力は送血の状態，送血回路の目詰まり，さらには大動脈の偽腔送血をみつけるうえでも重要なモニタである．圧力の異常は突然起こり，対処が遅れると回路の抜けや解離の進展など重大なトラブルにつながりかねない．このため，圧力変化を見落とさないようアラーム機能を有する圧力計が望ましい．

さらに，圧力が危険なレベルにまで達した場合には，ポンプの回転数を落として危険を回避できる装置がある．

5 — 流量計と低流量アラーム

人工心肺では適正流量の維持が重要になる．ローラポンプでは回転数と流量が比例するため，回転計がそのまま流量計となっている．設定した流量を維持するため，とくにアラームなどは設けられていない．一方，遠心ポンプでは回転数と流量が比例しないため，流量計が必要になる．また，思わぬ流量低下を見落とさないためにも，体外循環中は流量計の low flow アラームを設定しておくことが望ましい．

6 — ガスモニタ

人工心肺における換気異常は重大なトラブルとなる．連続ガスモニタは重要で，とくに脱血回路の酸素飽和度（$S\bar{v}O_2$）の連続モニタは低換気だけでなく，人工肺の異常，体温の異常，灌流の異常，生体の心肺機能の異常を知るうえでも重要な安全モニタといえる．

7 — 逆流防止弁と安全弁

ベントポンプが逆転したり，ベント回路のチューブがポンプに逆にかかっていると，患者に空気を送り込むトラブルとなる．そこで，ベント回路に取り付ける逆流防止弁が安全装置となる．また，遠心ポンプはポンプの回転が停止すると逆流するため，逆流防止弁や逆流アラームの設置が必要である．

吸引補助脱血では，貯血槽が陽圧化しないような安全弁（陽圧防止弁）が必要である．

8 — 非常用電源とバッテリおよび手動装置

人工心肺のポンプシステムやモニタは電力で動作しているため，停電は危険である．手術室は無停電化されているが，実際には無停電手術室でも停電は起こる．このため，人工心肺装置には内部電源（バッテリ）が必要となる．

ポンプシステムは機械である以上，故障は免れない．人工心肺用のポンプは手動（人力）で動作できるようになっている．かならず，手動装置が取り付けられ，操作できるか試しておく必要がある．

3 トラブルの対処

異常事態が起こり，これに対処する場合には，第一段階として多くの情報のなかから異常な情報をとらえて事態を認識する．続いて，それがどういう結果をもたらす可能性があるかを考え，回避が必要であれば対処法を考え決断し，実際に対処する．そして，その結果で異常事態が回避できたのか，あるいは別な対処が必要かをあらためて考える必要がある．この一連の対処は，外科医や体外循環担当者だけが考え実施するのではなく，麻酔科医，看護師を含めたチームで連携してあたることが重要である．

1—状況認識

患者側の血液循環を知りたいところではあるが，それは直接みることができず，限られたモニタでしか知ることができない．ただし，トラブルは人工心肺側で発生することが多いので，機械側のモニタも重要になる．また，情報はモニタからだけではなく，我々自身がもつ五感センサを活かして異常事態を素早く認識することも重要である（モニタや正常値については「人工心肺とモニタリング」の章を参照）．

①視覚：貯血レベル，血圧などだけでなく，各部の血液の色，気泡の流入などを感知するもっとも重要な感覚である．そして，術野の様子も重要な情報となる．

②聴覚：モータの音，チューブから発せられる音，サクションが発する音などは重要な情報である．

③嗅覚：過熱によるプリント基板や電気素子，モータのグリスの焼ける匂いをみつけることができる．人工心肺装置からこのような匂いがする場合には，内部の電源やモータ，電子機器など何かしらの部品が壊れつつあるか，あるいは壊れたと認識すべきである．

④触覚：回路の圧力は圧力計だけで知るものではなく，圧力計が取り付けられていない回路でも，回路を直接触って回路の硬さやつぶれ具合によっておおよその圧力を知ることができる．また，モータは負荷が増大すればかならず発熱するので，遠心ポンプのモータ部やローラポンプの筐体がいつもよ

り熱くなっている場合には，何らかの原因で過負荷がかかっていると判断できる．日頃から触れて正常な状態を確認しておく．

2—対処法の判断と決断

体外循環にトラブルが起きた際に重要になるのは，対処のために体外循環を止めるか否かの判断である．体外循環を停止する場合には，循環再開までの時間が生死を分けるといってよいので安易に止めるべきではなく，状況が好転すると思えるものは体外循環を止めずに状況を見極めたほうがよい場合もある．たとえば，送血圧が上昇してきたが，冷却を止めたところ圧の上昇が止まる場合（寒冷凝集の疑い）や，降圧剤と昇圧剤の誤薬などである．もちろん，送血流量を調整するような対処は必要で，改善しなければ投薬などで対処する．

人工心肺以外の周辺機器や，人工心肺の回路であってもサクション回路，ベント回路，心筋保護液回路や除水回路などの体外循環回路以外のトラブルは，体外循環を止めずに対処できるはずである．ただし，対処のため体外循環操作や監視が疎かになり，二次的なトラブルを引き起こさないように注意する．

▶ 1）体外循環停止が必要な対処

体外循環回路（脱血回路→静脈血貯血槽→送血ポンプ→人工肺→送血フィルタ→送血回路）の部品の取り換えが必要なときなどは体外循環を停止させるが，停止させる場合にはつぎのような選択肢がある．

(1) ただちに体外循環を止めて対処するべき状況（表9-3）

ただちに循環を止めて対処してよい，あるいはすべき事例としては以下のような状況があげられる．

①常温でも1分以内，長くても確実に3分以内の循環停止で対処が完了し循環再開ができる場合は，準備が整えばただちに循環を止めて作業を開始してもよい．具体例として，送血回路のコネクタの破損などで，明らかに交換作業が容易な場合などである．体がすでに冷却されている場合で準備が整っていれば，ただちに対処してもよい．

②事態が急速に悪化している場合も，時間とともに状況は悪くなるため，素早く対処しなければならない．現状では体外循環が行えてもすぐに深刻な事態に進展することが明らかな場合には，循環を止めて深刻な事態への移行を回避する必要がある．

(2) 冷却してから対処するべき状況（表9-4）

体外循環を止めて対処しなければならないトラブルであっても，その時点

表 9-3　ただちに体外循環を停止させて対処するべき事例

対処がすぐにできる（送血回路のコネクタのひび割れなど）
すぐに深刻な事態になることが明らか（プロタミンの誤投与など）
事態が急激に悪化している（送血圧が急速に危険域まで上昇しているなど）
体外循環を続けることに問題がある（送血回路に大量の空気があるなど）

表 9-4　冷却してから対処すべき事例

人工肺を交換する場合（寒冷凝集は除く）
送血フィルタを交換する場合（寒冷凝集は除く）
静脈貯血槽を交換する場合
少量の空気を誤送した場合（送血回路には気泡がない）
異型輸血による血液交換

表 9-5　体外循環からの離脱を目指すべき事例

体外循環開始直後の人工心肺トラブル
部分体外循環中の人工心肺トラブル
体外循環開始に伴う急性大動脈解離の発症や解離腔の伸展

である程度の体外循環を維持することができる場合には，体を冷却して循環停止の許容時間を確保することができる．冷却中に材料の準備，回路の切断箇所の消毒，そして交換手順の確認を行っておく．必要な許容時間が確保できる体温まで冷却してから復旧作業を始める．

(3) 離脱を目指すべき状況（表9-5）

　心拍動が維持されている，あるいは大動脈の遮断が解除でき心拍動が戻せる状態で生じた人工心肺のトラブルの場合には，患者の心肺機能に任せて体外循環からの離脱を目指す．

3─交換作業

▶ 1）必要物品とエマージェンシーキット

　滅菌されている交換用の材料を確保する．人工肺を交換する場合は，貯血槽と一体になっているので，人工肺部分を外したほうが後の作業が容易である．貯血槽を交換する場合にはあえて人工肺を外す必要はなく，人工肺に回路をつなげなければよい．送血フィルタなどは，予備がなければ新しい回路から切り取る．

　チューブの取り換えや補修には材料や工具（**表9-6**）が必要で，キット（エマージェンシーキット）として常備しておくと素早く対処ができる．また，回路チューブは**図9-4**のようにあらかじめ加工してから滅菌しておくと，緊急時に容易かつ素早く対応できる．

表 9-6　対処に必要な物品の例

- ・滅菌回路チューブと各種コネクタ
- ・滅菌チューブカッター（ハサミ）
- ・圧力計と滅菌された圧ライン
- ・懐中電灯（ペンライト）
- ・ビニールテープと布テープ
- ・チューブクランプ
- ・滅菌ガーゼ（フキン）
- ・点滴セット
- ・消毒用アルコール（アルコール綿）
- ・充填液
- ・打腱器
- ・テンションストラップ（タイガンベルト）
- ・ストラップガン（タイガン）
- ・手袋
- ・防水シートと吸水シート

図 9-4　緊急時に必要なチューブキット

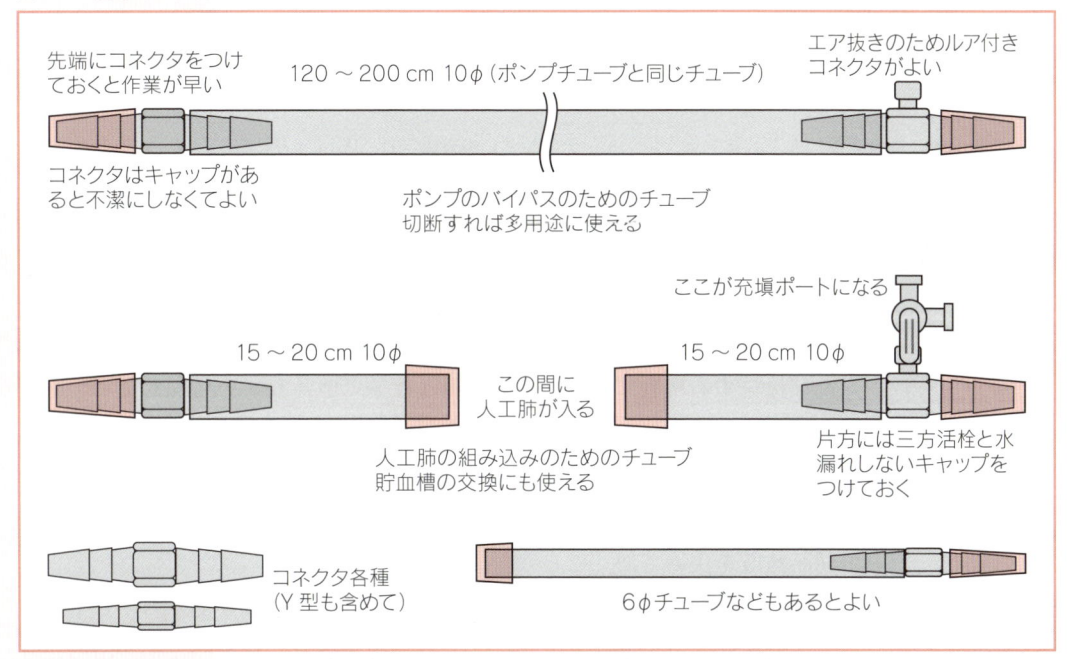

先端にコネクタをつけておくと作業が早い

120 〜 200 cm 10φ（ポンプチューブと同じチューブ）

エア抜きのためルア付きコネクタがよい

コネクタはキャップがあると不潔にしなくてよい

ポンプのバイパスのためのチューブ
切断すれば多用途に使える

ここが充填ポートになる

15 〜 20 cm 10φ

15 〜 20 cm 10φ

この間に人工肺が入る

人工肺の組み込みのためのチューブ
貯血槽の交換にも使える

片方には三方活栓と水漏れしないキャップをつけておく

コネクタ各種
（Y 型も含めて）

6φチューブなどもあるとよい

（安達秀雄，百瀬直樹：人工心肺トラブルシューティング．中外医学社，2014 より）

▶ 2）交換作業

　交換作業は複数名で行うことが望ましい．また，交換作業の間，人工心肺の状態を見守り，必要に応じて操作する技士も必要となる．

　人工肺や貯血槽の接続部では，チューブを切断するより抜いたほうがよい場合もあるが，引っ張っても抜けない場合は，接続部をよじるようにして抜く（**図 9-5**）．

図 9-5　チューブを抜く方法

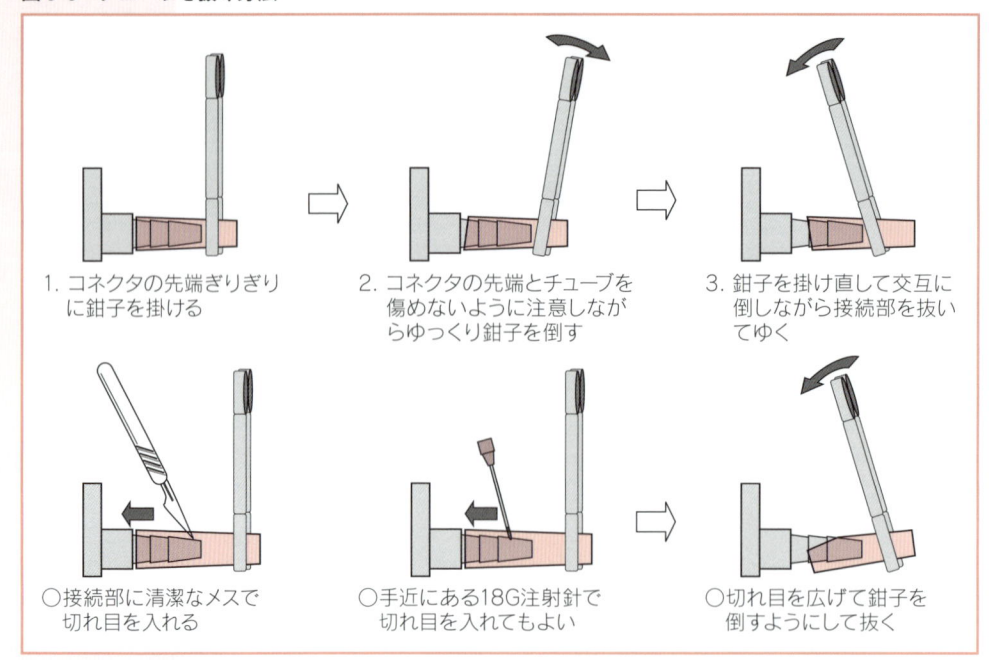

1. コネクタの先端ぎりぎりに鉗子を掛ける

2. コネクタの先端とチューブを傷めないように注意しながらゆっくり鉗子を倒す

3. 鉗子を掛け直して交互に倒しながら接続部を抜いてゆく

○接続部に清潔なメスで切れ目を入れる

○手近にある18G注射針で切れ目を入れてもよい

○切れ目を広げて鉗子を倒すようにして抜く

（安達秀雄，百瀬直樹：人工心肺トラブルシューティング．中外医学社，2014 より）

　接着されている箇所は切断するしかないので，使用する回路や材料のどの部分が接着されているのかは確認しておく．

　回路を切断する場合には，切断箇所を選定する．回路を切断してからふたたび接続する場合には，新たな材料と接続できる長さを確保しておく必要がある．また，内部の血液を漏らさないように，鉗子が掛けられる余裕も残して回路の切断箇所を決める．切断箇所を誤り，次のステップで接続できないと復旧に大きく手間取るため，日頃から人工肺や貯血槽の交換を想定して，切断箇所を決めておくことが望ましい．

　回路を切断する場合には，切断箇所を消毒する必要がある．ポビドンヨード（イソジン®）は乾くのにかなりの時間が必要で，接続時に手が滑ったり，消毒液が回路内部に垂れ込んだりするので，緊急時の回路などの消毒には適さない．緊急時の消毒は乾きの早いアルコール（エタノール）がよい．回路の切断には滅菌されたチューブカッターやハサミが必要になる．

　復旧を終え循環が再開でき，落ち着いたら接合部を補強する．

4 典型的な人工心肺トラブルの対処法

ここでは，典型的な人工心肺トラブルの例をあげ，その原因，予防策，そして起こった場合の対処法について述べる．ただし，臨床における状況は例とは異なることも多く，原因や予防策，対処法が異なる場合がある．

1—圧力の異常

送血圧の異常（おもに上昇）の原因はさまざまであり，原因や問題箇所によってその対応が異なる．どの部分に抵抗があるかを確認するため，**図 9-6** に示すように人工肺の前後，送血フィルタの前後で測定する．前後に大きな圧差があれば，そこが問題箇所である．すなわち，人工肺の一次圧（入口側の圧）が異常に高く，フィルタの一次圧が正常であれば，人工肺の目詰まりと考えられ，人工肺の一次圧とフィルタの一次圧が異常に高く，フィルタの二次圧（出口側の圧）が正常であれば，フィルタの目詰まりと考えられる．

人工肺の一次圧，フィルタの一次圧，フィルタの二次圧（出口側の圧）がと

図 9-6　圧力の異常と原因箇所の特定

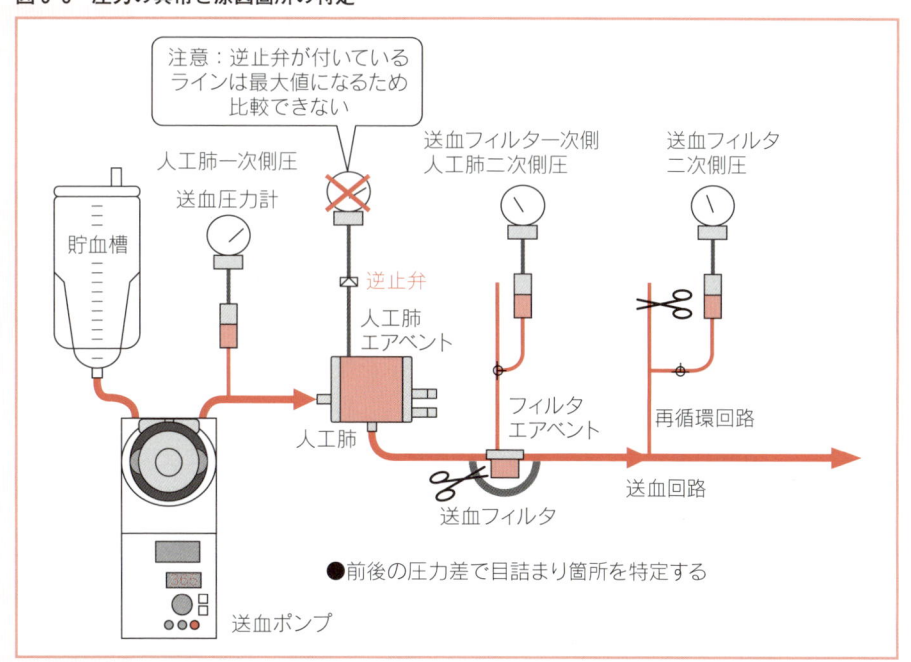

（安達秀雄，百瀬直樹：人工心肺トラブルシューティング．中外医学社，2014 より）

図 9-7 人工肺の交換手順

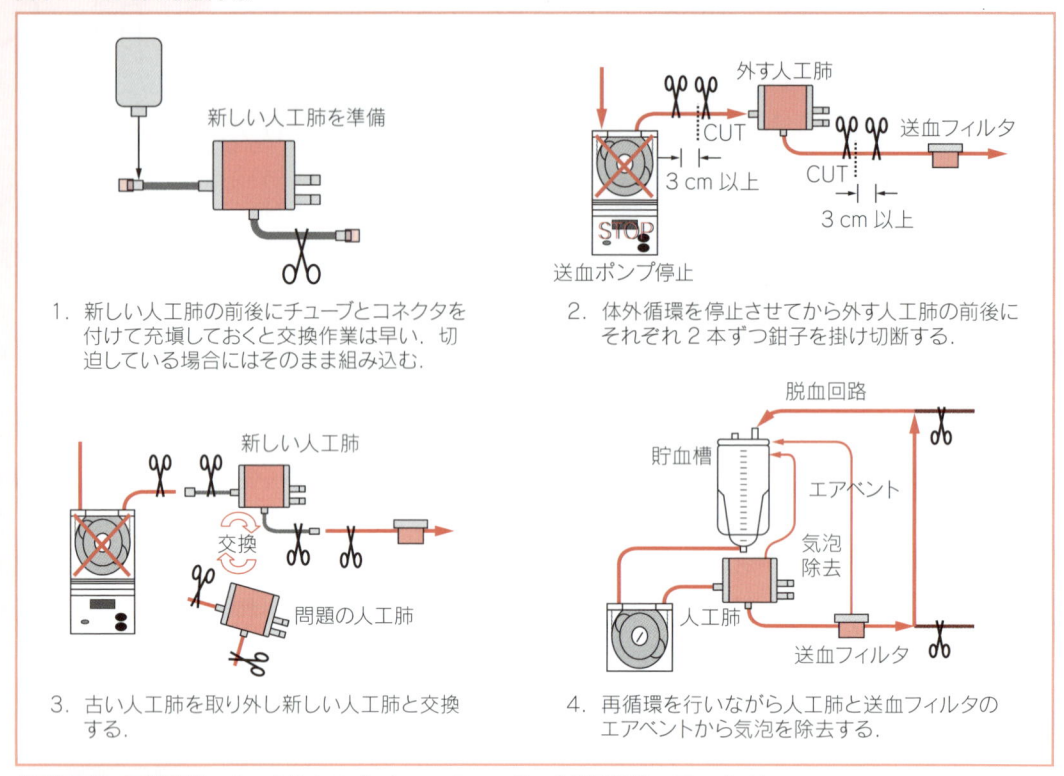

1. 新しい人工肺の前後にチューブとコネクタを付けて充塡しておくと交換作業は早い. 切迫している場合にはそのまま組み込む.

2. 体外循環を停止させてから外す人工肺の前後にそれぞれ2本ずつ鉗子を掛け切断する.

3. 古い人工肺を取り外し新しい人工肺と交換する.

4. 再循環を行いながら人工肺と送血フィルタのエアベントから気泡を除去する.

（安達秀雄, 百瀬直樹：人工心肺トラブルシューティング. 中外医学社, 2014 より）

もに高いのであれば, そこから患者側の回路や送血カニューレに原因がある.

　もちろん, 体外循環回路がこのような箇所で圧力の測定ができるように設計されていなければならないし, 基本となる送血圧は人工肺の手前（送血ポンプの出口）でモニタしていなければ, 人工肺の目詰まりを察知できない.

　人工肺に送血フィルタが内蔵されている人工肺では, どちらが目詰まりしたにせよ, 一体で交換するので, フィルタの一次圧のモニタは不要である.

　また, 圧力がいつから, 何をしてから上昇してきたのか, 上昇のスピード, 貯血槽での血栓形成などを調べ, 原因の特定と推移の予測につなげる.

　送血流量を落としても安全な圧を保てなくなるようでは状況は深刻で, ただちに対処しなければならない. 目安としては, 人工肺手前の圧が400 mmHgをこえる, あるいは通常状態の圧の2倍をこえるようであれば, 交換を考える.

　人工肺の目詰まりであれば, 人工肺部分を交換する（図9-7）. 送血フィルタが目詰まりしている場合, フィルタのバイパス回路は開けてはならない. 開けると, 目詰まりさせている塞栓物質が患者に送られることになるからである. フィルタの交換手順を図9-8に示す.

図 9-8　送血フィルタの交換手順

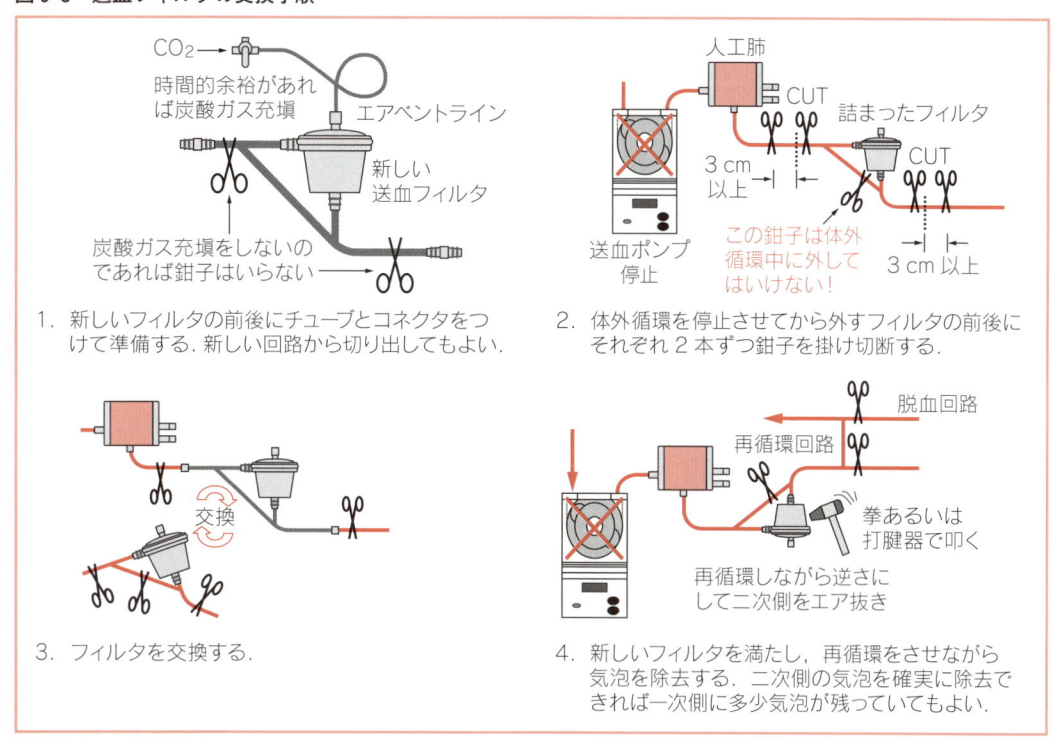

図 9-8　送血フィルタの交換手順

CO₂ →
時間的余裕があれ
ば炭酸ガス充塡　　エアベントライン

新しい
送血フィルタ

炭酸ガス充塡をしないの
であれば鉗子はいらない →

1. 新しいフィルタの前後にチューブとコネクタをつ
　 けて準備する．新しい回路から切り出してもよい．

人工肺
CUT
詰まったフィルタ
CUT
3 cm
以上
この鉗子は体外
循環中に外して
はいけない！
3 cm 以上
送血ポンプ
停止

2. 体外循環を停止させてから外すフィルタの前後に
　 それぞれ 2 本ずつ鉗子を掛け切断する．

交換

3. フィルタを交換する．

脱血回路
再循環回路
拳あるいは
打腱器で叩く
再循環しながら逆さに
して二次側をエア抜き

4. 新しいフィルタを満たし，再循環をさせながら
　 気泡を除去する．二次側の気泡を確実に除去で
　 きれば一次側に多少気泡が残っていてもよい．

（安達秀雄，百瀬直樹：人工心肺トラブルシューティング．中外医学社，2014 より）

　体外循環回路の接続部が抜けたり破損した場合には，ただちに体外循環を
止め，抜けた箇所あるいは破損した箇所の前後を鉗子で遮断する．一度抜け
た，あるいは抜いた接続部は抜けやすくなっているので，安定した時点でか
ならず接続部を補強する．

2 ― 脱血不良

　脱血不良は日常的に発生するが，発見や対処が遅れるとトラブルを引き起
こす危険もあるため，見逃さないことが重要である．開放型回路では，脱血
不良が起こると貯血レベルが低下する．閉鎖回路では，脱血回路の圧が低下
する．

　対処は原因によって大きく異なる．脱血回路に折れ曲がりなどがないか確
認し，回路に問題がなければ，若干の補液をしてボリュームを付加する．こ
れで改善する場合には以後ボリューム管理でよいが，改善しない場合はカ
ニューレの先当たりを疑いカニューレの位置を修正する．上下の大静脈から
の 2 本脱血の場合には，それぞれの脱血チューブを遮断してどちらに異常が
あるかをみつけ，位置を修正する．多量のボリューム負荷が必要な場合には，

サクションで回収できていない出血や血管外への水分のシフトが考えられる. 前者は急激にヘモグロビン値が下がるので輸血をするとともに, 出血部位を探す.

3 ── 人工肺の酸素化不良

生体の肺に代わりガス交換を行う人工心肺において, ガス交換は確実に行われなければならない. 幸い人工心肺回路は透明であるために, 血液の色によって低酸素血症に気付くはずである.

体外循環の開始の時点で, 送血回路の血液の色が静脈血と変わらない場合にはガス交換が行われていないと判断できるので, 循環血液量を維持し血圧に注意しながら人工心肺を停止させて原因を排除する.

体外循環中にガスの供給が止まった場合には, 酸素あるいは圧縮空気のみで最低限度のガス交換を維持する. 酸素と圧縮空気の双方の供給が停止している場合, 移動用の酸素ボンベから供給したいが, 他の手術室でも同様な事態が起きていると考えられ, 酸素ボンベの入手はむずかしい. このような場合には, 酸素チューブから息を吹き込み最低限度のガス交換を維持しながら

図 9-9 人工肺の追加手順

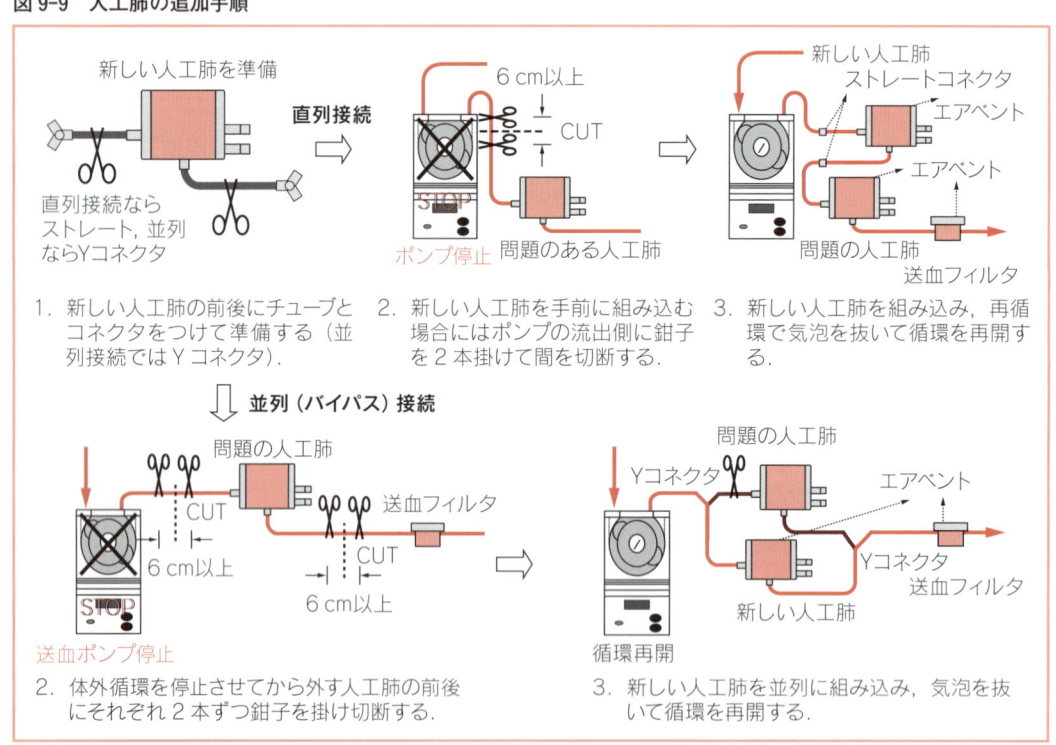

1. 新しい人工肺の前後にチューブとコネクタをつけて準備する (並列接続では Y コネクタ).
2. 新しい人工肺を手前に組み込む場合にはポンプの流出側に鉗子を 2 本掛けて間を切断する.
3. 新しい人工肺を組み込み, 再循環で気泡を抜いて循環を再開する.

2. 体外循環を停止させてから外す人工肺の前後にそれぞれ 2 本ずつ鉗子を掛け切断する.
3. 新しい人工肺を並列に組み込み, 気泡を抜いて循環を再開する.

(安達秀雄, 百瀬直樹：人工心肺トラブルシューティング. 中外医学社, 2014 より)

予備のローラポンプを準備し，ポンプに酸素チューブを取り付けて人工肺に空気を送る．

体外循環中に徐々にガス交換能が低下する場合には，吹送ガス流量や酸素濃度を上げて対処するが，さらに悪化するようであれば，なるべく早く体外循環から離脱させるか，体外循環を止めて新しい人工肺に切り替える．新しい人工肺に切り替える方法には，**図9-7**のように交換する方法もあるが，**図9-9**に示すように古い人工肺の前あるいは後ろに新しい人工肺を追加する方法があり，このほうが回路の切断箇所が少なく取り外しの手間がないため作業が容易である．

4 ──空気の誤送

流速の早い人工心肺では，わずかな間に大量の空気を送ってしまったり，目につきにくい細かな気泡を連続的に送ってしまう危険性がある．回路に空気が混入する原因や空気を体内に送るルート（**表9-7**）が多く存在するため，気泡のトラブルに関してはとくに注意が必要になる．

送血回路から空気を送った場合，ただちに体外循環を停止させて送血回路の気泡を除去する．送った空気が少量であったり，送った可能性がある程度では，循環停止を長引かせるより，体外循環を再開して循環を維持し気泡の吸収を図るほうが得策である．このとき，冷却を行うと気泡の吸収と臓器の保護には有利に働く．大量の空気を送った場合には，送血カニューレを抜去し，患者の体位を頭部と下肢が低くなるようにとる．そして，送血回路と脱血回路をバイパスする再循環回路を利用し，冷却しながら脱血回路から逆行性に送血して，送った気泡を積極的に大動脈から抜く．頭部を含め全身を揺らし，できるだけ多くの気泡を大動脈から排出させる．大動脈から出る血液に気泡がみられなくなったら，送血カニューレを挿入して順行性送血に切り替える．しばらく低体温で体外循環を続け，気泡の吸収を待つ．

部分体外循環中にベント回路から空気を送った場合には，全身に空気が送り込まれているので，送血回路のトラブルと同様な対処が必要となる．

表9-7　人工心肺の空気を送るトラブル

・貯血槽が空になり送血回路から全身に空気を送る
・ベントポンプを逆回転させて心臓へ空気を送る
・ベントチューブを逆に掛けて心臓へ空気を送る
・心筋保護液ボトルが空になり心筋に空気を送る
・貯血槽が陽圧になり静脈へ空気を送る
・人工肺が陰圧になり空気を引き込む
・回路の気泡抜きが不十分で気泡を送る
・PCPS回路の脱血回路から空気を引き込んで送る
・ポンプ回路の傷あるいは枝回路から空気を引き込んで送る

表 9-8　人工心肺からの空気誤送のルートとその対処法

送血回路	逆行性還流（静脈送血）
ベント回路	逆行性還流（静脈送血）
順行性脳送血	脳を主にした逆行性還流（上大静脈送血）
逆行性脳送血	順行性脳送血（頸動脈送血）
順行性心筋保護	逆行性心筋保護（冠静脈洞送液）
逆行性心筋保護	順行性心筋保護（大動脈ルート送液）あるいは大動脈遮断解除
脱血回路	順行性還流（大動脈送血）

　脳送血回路から順行性に空気を送った場合は，逆行性脳送血によって積極的に空気を除去する．逆行性脳灌流法で空気を送った場合は，頸動脈からの順行性脳送血によって空気を除去する．

　心筋保護回路から順行性に空気を送った場合には，逆行性に心筋保護液を送って空気を除去する．逆行性注入で空気を送った場合には，順行性に心筋保護液を送るか，一時的に遮断を解除して空気を排出させる．

　脱血回路から静脈へ大量の空気を送った場合には，原因を排除してからただちに通常の体外循環を開始して，静脈の空気を人工心肺に導いて除去する．人工心肺からの離脱時に血液ガスの値をみて，肺の空気塞栓の症状（肺機能の低下）がある場合には補助循環を続ける．

　このように，人工心肺からの空気の誤送は対処法が多様なため，**表 9-8** にまとめる．

5—送血ポンプの故障（停電）

　ポンプが機械である以上，故障はありうるし，無停電化されている手術室においても過剰に電力を消費すればサーキットブレーカが作動して停電する．実際に送血ポンプが停止するトラブルは発生しやすいが，適切な対処を行えば比較的容易に復旧させることができる．

　開放型回路で送血ポンプが停止した場合には，ただちに脱血回路を遮断する．遠心ポンプの場合は送血回路も遮断する．そして，ポンプがふたたび回転を始めて二次的なトラブルを招かないように，かならず送血ポンプの回転ツマミで停止状態にする．安全装置の動作を確認して異常がなければ，送血ポンプの電源をいったん落としてからふたたび投入してみる．通常この操作で復旧できることが多い．

　復旧しない場合には，貯血レベルをみながら手動操作に切り替えて最低限度の循環を維持しながら原因を特定する．

　サクションポンプなどが動作している場合には，送血ポンプの故障の可能

図 9-10　送血ポンプ故障時の対処

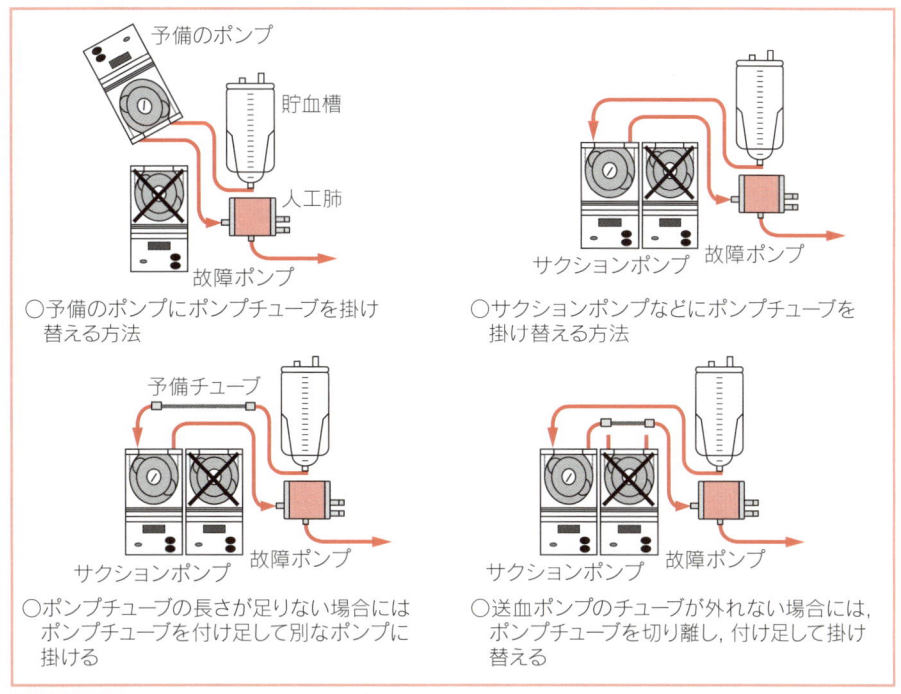

○予備のポンプにポンプチューブを掛け
　替える方法

○サクションポンプなどにポンプチューブを
　掛け替える方法

○ポンプチューブの長さが足りない場合には，
　ポンプチューブを付け足して別なポンプに
　掛ける

○送血ポンプのチューブが外れない場合には，
　ポンプチューブを切り離し，付け足して掛け
　替える

（安達秀雄，百瀬直樹：人工心肺トラブルシューティング．中外医学社，2014 より）

性が高い．予備のポンプや動作しているポンプを用いて送血を復旧させる
（図 9-10）．遠心ポンプの故障は，予備のドライブモータや駆動装置があれば
切り替える．ない場合には，ローラポンプ送血に切り替える．遠心ポンプの
ポンプヘッドが破損した場合には，交換あるいは追加して復旧させる（図 9-
11）．

　大規模地震を除き，停電の多くは短時間で復旧するので冷静に対処する．
手術室のメインブレーカの作動は，不要な機器のコンセントを外してメイン
ブレーカをリセットする．ブレーカの位置は平常時に確認しておく．院内の
電源設備のトラブルでは，手動操作を行いながら復旧を待つしかない．

6 ― 血液の凝固

　血液は血管から外へ出るとただちに凝固するが，体外循環中は大量のヘパ
リン投与により凝固能を抑制している．しかし，血液への刺激やヘパリンの
消費によって体外循環回路内で凝固することがある．

　サクション回路に細かい血栓ができることはよくあるが，これらは心内貯
血槽で捕捉されるのでとくに問題はない．しかし，心内貯血槽のメッシュの
上部まで血液で染まる，あるいは，心内貯血槽の内圧が上がり心内貯血槽に

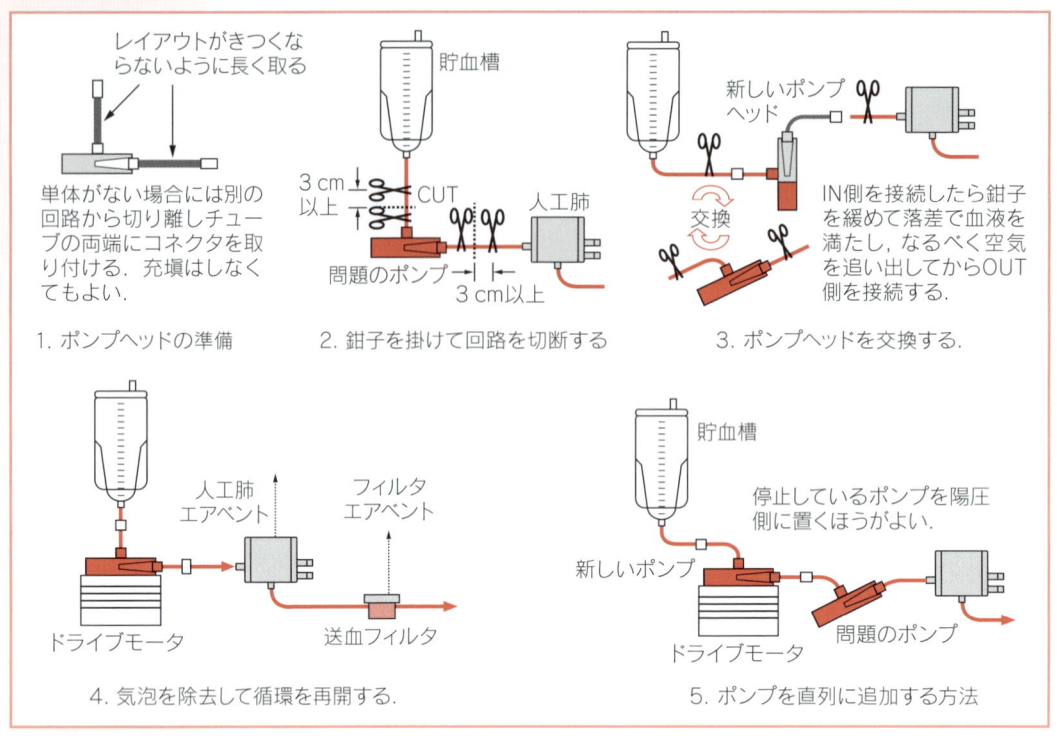

図9-11　遠心ポンプヘッドの交換（追加）

レイアウトがきつくならないように長く取る

単体がない場合には別の回路から切り離しチューブの両端にコネクタを取り付ける. 充填はしなくてもよい.

1. ポンプヘッドの準備

貯血槽

3 cm 以上　CUT

問題のポンプ

3 cm以上

人工肺

2. 鉗子を掛けて回路を切断する

新しいポンプヘッド

交換

IN側を接続したら鉗子を緩めて落差で血液を満たし, なるべく空気を追い出してからOUT側を接続する.

3. ポンプヘッドを交換する.

人工肺エアベント

フィルタエアベント

ドライブモータ

送血フィルタ

4. 気泡を除去して循環を再開する.

貯血槽

停止しているポンプを陽圧側に置くほうがよい.

新しいポンプ

ドライブモータ

問題のポンプ

5. ポンプを直列に追加する方法

（安達秀雄, 百瀬直樹：人工心肺トラブルシューティング. 中外医学社, 2014 より）

図9-12　心内貯血槽の追加手順

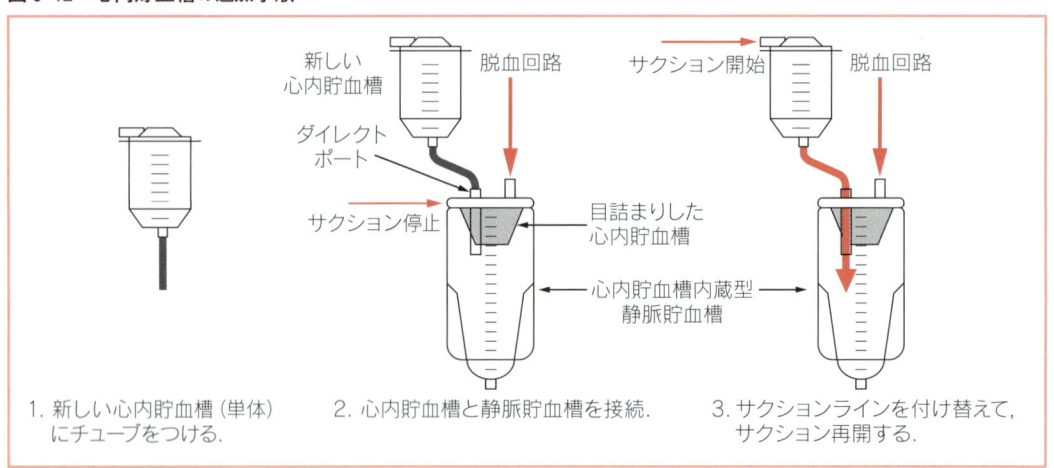

新しい心内貯血槽

脱血回路

ダイレクトポート

サクション停止

サクション開始

脱血回路

目詰まりした心内貯血槽

心内貯血槽内蔵型静脈貯血槽

1. 新しい心内貯血槽（単体）にチューブをつける.

2. 心内貯血槽と静脈貯血槽を接続.

3. サクションラインを付け替えて, サクション再開する.

（安達秀雄, 百瀬直樹：人工心肺トラブルシューティング. 中外医学社, 2014）

接続された輸液ラインが逆流したり, ポートのキャップが飛んで血液が噴き出した場合には, 心内貯血槽の目詰まりと判断して心内貯血槽を交換する. 静脈貯血槽に心内貯血槽が内蔵されている場合, 静脈貯血槽ごと交換すると, 体外循環を停止する必要があるうえに, 貯血槽の血液を失うので, **図9-**

図 9-13　静脈貯血槽の交換手順

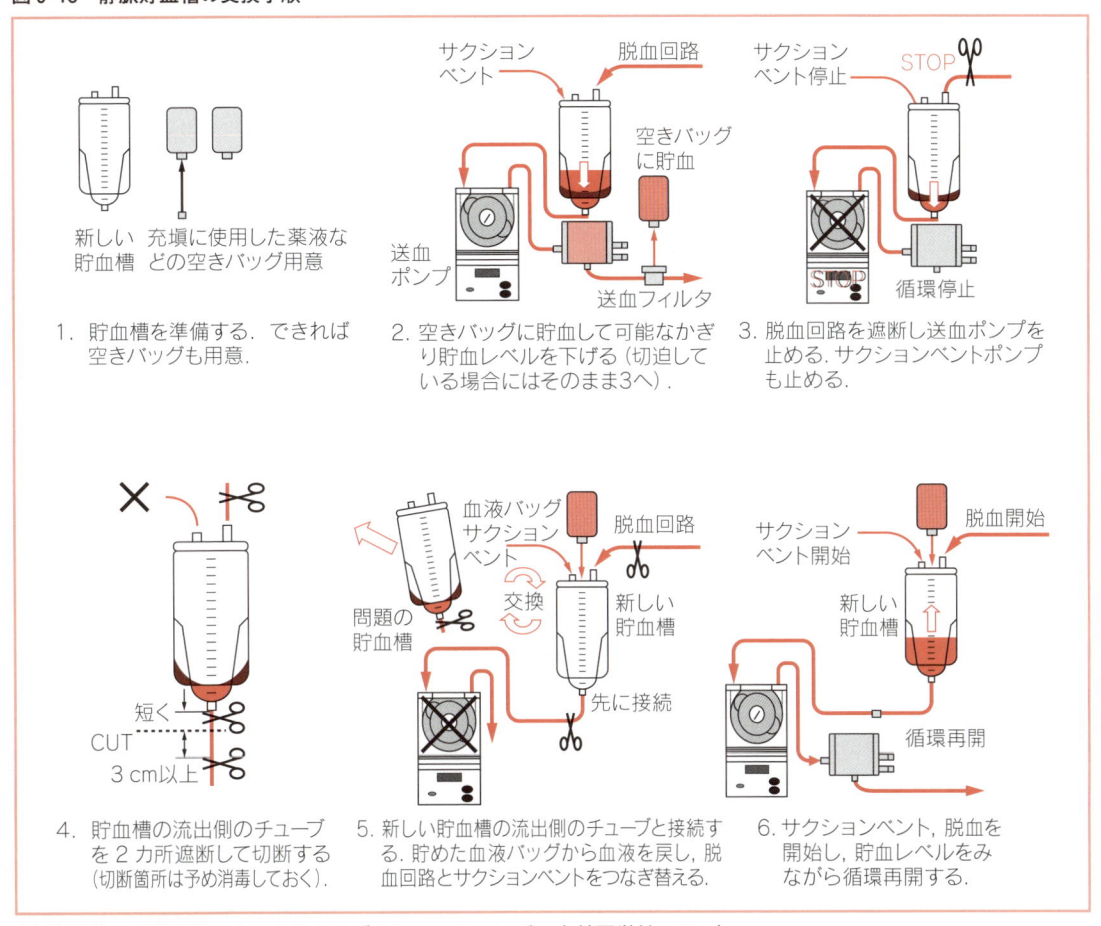

新しい貯血槽　充填に使用した薬液などの空きバッグ用意

1. 貯血槽を準備する．できれば空きバッグも用意．

サクションベント　脱血回路　空きバッグに貯血　送血ポンプ　送血フィルタ

2. 空きバッグに貯血して可能なかぎり貯血レベルを下げる（切迫している場合にはそのまま3へ）．

サクションベント停止　STOP　STOP　循環停止

3. 脱血回路を遮断し送血ポンプを止める．サクションベントポンプも止める．

短く　CUT　3 cm以上

4. 貯血槽の流出側のチューブを 2 カ所遮断して切断する（切断箇所は予め消毒しておく）．

血液バッグ　サクションベント　交換　問題の貯血槽　新しい貯血槽　脱血回路　先に接続

5. 新しい貯血槽の流出側のチューブと接続する．貯めた血液バッグから血液を戻し，脱血回路とサクションベントをつなぎ替える．

サクションベント開始　新しい貯血槽　脱血開始　循環再開

6. サクションベント，脱血を開始し，貯血レベルをみながら循環再開する．

（安達秀雄，百瀬直樹：人工心肺トラブルシューティング．中外医学社，2014）

（安達秀雄，百瀬直樹：人工心肺トラブルシューティング．中外医学社，2014）

プロタミン：ヘパリンの中和剤で，ヘパリン分子と結合して血液の凝固能を戻す．体外循環中にプロタミンを投与した場合，体外循環回路内で血液は凝固し，体外循環が行えなくなるばかりか，送血回路から血栓を送る致命的な事故となる．

12 に示すように予備の心内貯血槽を追加するほうがよい．

　静脈貯血槽にわずかな凝集がみられる程度であれば，ただちに体外循環を停止させるより，ヘパリンを追加してそれ以上の血栓の形成を防ぎながら体外循環を進めたほうがよい．ただし，新しい貯血槽や交換のための道具を手元に準備しておく必要がある．

　静脈貯血槽に大きな血栓（黒い影）がみられたら，ただちに貯血槽にヘパリンを投与し交換の準備を始める．静脈貯血槽交換のための循環停止時間を短くするため，循環を止める前に新しい貯血槽や延長チューブなどを準備しておく．静脈貯血槽の交換手順を**図 9-13**に示す．

　体外循環中のプロタミンの誤投与は致命的である．したがって，予防策がもっとも重要になる．体外循環中に誤ってプロタミンが投与されないように，プロタミンは体外循環中に使用する薬剤とは別に管理し，体外循環中に

プロタミン投与の準備などをしない.

　体外循環技術でもっとも重要なのが，異常を素早く察知し，未然に事故を回避する技術や，万一事故が起こっても最小限のリスクで復旧させる技術である．しかし，実際にはこのような技術こそ日頃経験することができないため，習得がむずかしいのである.

　したがって，トラブルを想定したトレーニングが重要となる．実際には，種類の違うトラブルを突発的に起こし，トラブルの認識から判断，そしてこれに対応する操作をトレーニングしておくことで，実際にトラブルに直面しても冷静に対処することが可能となる．そして人工心肺の担当者は，自分が人工肺や送血フィルタを何分で交換できるかは知っておくべきである.

参考文献
1）安達秀雄，百瀬直樹：人工心肺トラブルシューティング改訂第二版．中外医学社，2014.
2）山口敦司，百瀬直樹：人工心肺ハンドブック改訂第3版．中外医学社，2023.

第10章 補助循環と人工臓器

1 大動脈内バルーンパンピング（IABP）

1—原理

　薬物治療抵抗性の重症心不全治療のために，一時的に心臓の機能の補助，代行を機械的に行うことを補助循環とよんでいる．疾患やその重症度に応じ補助循環法が選択されるが，導入手技がもっとも簡単で現在広く普及しているのが大動脈内バルーンパンピング（intraaortic balloon pumping：IABP）である．

　先端にバルーンの付いたIABPバルーンカテーテル（以下，IABカテーテル）を大腿動脈より挿入し，胸部下行大動脈内にバルーンを留置する（**図10-1**）．このとき，IABカテーテル先端は左鎖骨下動脈直下に位置している．現在使用されているバルーンは，材質はおもにポリウレタンで，容量は成人用では約30〜40 mL（詳細は**表10-1**を参照）であり，患者の体格，おもに身長にあわせて選択される．

図 10-1　IABP の留置位置

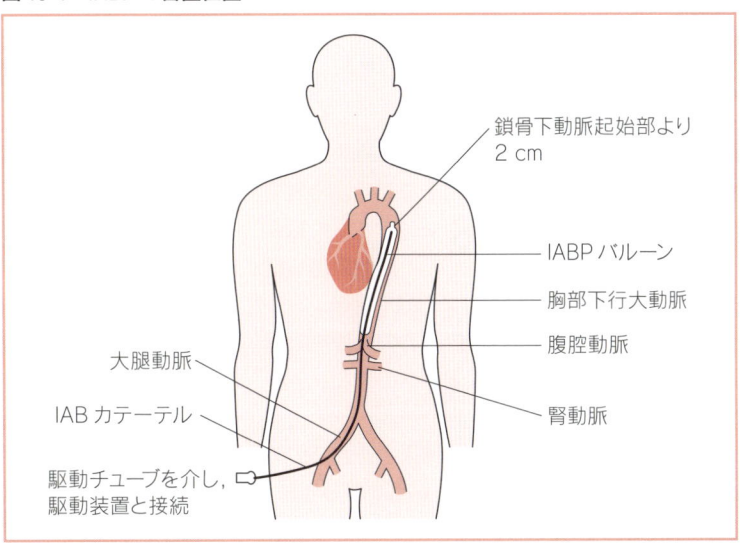

鎖骨下動脈起始部より2 cm

IABPバルーン

胸部下行大動脈

腹腔動脈

腎動脈

大腿動脈

IABカテーテル

駆動チューブを介し，駆動装置と接続

表 10-1　現在使用されているバルーン比較（7～8 Fr）

		ゼオンメディカル社 (XEMEX)			ゲティンゲグループ・ジャパン社			アロー社		東海メディカルプロダクツ (T.M.P)			泉工医科工業 (MERA)	
バルーン容量（mL）		30	35	40	30	35	40	30	40	30	35	40	28	36
カテーテル外径（Fr）		8.0			7.5			7.5		7			7	
カテーテルタイプ		ダブル			ダブル			ダブル		ダブル			ダブル	
適合ガイドワイヤーサイズ（inch）		0.032			0.025			0.025		0.025			0.025	
インナー内径		0.035			0.03			0.027		0.028			0.029	
カテーテル有効長（mm）		695	700	725	672	698	723	643	693	672	700	715	690	
カテーテル材質	アウター	ナイロン			ポリウレタン			ステンレススチール		ウレタン			ポリウレタン	
	インナー	スパーエンブラ			高分子ポリマー			ステンレスシャフト		スパーエンブラ			ポリウレタン	
バルーン材質		ポリウレタン			ポリウレタン			Cardio-thanell		ウレタン			ポリウレタン	
バルーン長（mm）		210	214	243	178	203	229	230	260	180	205	220	190	240
バルーン径（mm）		14.1	15.1	15.1	16.0			13.9	15	16		16.5	14.5	
バルーン膜厚（μm）		80～90			58～63.5			87		80			120	
シース内径（Fr）		8			7.5			8		7			7	
シース長（cm）		17.5			15			15		20			11	

（関口　敦編著：最新にして上々！補助循環マニュアル（西村元延監修）. 50, メディカ出版, 2015）

Tips　IABP の歴史と現状

1953 年, Kantrowitz は, 大動脈拡張期圧を上昇させることで冠血流が増加することを報告した. 1961 年, Claus らは, 大腿動脈から挿入したカニューレによって収縮期には動脈血をポンプ内に吸引し, 拡張期にはこれをふたたび動脈内に送血して戻すことで, 心室の後負荷を減少させて心筋酸素消費量を減少させ, 拡張期圧の上昇によって冠血流を増加して心筋酸素供給量を増加させるといった動脈カウンターパルセーション (counter-pulsation) 法を報告した. この原理を応用し, 1962 年, Moulopoulos らが大動脈へのカニューレ挿入の代わりに先端にソーセージ型のバルーンの付いたカテーテルを胸部下行大動脈まで挿入し, 血液の吸引, 送血の代わりにバルーンの収縮, 拡張を行う手法, すなわち IABP を提唱し, 1967 年, Kantrowitz らが心原性ショックの患者を救命した.

わが国では, 1975 年からおもに心臓外科領域で臨床応用が始まり, 経皮的挿入法が導入された 1980 年代からは循環器内科領域でも施行されるようになった. さらに医工学技術の進歩に伴い, バルーンの耐久性向上やカテーテル細径化により合併症が軽減し挿入も簡便になり, バルーンを拡張, 収縮させるための駆動装置の頻脈や不整脈への同期追従性向上や警報機能などの安全性向上により, 当初は急性心筋梗塞に伴う心不全に対して適応されていたが, 重症例へのより強力な補助循環の導入までの初期段階での使用など適応が拡大した. これによりわが国での IABP バルーンカテーテルの使用本数は年々増加し, 2000 年以降は年間 20,000 例に達している.

図 10-2　IABP の駆動方式

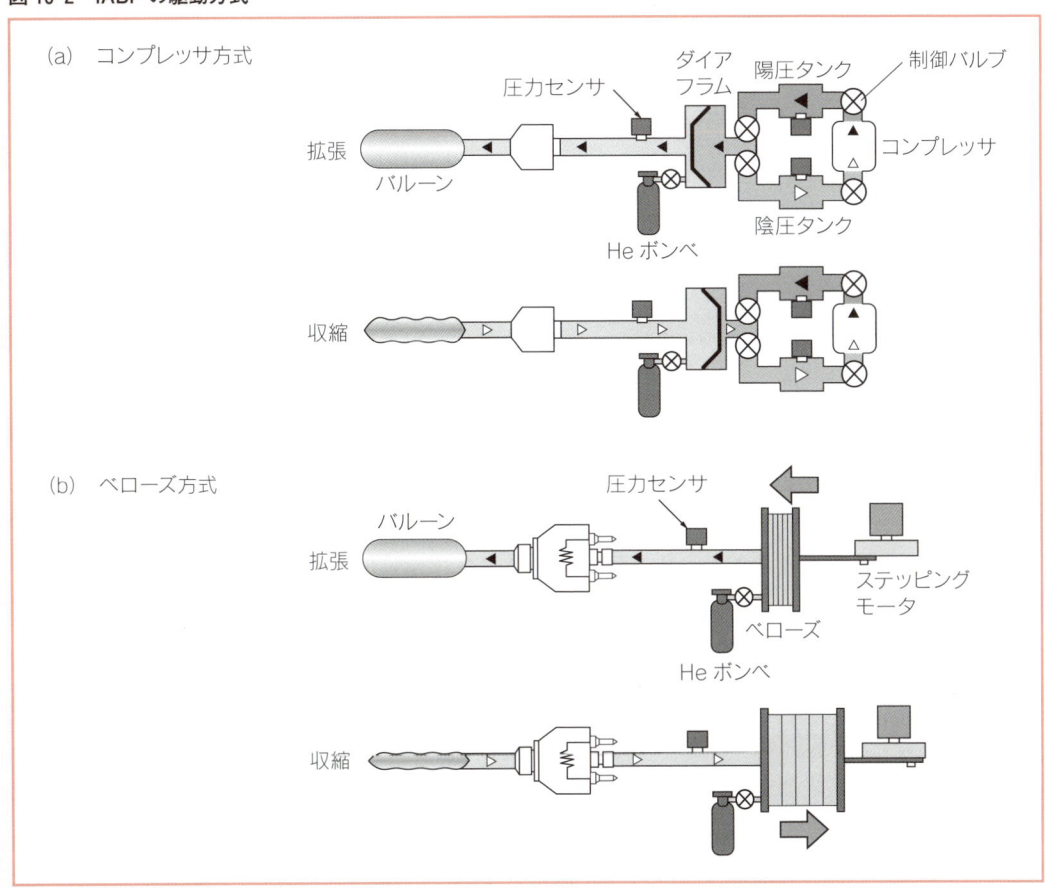

(a)　コンプレッサ方式

(b)　ベローズ方式

（荒井裕国：大動脈内バルーンパンピング法—IABP—. 体外循環と補助循環. 第 25 回日本人工臓器学会教育セミナー，15〜26，日本人工臓器学会，2009 より）

　IAB カテーテルは駆動チューブにより体外の IABP 駆動装置（以下，本体）と接続され，本体に入力した心電図および動脈圧波形を基に，心拍に同期させ駆動ガスを出し入れし，バルーンの拡張（inflation）および収縮（deflation）が行われる．駆動ガスには当初，バルーンから血液中へのガスリーク時の安全性確保から二酸化炭素が使用されていたが，現在はバルーンの耐久性が向上したこともあり，頻脈や不整脈への追従性を重視して，分子量が小さく粘性抵抗の少ないヘリウムが用いられている．ヘリウムは本体に内蔵するガスボンベより供給される．

2—IABP 駆動方式

　IAB カテーテルのバルーン容積分のヘリウムの出し入れを行いバルーンを駆動する方式には，以下の 2 種類がある．

▶ 1）コンプレッサ方式

　図10-2(a) に示すように，装置内はダイアフラム（膜）により空気側とヘリウム側に分離される．コンプレッサ，圧力タンクおよび制御バルブによってダイアフラムの空気側を陽圧または陰圧に切り替える．その圧力変化はダイアフラムを介してIABカテーテル内へ伝達され，バルーンは拡張および収縮する．駆動圧の切り替えにより迅速なヘリウムの移動が可能であり，頻脈や不整脈時における追従性に優れており，現在の駆動方式の主流である．

▶ 2）ベローズ方式

　図10-2(b) に示すように，ステッピングモータを使ってベローズ（蛇腹）を伸縮させ，ベローズ内と直結したIABカテーテル内のヘリウムの移動を行い，バルーンの拡張，収縮を行う．モータにより直接ガスの移動を行うこととなるため，正確な容量で拡張，収縮ができる．また，ベローズとモータで構成できるため，装置の小型軽量化が可能である．

❀ 3—カウンターパルセーション

　IABPの補助能力は，心機能の10〜15%程度とされている．これは，心拍に同期したバルーンの拡張と収縮により得られる，カウンターパルセーションとよばれる2つの圧補助効果によるものである（**表10-2, 図10-3**）．これにより心筋への酸素需給バランスを改善し，とくに虚血性病変をベースとした病態の回復に効用を発揮する．

①**ダイアストリック・オーグメンテーション（diastolic augmentation）効果**

　大動脈弁閉鎖直後，すなわち大動脈圧波形の dicrotic notch に合わせてバルーンを拡張させることで，大動脈拡張期圧が上昇する．心臓が弛緩状態である拡張期に冠血流の2/3が流れるため，拡張期圧の上昇により冠血流がさらに増す．これにより，心筋酸素供給量が増加する．また，拡張期圧の上昇は平均血圧の上昇をもたらす．

②**システィック・アンローディング（systolic unloading）効果**

　大動脈弁開放直前，すなわち大動脈圧波形の立ち上がりの直前にバルーンを急速に収縮させると，大動脈内の血圧が急激に低下し，それまで大動脈内を占めていたバルーン容量分の血液が下行大動脈内へ急速に引き込まれる．心仕事量は，心臓が血液を押し出す先の血圧（後負荷）と血流量の積分と定義されるが，バルーン収縮により後負荷が軽減することで，心仕事量の圧力成分が減少する．また，心筋酸素消費量の70%は後負荷に対抗する圧仕事に費やされるとされており，後負荷の軽減は心仕事量を軽減し，心筋酸素消費量を減少させる．

表 10-2　IABP による効果

心周期	拡張期	収縮期
IABP バルーン	拡張（inflation）	収縮（deflation）
カウンターパルセーション	diastolic augmentation	systolic unloading
動脈圧への影響	拡張期圧の上昇	後負荷の軽減
心臓への効果	冠血流の増加	心仕事量の減少
心筋の酸素需給バランス	酸素供給量の増加	酸素消費量の減少

図 10-3　カウンターパルセーション

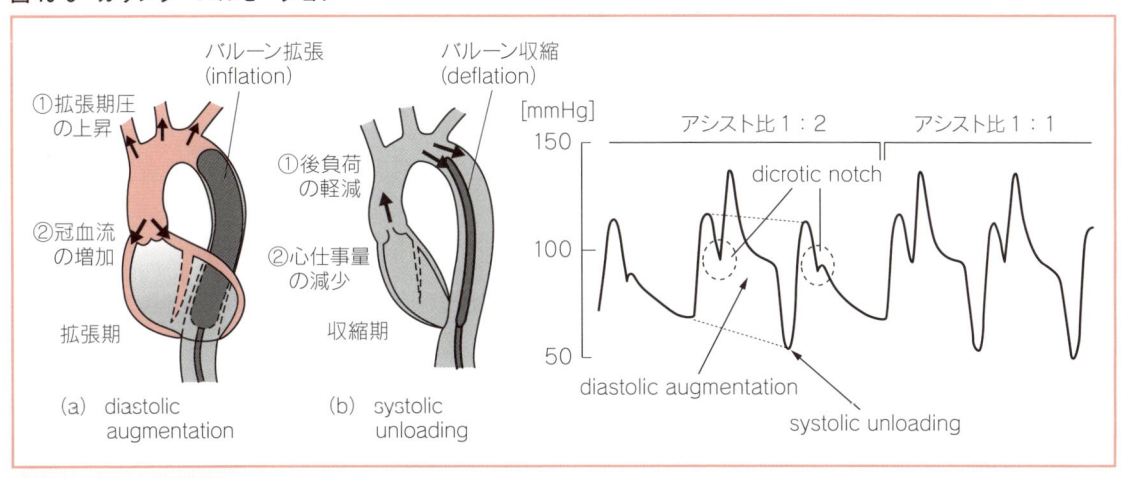

模式図（左）と動脈圧波形（右）.

🌸 4—適応

　IABP は，薬物治療に抵抗性の急性心筋梗塞（AMI：acute myocardial infarction），不安定狭心症（u-AP：unstable angina pectoris）などの急性冠症候群（ACS：acute coronary syndrome）に伴う心原性ショック，人工心肺離脱困難症例や開心術後の低心拍出量症候群（LOS：low output syndrome），難治性心室性不整脈に適応される（**表 10-3**）．また，AMI に合併する乳頭筋および腱索断裂に伴う僧帽弁閉鎖不全症（MR：mitral regurgitation）や心室中隔穿孔（VSP：ventricular septal perforation）に対し，systolic unloading による MR では左房への逆流，VSP では右室へのシャント血流の減少を目的に適応される．さらに，血行動態が不安定な症例や不安定化が予測されるハイリスク症例の経皮的冠動脈インターベンション（PCI：percutaneous coronary intervention）や OPCAB（人工心肺を使用しない冠動脈バイパス術，off pump CABG）施行時における心筋保護目的，ショック状態の予防目的にも使用される．いずれの場合も，IABP は心拍に

表 10-3　IABP の適応と禁忌

適応	禁忌
(1) 心原性ショック 　　1．急性冠症候群 　　　　・急性心筋梗塞 　　　　・不安定狭心症 　　2．人工心肺離脱困難症例 　　3．低心拍出量症候群 　　4．難治性心室性不整脈 　　5．急性心筋梗塞合併症としての僧帽弁閉鎖不全症，心室中隔穿孔 (2) 予防的使用，その他 　　1．ハイリスク症例の PCI，OPCAB 　　2．脳保護を目的とした人工心肺，PCPS 時の拍動流付加	1．中等度以上の大動脈弁閉鎖不全症 2．胸部，腹部大動脈瘤，大動脈解離 3．高度な閉塞性動脈硬化症 4．コントロールのついていない出血性素因をもつ症例

同期させて駆動する補助循環のため，自己心拍および動脈圧がある程度維持された症例に適応される．その他，人工心肺や経皮的心肺補助法（PCPS：percutaneous cardio-pulmonary support）施行時の脳循環および末梢循環維持を目的とした拍動流付加にも使用される．

5 ── 禁忌と合併症

中等度以上の大動脈弁閉鎖不全症（AR：aortic regurgitation）と胸部および腹部の大動脈瘤や大動脈解離などの病変をもつ症例には，IABP は禁忌である（**表 10-3**）．AR では diastolic augmentation により，拡張期の大動脈弁逆流を助長してしまう．また，IAB カテーテル挿入時に，大動脈に存在する病変を傷つけることがあれば，大動脈瘤破裂や大動脈解離の助長，debris（壁在血栓，粥腫，脂肪片など）による末梢動脈の閉塞をきたす危険がある．高度な閉塞性動脈硬化症（ASO：arteriosclerosis obliterans）では，挿入した IAB カテーテルが大腿動脈を閉塞し下肢虚血を生じる場合がある．大腿動脈や総腸骨動脈，下行大動脈に石灰化病変が存在する症例では，挿入時のバルーンの擦過や病変への反復接触によりバルーンに亀裂が生じ，ヘリウムリークが発生し，ガス塞栓による臓器虚血といった重篤な合併症に至る危険がある．また，血管の蛇行が強い症例では挿入が困難な場合もある．IABP の使用には血液抗凝固療法が必要なため，消化管出血，血小板減少など出血性素因のコントロールがついていない症例への使用も禁忌である．IAB カテーテルは人工物であるため，挿入時の無菌操作および穿刺部位の消毒を徹底し，感染症の合併に留意する．

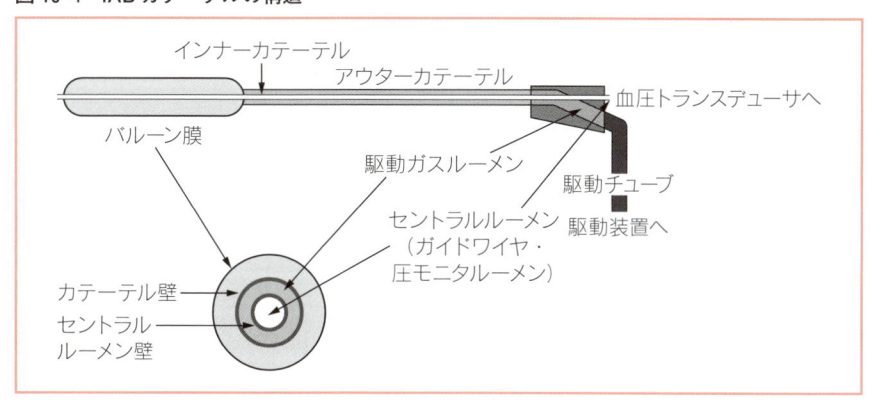

図 10-4　IAB カテーテルの構造

6—トリガ法とタイミング調整

　IABP は正確に心拍に同期（トリガ）して駆動させることで効果を発揮する．不適切なタイミングでの拡張および収縮では，十分な補助効果が得られないだけでなく，逆に心臓への負荷を増大させる．

　心拍の検出には，心電図または動脈圧波形による手法（トリガモード）がある．心電図は R 波をトリガとする．詳細には QR の傾き，R 波の振幅，QRS 幅により検出を行う．動脈圧は血圧波形の立ち上がりの傾きを検出する．動脈圧には IAB カテーテルのセントラルルーメン（**図 10-4**）を介して得られるバルーン先端圧を用い，大動脈起始部の動脈圧による正確なタイミング調整を行う．橈骨動脈圧を用いることもできるが，その場合は大動脈起始部から 20〜50 ms の脈波伝搬遅延を考慮したタイミング調整が必要となる．本体へ心電図および動脈圧波形を入力するには，患者の生体信号を直接または外部モニタから取り込む手法がある．IABP 装着患者を移動する場合は，生体信号は直接取り込む必要がある．IABP 装着患者に電気メスを使用する場合，心電図にノイズが混入しトリガ不全が生じるため，動脈圧トリガにて駆動する．ペースメーカを使用している患者には，ペーシングスパイクをトリガするモードが使用できる．ただし，100％ペーシングされている必要がある．また IABP には，人工心肺による体外循環中（心停止中）のように，心電図も動脈圧の脈圧も消失した状態で IABP を駆動するための内部トリガ（INTERNAL）モードがある．これは，操作者が設定した拍動数およびバルーン拡張時間にて駆動を行うものである．患者の生体信号を無視した駆動となるため，自己心拍が存在する状況での使用は禁忌である．

　IABP のタイミング調整（**図 10-5**）では，心拍をトリガした後，バルーンの拡張または収縮を開始するまでの時間を設定することとなる．拡張開始

図 10-5　IABP モニタ画面とタイミング調整

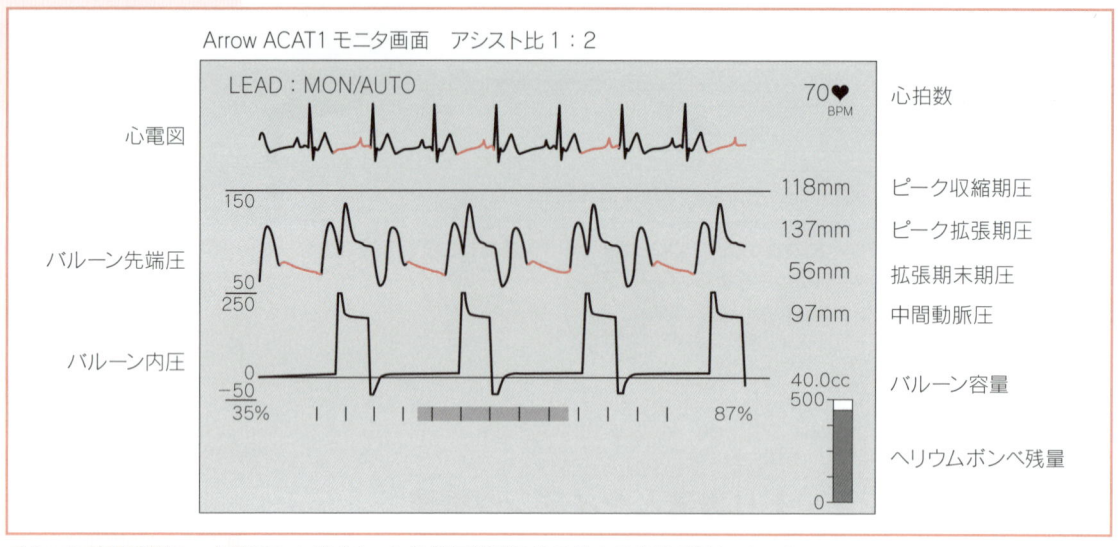

Arrow ACAT1 モニタ画面　アシスト比 1：2

バルーン拡張時間は，心電図およびバルーン先端圧波形の色の異なる部分が示している．

は，大動脈圧波形の dicrotic notch に合わせる．心電図上では，T 波の頂点から下行脚の終わり頃となる．拡張期圧上昇による 2 峰性の血圧波形により，diastolic augmentation を評価する．収縮開始は，大動脈圧波形の立ち上がりの直前，心電図上では P 波の終わりから Q 波で行うのが効果的である．systolic unloading の評価は，アシスト比を 1：2 にして行う．これは，バルーンを 2 心拍に 1 回だけ拡張および収縮する駆動であり，diastolic augmentation 後の拡張期末期圧（またはピーク収縮期圧）の低下の度合いで評価する．適切なタイミング調整が完了したところでアシスト比を 1：1 にする．

　頻脈や心房細動の患者へ安全に補助循環を行うための不整脈対応モードがある．これは心電図トリガに基づき，拡張開始のタイミング調整は手動で行うが，次に R 波を検出すると自動でただちに収縮を行う（収縮タイミングの調整はできない）．これにより，収縮期にバルーンが拡張される危険を回避することができる．

　バルーンを大動脈弁が閉鎖する前に拡張させると，大動脈圧が上昇し，大動脈弁閉鎖が早く起こり，1 回拍出量が減少する．拡張があまりにも早すぎると左室への逆流を生じる危険がある．拡張が遅いと，バルーンの拡張時間が短くなるとともに，大動脈圧が低下したところからの血圧の上昇となるため，diastolic augmentation は不十分となり，冠血流増加の効果が減少する．収縮が早いと，左室からの駆出時にはすでにバルーンは収縮しており，バ

ルーンによる引き込み効果はなく，後負荷は軽減されない．収縮が遅いと，左室の駆出時にまだバルーンが拡張している状態であり，IABPを用いていないときよりも後負荷を増大させてしまい，心筋酸素消費量の増加といった悪影響を及ぼす．

7—バルーン内圧波形

IABPはバルーン内の圧力を常に監視しており，その変化によってアラームを発生させる．したがって，IABP駆動中に発生するアラームやトラブルの原因を，本体モニタに表示されるバルーン内圧波形より推察できる．正常駆動でのバルーン内圧波形（**図10-6(a)**）との相違からその異常を察知することは，安全な補助循環を行ううえで有用である．

▶ 1）ベースラインの低下 （図10-6(b)）

収縮時にバルーンに送り込んだのと同量のヘリウムが装置に戻ってきていないことを意味し，ヘリウムリークアラームが発生する．このとき，本体からバルーンまでのどこでヘリウムリークが発生しているのか，あるいは実際にヘリウムリークが生じているかを確認する．駆動チューブやカテーテルの

図10-6 バルーン内圧波形

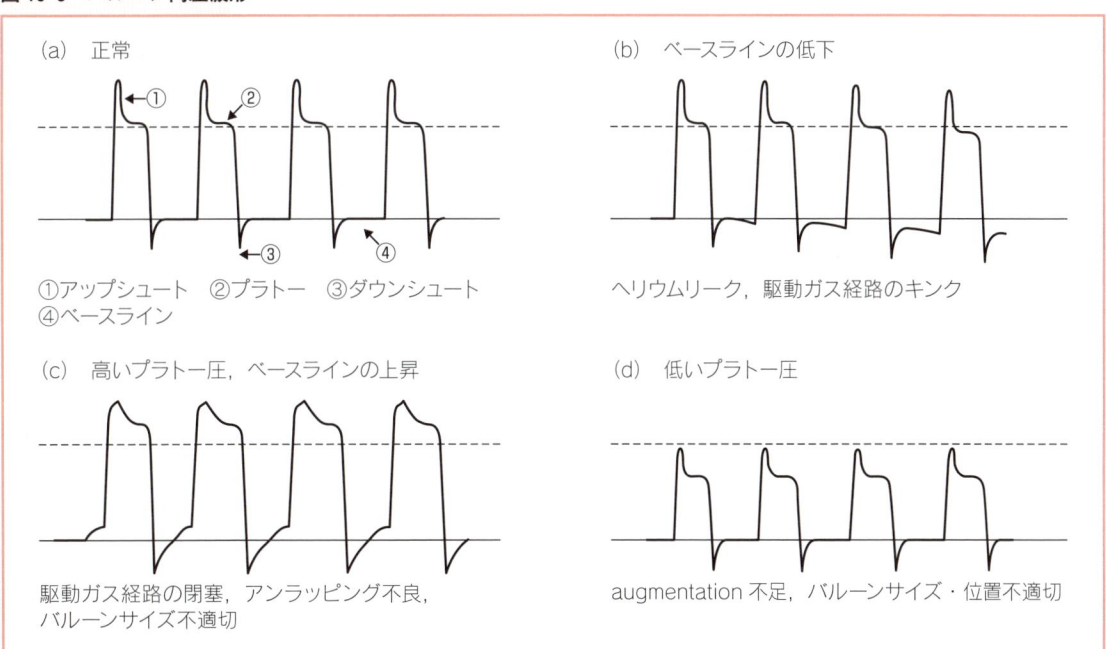

(a) 正常
①アップシュート ②プラトー ③ダウンシュート
④ベースライン

(b) ベースラインの低下
ヘリウムリーク，駆動ガス経路のキンク

(c) 高いプラトー圧，ベースラインの上昇
駆動ガス経路の閉塞，アンラッピング不良，バルーンサイズ不適切

(d) 低いプラトー圧
augmentation 不足，バルーンサイズ・位置不適切

（染谷忠男：特集補助循環と血液浄化の安全—Fool proof と Fail safe—IABP（大動脈内バルーンパンピング）．ハートナーシング，15（12）：62〜69，2002より）

折れ曲がりによる狭窄（キンク）がある場合や，頻脈や心房細動などの不整脈に十分追従できていないときも同様の現象が生じる．IABP の挿入時の駆動開始直後に発生する場合は，バルーンのアンラッピングが不完全な可能性が高い．駆動中に発生した場合は，まずもっとも深刻な事態に陥るバルーン破裂の有無を確認する．駆動チューブ内に血液や砂状の血塊が認められればバルーン破裂であるため，ただちに駆動を停止しバルーンを抜去する．血液の引き込みがなければ，駆動チューブの折れ曲がりやコネクタ部の外れ，破損の有無を確認する．また，患者の挿入側の足の屈曲はカテーテルキンクの原因になる．頻脈や不整脈の場合は，バルーン拡張時間を短くする，あるいはアシスト比を1：2にするとアラームが解除できる場合がある．どれも該当しない場合，本体内部でのリークも疑われるため，本体の交換も考慮する．

▶ 2）高いプラトー圧，ベースラインの上昇（図 10-6（c））

拡張波形にアップシュートがなく，丸みを帯びているか矩形波になっている場合，ガス経路の狭窄，閉塞が疑われる．駆動チューブ，カテーテルの折れ曲がり，よじれを確認する．またはアンラッピングをやり直す．X 線写真などを確認し，患者の大動脈に対しバルーン容量が大きすぎると推察される場合は，小さいサイズのバルーンに入れ替えるか，拡張容量を下げる．ただし，最大容量の 2/3 以下にはしない．

▶ 3）低いプラトー圧（図 10-6（d））

augmentation 不足である．バルーンサイズが小さい，バルーンの位置が低い，バルーン容量の設定が不適切などが考えられる．バルーンが血管内ではなく，解離した大動脈壁内で駆動しているといった深刻な原因も考えられるため，X 線写真で確認する必要がある．また，患者の心拍出量が低い可能性もある．駆動チューブ内の湿気や結露はヘリウムの流れを妨げるため，本体には水分除去モジュールや凝縮水ボトルがある．使用する際は毎回チェックし，溜まった水は廃棄する．

🌸 8─導入と施行

▶ 1）導入

IAB カテーテルの挿入に際し適切な血液抗凝固療法を行う．挿入時にヘパリンを 3,000〜5,000 単位投与し，施行中はヘパリンの持続注入により，活性化凝固時間（ACT：activated clotting time）を 150〜200 秒に維持する．

IAB カテーテル径が 10 Fr と太かった頃は，外科的に大腿動脈を露出し人工血管を吻合し，それを通してカテーテルを挿入していた．現在は IAB カ

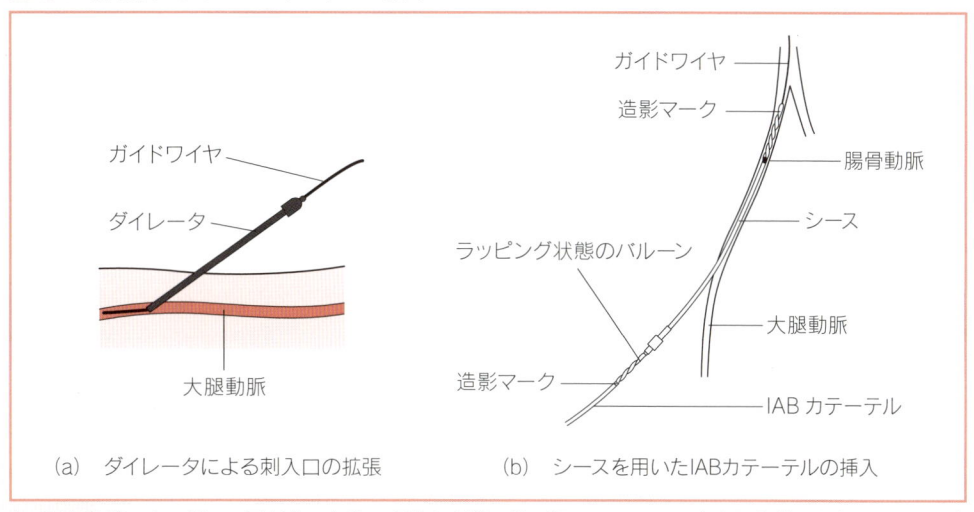

図 10-7　穿刺法による IAB カテーテルの挿入

ガイドワイヤ

ダイレータ

大腿動脈

(a)　ダイレータによる刺入口の拡張

ガイドワイヤ

造影マーク

ラッピング状態のバルーン

造影マーク

腸骨動脈

シース

大腿動脈

IAB カテーテル

(b)　シースを用いたIABカテーテルの挿入

（b：阿部稔雄，上田裕一：最新人工心肺—理論と実際—第 3 版．203〜215，名古屋大学出版会，2007 より）

セルジンガ法：①穿刺針を経皮的に血管内に刺入し，ガイドワイヤ（カテーテルに先行して目的部位まで到達し，カテーテルを誘導するための 0.025〜0.035 インチの極細ワイヤ）を穿刺針の内腔に挿入する．②穿刺針を抜去してガイドワイヤに沿ってダイレータ（血管拡張器）を挿入し，刺入口を拡張する．③ダイレータを抜去し，ガイドワイヤに沿ってカテーテルを挿入する．

テーテルが細径化されており，セルジンガ法を用いた穿刺法で挿入するのが主流である（**図 10-7**）．カテーテル挿入に際しては，シースとよばれる止血弁付きの管を穿刺口に留置する場合と，直接挿入する場合（シースレス）とがある．駆動前のバルーンは，バルーン部分の径がカテーテルと同程度に細くなるように，きつく巻き込まれた状態にされている（ラッピング）．したがって，挿入中にラッピングが解けないように，ヘリウムガスルーメンの入口に一方向弁を取り付け，そこからシリンジで吸引して，ガスルーメンを陰圧に維持しておく．バルーン留置後は胸部 X 線写真，あるいは心臓カテーテ室で挿入する場合は X 線透視下で，バルーン先端が左鎖骨下動脈の起始部から約 2 cm 遠位側にあることを確認する．一方向弁を外しガスルーメン入口にシリンジを取り付け，シリンジを吸引しガスルーメンへの血液の引き込みの有無を確認する．血液が吸引される場合は，バルーンがリークしているため，新しい IAB カテーテルに交換する必要がある．リークがなければ，シリンジを用い手動でバルーン容量＋5〜10 mL の空気をバルーン内に注入し加圧する．これにより，きつく巻き込まれたバルーンの貼り付きが剥がれ，駆動時にバルーンが適正に拡張できるようになる（アンラッピングまたはプリロード）．大動脈の血流を妨げぬよう，アンラッピングは手短に数回行う．透視装置があれば，バルーンの拡張状態の画像からバルーン下部の位置を確認する．位置が低すぎると，効果が不十分となるだけでなく，バルーンが腹腔動脈，腎動脈を閉塞して腹部臓器血流を障害してしまう．IAB カテーテル挿入後は，挿入側の大腿動脈末梢の拍動を確認し，下肢虚血に十分留意する．

下肢虚血が疑われる場合は，IAB カテーテルを抜去し，細いサイズの IAB カテーテルに入れ替えるか，反対側の大腿動脈から挿入する．

IAB カテーテル挿入と並行して本体の準備（AC 電源の確保，ヘリウムボンベの残量確認，本体へのトリガ信号の入力など）を行う．

▶ 2）離脱

心筋の虚血状態の改善，心機能の回復が認められれば，IABP を離脱（ウィーニング）する．一般的にはアシスト比を徐々に減少していくアシスト比ウィーニングが行われ，1：1から1：2に変更し，血行動態（血圧や心電図 ST 変化など）を監視しながら数時間駆動し，心機能の回復にあわせて1：4，1：8と補助の程度を減少させていく．アシスト比の1：1から1：2への減少は回復期の心臓には負担がかかるとの考えから，バルーンの拡張容量を10％ずつ徐々に減少させていくボリュームウィーニングという手法もある．離脱に向けた駆動中は，血栓防止のため抗凝固療法が適切に行われていることが重要である．また，血行動態の悪化があれば100％の補助に戻す．IABPの離脱が困難な場合は，さらなる外科的治療または補助人工心臓（VAS：ventricular assist system）などの高度な補助循環への移行を考慮することとなる．

▶ 3）アラームシステム

アラームには，状況の深刻度によってグレードが設定されている（**表10-4**）．ヘリウムリークのようなもっとも深刻な状況が疑われる場合は，アラーム発生とともにバルーンは収縮状態で IABP は停止される．ガスルーメンは大気開放となるため，再駆動時にはガスパージから行う必要がある．トリガ不全のような次に深刻な状況が疑われる場合も同様に，駆動は停止される．ただし，ガスルーメンは大気開放されず，適切なトリガが回復されるなど原因が解消されれば自動で駆動が再開される．バッテリ電圧やヘリウムガス容量不

ガスパージ： IAB カテーテルのバルーンおよびガスルーメン内の空気を適正容量のヘリウムに置換する工程．

表 10-4 IABP のアラームの例

クラス	アラーム表示	考えられる原因
クラス 1	システム・エラー	ハードウェアの異常
	ヘリウムリークの可能性あり 大量のヘリウムリーク検知	バルーン破裂 チューブ, カテーテル接続部のはずれ 駆動チューブ, カテーテルのキンク タイミング設定不良 バルーンが大きすぎる トリガが不安定, 不整脈
	ベースラインが高すぎる 高圧	カテーテルのよじれ アンラッピング不足 バルーンのサイズ, 位置が不適切
クラス 2	トリガ・ロス	心電図, 動脈圧波形が表示されない トリガの選択が不適切
	スタンバイ>3 分	スタンバイの状態で 3 分以上放置されている
クラス 3	バッテリ電源使用中	AC 電源が外れた
	ヘリウムタンク圧の低下	ヘリウムタンク内の圧力が 100 psi 以下
	内部トリガ使用中に ECG 波形を検知	患者の心電図が入力されている

Arrow ACAT1 のアラームを参考.

足といったただちに患者への影響を考慮するほどではない状況では駆動は停止せず, アラームだけが発生する. 駆動が停止する場合, バルーンは収縮状態のままである. 原因によってはバルーンを抜去することとなるが, 再開までに時間を要する場合（別の本体と切り替えるなど）は, 補助の継続と血栓防止のため, 手動でバルーンを駆動する必要がある. したがって, 本体には 50 mL サイズのシリンジと駆動チューブへのコネクタを常備しておく.

2 経皮的心肺補助法 (PCPS)

1—PCPS による補助循環

1）V–A bypass と PCPS

人工心肺による体外循環から離脱するには, 上下大静脈からの脱血量を減少し徐々に心臓への容量負荷を加えつつ, 送血流量を減少させ自己心拍出に移行する. この段階で自己心では血行動態が維持できない場合は, 容量負荷

図 10-8　PCPS の定義

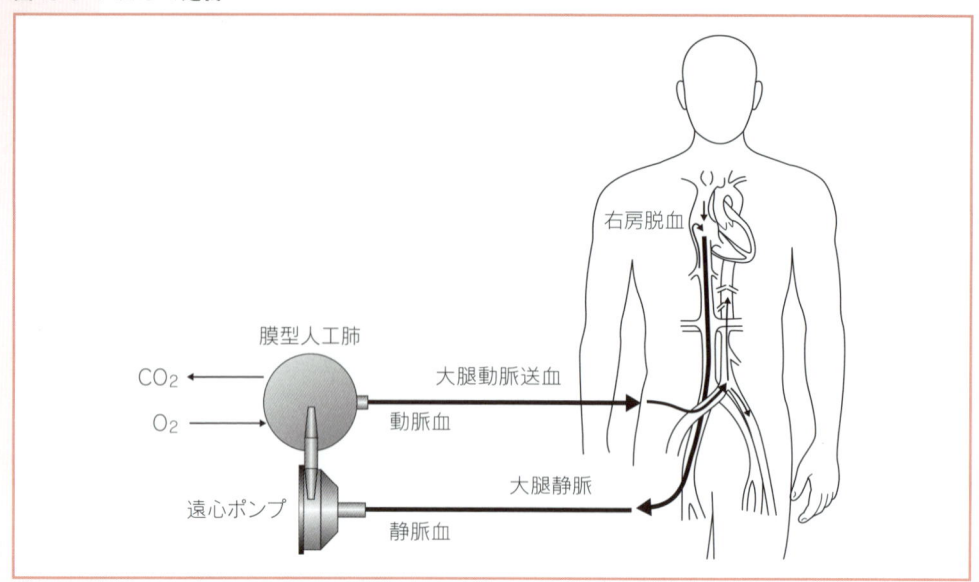

図中ラベル：右房脱血／膜型人工肺／CO_2／O_2／大腿動脈送血／動脈血／遠心ポンプ／大腿静脈／静脈血

（百瀬直樹：特集補助循環と血液浄化の安全—Fool proof と Fail safe—ECMO（人工肺による肺補助）—ECMO の管理と安全対策—. ハートナーシング，15（12）：78〜87，2002 より）

およびカテコラミンの投与を行い，それでも離脱が困難な場合には，人工心肺による V-A bypass（静脈-動脈バイパス）を継続し，さらに左心ベントを追加して両心負荷を軽減した補助循環を行い，心筋の酸素需給バランスを改善しながら心機能の回復を待つ．これでもなお離脱が困難な場合は IABP を挿入し，V-A bypass の離脱を試みる．

　しかし，IABP による圧補助だけでは血行動態を維持できない，あるいは自己肺ではガス交換能が維持できない状態では V-A bypass を離脱できず，流量補助および人工肺によるガス交換を継続したまま ICU での治療に移行しなければならない．ただし，人工心肺装置を流用した V-A bypass では，術後管理が煩雑となり容易ではない．また，右房（あるいは左房）脱血，上行大動脈送血による V-A bypass では，離脱時に再開胸を必要とする．そこで，ベッドサイドでも安全に循環および呼吸補助が可能である手法およびシステムとして，経皮的心肺補助法（percutaneous cardiopulmonary support：PCPS）が有用となる．

　PCPS は，遠心ポンプと膜型人工肺を用いた閉鎖回路（開放型静脈リザーバなどによる大気開放部分の存在しない体外循環回路）による体外循環システムで，送脱血は穿刺法にて大腿動脈および大腿静脈より挿入される経皮的カニューレによって行われる．PCPS は**図 10-8** に示すように，全身から灌流してきた静脈血を右房より脱血し，膜型人工肺で酸素加された動脈血を遠心

図 10-9　mixing zone と採血部位による血液ガス

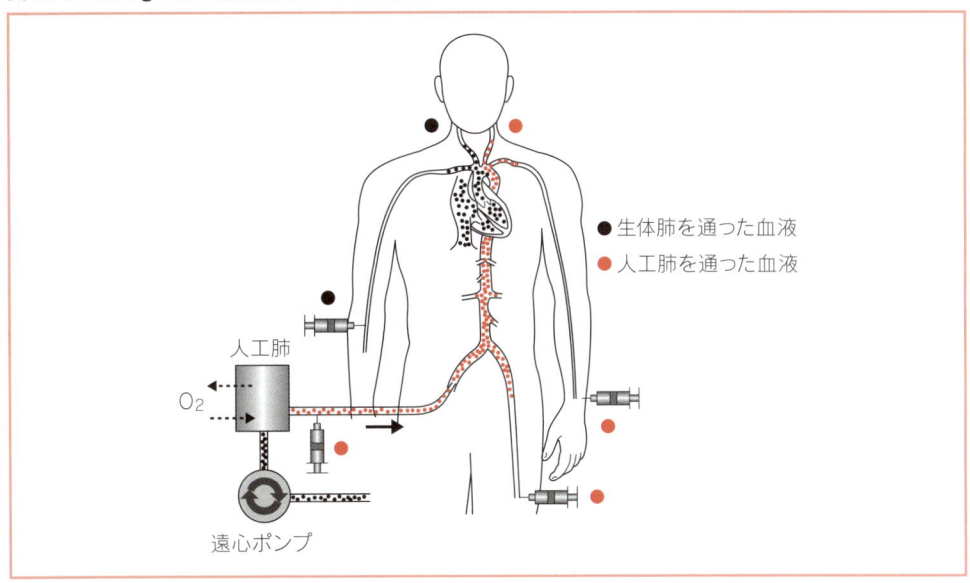

図は mixing zone が腕頭動脈と左総頸動脈の間にある場合．左右上肢の血液ガスの値に差異が生じる．
（百瀬直樹：特集補助循環と血液浄化の安全―Fool proof と Fail safe―ECMO（人工肺による肺補助）―
ECMO の管理と安全対策―．ハートナーシング，15（12）：78〜87，2002 より）

ポンプを用いて大腿動脈より全身へと送血する．つまり PCPS は，簡便な手法により安全に導入および管理が可能な，V-A bypass による両心補助法である．

▶ 2）IABP と PCPS

　PCPS は右房への静脈還流の大部分（70〜80％）を脱血することにより，前負荷を減少させて右心不全にはとくに有効とされている．一方，大腿動脈からの末梢送血が左心系への後負荷を増加させる点も指摘されている．そこで IABP と PCPS は，双方の補助効果の相違や限界を補う意味で併用されることが多い．IABP の圧補助での限界を PCPS の流量補助で強化する，あるいは呼吸補助を追加する．PCPS による後負荷の増加を IABP の systolic unloading 効果で左室負荷を軽減するとともに，人工肺で酸素加された動脈血と自己心から拍出された動脈血が混合する mixing zone（**図 10-9**）をより中枢へと引き上げる効果もある．

◦◦◦ 2—適応と禁忌

　PCPS は，開胸することなく，簡便に強力な流量補助が導入できることに大きな特徴をもつ．遠心ポンプを用いた閉鎖回路により，導入後の管理も容

表 10-5　PCPS の適応と禁忌

PCPS の適応	PCPS の禁忌
1．急性心筋梗塞，急性心筋炎などの心原性ショック	1．高度の末梢動脈硬化症
2．開心術後急性心肺不全	2．最近の脳血管障害
3．重症不整脈	3．血液凝固異常
4．急性肺動脈血栓塞栓症	4．著しい出血傾向
5．重症呼吸不全	5．末期患者
6．拡張型心筋症などの心不全の急性増悪（補助人工心臓へのブリッジ）	6．外傷性出血の著しい症例
7．重症 PCI 施行症例（supported PCI）	7．常温での詳細不明な心停止
8．大血管，呼吸器外科手術	8．遷延性心停止
9．肺移植後の呼吸循環不全	9．脳死またはそれに準じた状況
	10．高度な大動脈弁閉鎖不全症

（西中知博：経皮的心肺補助法（PCPS）および off-pump CABG 時の体外循環への移行．体外循環と補助循環．第 25 回日本人工臓器セミナー．137〜144，日本人工臓器学会，2009 より）

易である．さらには人工肺による呼吸補助も可能である．これにより PCPS の適応は多岐にわたり，心臓外科のみならず循環器内科でも使用されている（**表 10-5**）．近年では緊急の心肺蘇生にもその適応が拡がりつつあり，救命救急医療にも使用される．また，CABG や心大血管手術の補助手段として，あるいは PCPS 下での冠動脈カテーテルインターベンション（supported PCI）も行われている．PCPS はセットアップに時間を要さず，可搬性も高いため，その導入場所も手術室，ICU，CCU，心臓カテーテル室，ER と幅広い．

　PCPS は，経皮的カニューレの挿入が困難であったり，逆行性送血による合併症が危惧される高度の末梢動脈硬化症や血液抗凝固療法による合併症が危惧されるため，最近脳血管障害のエピソードがあった症例，血液凝固障害，著しい出血傾向の症例には禁忌である．また，PCPS の効果が期待できない末期患者，常温での詳細不明な心停止，遷延性の心停止，脳死またはそれに準じた状況では禁忌である．その他，外傷性心障害，高度大動脈弁閉鎖不全症が禁忌とされている．

3—システム構成

▶ 1）PCPS 回路

　PCPS 回路は，回路チューブ，遠心ポンプ，人工肺で構成されている（**図 10-10**）．補助循環中は循環血液量の調整や除泡，術野出血を回収する必要もないため，貯血槽や吸引回路は不要である．また，閉鎖回路での循環のため回路内への空気混入の危険もほとんどなく，セットアップの時間を短縮するためにも動脈フィルタを用いないのが一般的である．

　PCPS は緊急導入も多く，国内ほとんどの施設で短時間で容易にセットアップができるプレコネクトタイプの PCPS 回路が使用されている．

図10-10　PCPSシステム構成

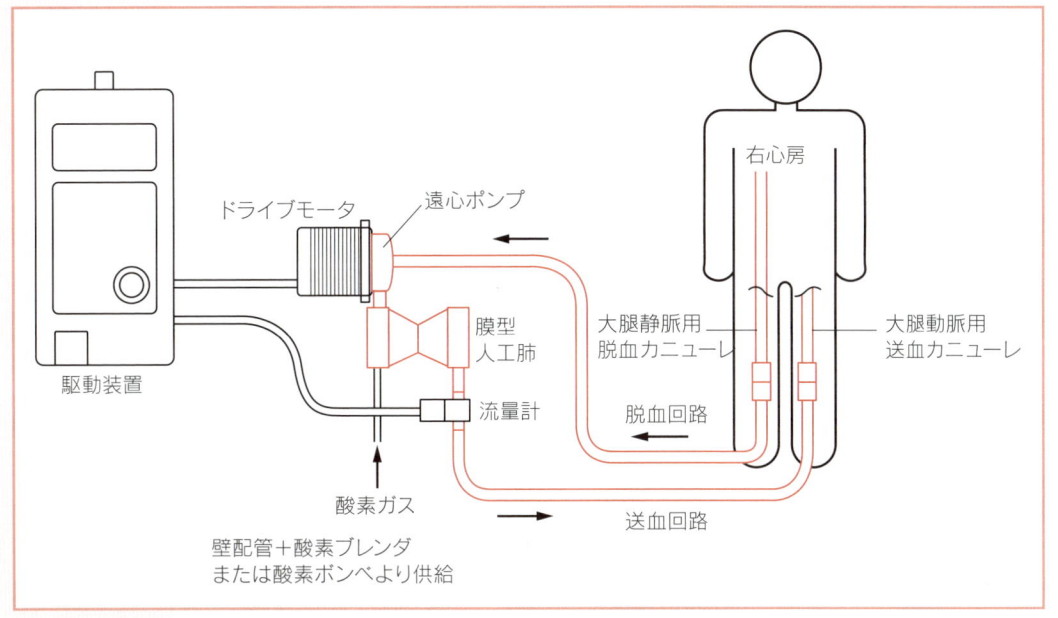

ドライブモータ　遠心ポンプ
右心房
膜型
人工肺
駆動装置
流量計
酸素ガス
壁配管＋酸素ブレンダ
または酸素ボンベより供給
大腿静脈用
脱血カニューレ
大腿動脈用
送血カニューレ
脱血回路
送血回路

赤い部分はディスポーザブル.
（テルモホームページより）

　送脱血カニューレおよびPCPS回路の血液接触面は，ヘパリンコーティングされており，生体適合性，抗血栓性が向上し，長時間の体外循環を維持できる．ヘパリンコーティング回路を使用する場合，ACTを150〜180秒程度に維持する．

▶2）送脱血カニューレ

　大腿動静脈に挿入するうえで外径は細いことが望ましいため，肉厚を薄くして内腔を確保し，強度を保つためにワイヤ補強されたthin wallカニューレを使用する．セルジンガ法にて経皮的カニュレーションを行う．ただし，心停止症例など動脈拍動の触知ができない場合は，外科的方法（カットダウン）にて露出した血管に直接挿入する方が迅速に導入可能である．

▶3）遠心ポンプ

　遠心ポンプは回転数は一定でも，ポンプ出入口の負荷によって吐出流量が変化する．送血に異常事態が発生した場合，特別なセンサや制御機構なしに回路破裂による重篤な事故発生の危険性を軽減できる遠心ポンプは，ベッドサイドでの長時間の安全な体外循環を維持するうえで有用である．
　遠心ポンプには専用駆動装置が必要となる．患者の近くに遠心ポンプを設

図 10-11　テルモ社製 PCPS システム

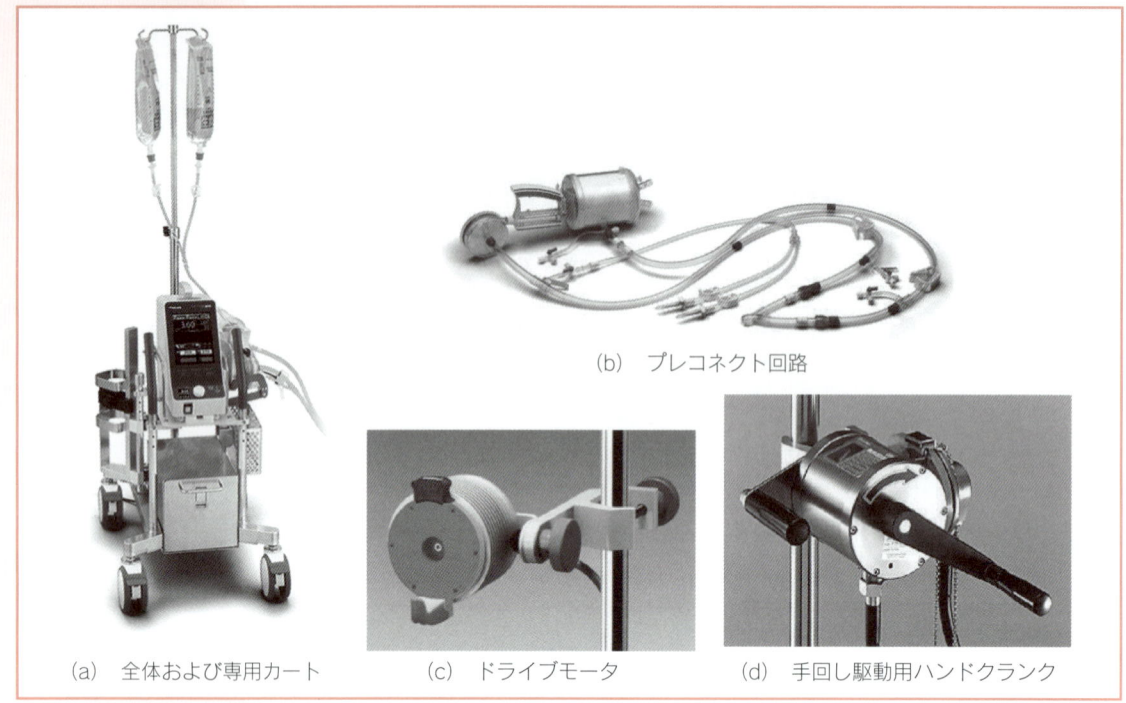

(b)　プレコネクト回路

(a)　全体および専用カート　　　(c)　ドライブモータ　　　(d)　手回し駆動用ハンドクランク

a：https://www.terumo.co.jp/medical/equipment/me171.html
b：https://www.terumo.co.jp/pressrelease/2010/023.html
c，d：https://www.terumo.co.jp/medical/equipment/me171.html

置できるように，遠心ポンプのドライブモータは駆動ケーブルを介して別体となっている（図 10-11（c））．前後負荷により吐出流量が変化する遠心ポンプは，流量計の設置が必須であり，超音波流量計が主流である．駆動装置に内蔵され，低流量，高流量および逆流を検出してアラームを発生する．また，駆動装置にはバッテリが搭載されており，患者搬送時にも駆動が可能である．

▶ 4）人工肺

人工肺には長時間の安定したガス交換能，耐久性が要求されるが，開心術での人工心肺に使用されるものを長期使用しているのが現状である．人工肺出口には採血ポートが設けられており，その測定データから人工肺のガス交換能の評価を行い，性能が劣化すれば人工肺の交換が必要となる．

PCPS 施行中は，成人の場合，生体機能による体温維持で十分であるため，熱交換器を内蔵しない人工肺が用いられる．ただし，小児に用いる場合は，全循環血液量に占める体外循環血液量，つまり室温に曝される血液の割合が高く，体温の低下を招くため熱交換器を必要とする．また，救命救急領域で

は，低体温患者の加温や脳低体温療法を行うため，熱交換器内蔵の人工肺を使用する．

▶ 5）周辺器材

(1) 酸素ブレンダと酸素ボンベ

人工肺へのガス供給は，医療用壁配管からの酸素および圧縮空気を混合し，酸素濃度（FiO_2）とガス流量を調整する酸素ブレンダから行う．PCPS管理中は，人工肺出口からの血液を，酸素分圧が 300〜400 mmHg，炭酸ガス分圧が 35〜45 mmHg に維持されるように調整する．PCPS 装着状態での移動時には，酸素ボンベから 100%酸素を供給する．

(2) 予備駆動装置と手回し駆動装置

駆動装置故障時のバックアップのため，予備の駆動装置を備えておく．さらに，電源供給が途絶した場合に備え，低回転かつ省力の手回しで高回転が得られるようにギア組みされた専用の手回し駆動装置（図 10-11（d））を備えておく．

(3) 冷温水供給装置

小児症例や救命救急領域で熱交換器を使用する場合に必要となる．

(4) 専用カート

PCPS システムを保管場所から手術室などへ移動するとき，あるいは導入後患者とともに ICU へ移動するとき，必要な部材を効率よく搬送するための専用カート（キャスタ付の架台，図 10-11（a））が便利である．

❀ 4 ─ PCPS 回路管理の注意点

▶ 1）血栓形成

PCPS 回路の血液接触面はヘパリンコーティングにより抗血栓性が高められているが，回路継ぎ目の段差部分や採血ポート，人工肺や遠心ポンプでも血液滞留部分では血栓が形成される．遠心ポンプで発生した血栓が人工肺内へ流れ込む場合もある．人工肺内の血栓はガス交換能を低下させる．遠心ポンプの回転体シャフトのシール部分やベアリング部分は，摩擦による発熱が血栓形成や溶血の原因となる．遠心ポンプからのカリカリといった異音を発見した場合は交換が必要である．

▶ 2）ウェットラング

人工肺を通る酸素ガスが血液によって温められ，人工肺ガス流出口付近で室温に冷やされることにより，ガス流路である中空糸内部に結露が発生する．これをウェットラング（wet lung）とよび，この結露が流路抵抗を上昇

させ，ガス交換能が低下する．人工肺のガス交換能の低下が認められた場合，高流量で酸素ガスを流し中空糸内の結露を吹き飛ばすことで，ガス交換能を回復することができる（O_2フラッシュ）．ウェットラングは人工肺の劣化ではないため，人工肺の交換は必要ない．ウェットラングによるガス交換能の低下を防ぐため，一定時間ごとにO_2フラッシュを行う施設も多い．

▶ 3）血漿リーク

人工肺のガス流出口より黄色の泡が吹き出されることがある．この泡はガス交換膜から漏出した血漿であり，これによりガス交換能が低下する．O_2フラッシュにより中空糸内を閉塞する泡を吹き飛ばすことで，ガス交換能は一時的には回復するが，血漿リークが発生している段階では，人工肺のガス交換膜は劣化しており，時間経過とともに劣化は進み，ガス交換能が著しく低下するため，交換が必要となる．

▶ 4）空気混入

PCPS は閉鎖回路による体外循環のため，回路内へ空気が混入する危険は少ない．ただし，生体側の酸素消費などの評価のため，まれに右房に還ってきた血液として PCPS の脱血側から採血をする場合がある．ここは遠心ポンプの上流に位置し強陰圧がかかる部分であるため，大気開放となれば回路内へ空気を引き込むこととなるので注意が必要である．また，回路内への空気の引き込みを避けるため，輸液や輸血ライン，透析回路などを PCPS 回路に接続することは避けるべきである．

3 ECMO

国際的な呼称としての ECMO（extracorporeal membrane oxygenation）は，重症呼吸不全や循環不全患者に対して一時的に人工肺と血液ポンプを用いる心肺補助法を指す．ただしわが国では，とくに呼吸補助を目的とした補助循環を ECMO とよぶことが多い．血管へのアクセス方法（バイパス方法）によって，ECMO の目的や適応症例が異なる．おもなアクセス方法（**図 10-12**）には femoral venoarterial ECMO（VA ECMO：下大静脈脱血，右大腿動脈送血），two-site venovenous ECMO（VV ECMO：下大静脈脱血，上大静脈送血），single-site venovenous ECMO（VV ECMO：ダブルルーメンカテーテルを用いた大静脈脱血，送血）がある．VA ECMO は心機能と呼

おもに循環補助を目的とした VA ECMO を，わが国では PCPS と別の名称でよんでいる．

図 10-12　ECMO の血管へのアクセス方法

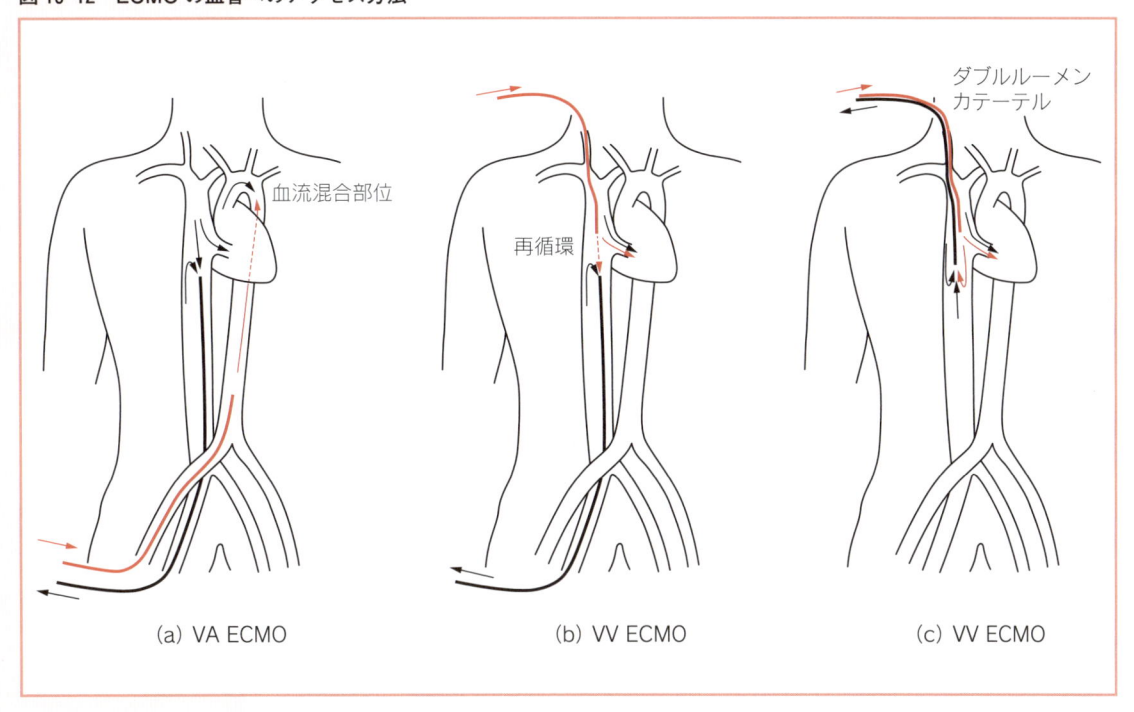

(a) VA ECMO　　　　(b) VV ECMO　　　　(c) VV ECMO

吸機能の補助，VV ECMO は呼吸機能の補助が目的となる．成人 ECMO の回路構成は PCPS と同様である．新生児 ECMO では，遠心ポンプではなくおもにローラポンプが用いられている．

1 ─VA ECMO

　体循環血流量は，自己心の拍出量と ECMO の送血量の合計となる．両者の流量バランスで血液が混合する部位（mixing point）が変化する（**図 10-12(a)**）．この mixing point によって，大動脈から枝分かれする血流の血中酸素，二酸化炭素含有量が変化する．自己心の拍出量が優位で下行大動脈が mixing point となると，脳，冠動脈，上肢には生体肺でガス交換された動脈血が優位に流れることになるので，とくに肺機能が低下している患者の場合は酸素不足に注意が必要である．PCPS 同様に，VA ECMO によって左室の後負荷は増加する．

2 ─VV ECMO

　体循環血流量は，自己心の拍出量によって決まる．動脈にアプローチしないため，塞栓症のリスクが低い．脱血，送血カニューレが連続した血管内に存在するため再循環（recirculation）が生じる（**図 10-12(b)**）．再循環する

量は，カニューレの留置位置，ECMOの流量，自己心の拍出量，右心房近傍の血液量などで変わる．再循環があるため，ECMOの脱血血液からは混合静脈血酸素飽和度を正しく測定できない．右心房へはECMOで酸素加されない血液も混ざるので，一般的にVA ECMOよりもVV ECMOの方が動脈血の酸素化効率は悪くなる．一方で，肺動脈や冠動脈を流れる血液の酸素含有量はVV ECMOの方が高く，肺動脈血管抵抗の低下による右室後負荷の軽減や心機能の回復が期待できる．

3—適応

新生児，小児に対しては，先天性横隔膜ヘルニア，胎便吸引症候群，新生児遷延性肺高血圧症，呼吸窮迫症候群，敗血症などの呼吸補助にECMOが用いられている．成人に対しては，急性呼吸窮迫症候群（acute respiratory distress syndrome：ARDS）やインフルエンザによる重症呼吸不全，肺移植までのブリッジなどに用いられている．

また，人工呼吸器関連症候群など，人工呼吸器の管理が困難になった患者に対してECMOを導入することにより，人工呼吸器の設定を緩和することが可能となり，自己肺を休ませ回復させる（lung rest）ことができる．

4—合併症

ECMOの合併症には，血栓塞栓症，出血，溶血，血小板減少，後天性フォン・ヴィレブランド症候群，敗血症，大腿動脈のカニュレーションによる下肢虚血などがある．

ECMOのトラブルとしては，回路内血栓，人工肺不全（血栓，血漿リークなど），カニューレの偶発的抜去，流量低下（カニューレ先端の先当たりなど）があげられる．

4 人工血管

人工血管を用いるおもな治療法として，動脈瘤に対する人工血管置換術，狭窄した血管を迂回させる人工血管バイパス術がある．また，動脈瘤を切除せずに血管内部から蓋をするステントグラフト（バネ状の金属が取り付けられた人工血管）留置術や，透析患者の内シャントにも用いられている．

人工血管の種類として，ポリエステル繊維（ダクロン※）を編んで円筒状にした布製，ポリテトラフルオロエチレン（テフロン※）を円筒状に引き伸

※ 臨床では，化学的な名称だけでなく，代表的な商品名が使われることもある．

ばした ePTFE 製（ゴアテックス※），ポリウレタン製などがある．布製人工血管は，摩擦に強く丈夫な平織り（woven），縦横方向に伸縮性のあるメリヤス編み（knit）があり，胸部大動脈領域には耐拡張性の観点から前者が用いられることが多い．布製は繊維の隙間から血液が漏れるが，この隙間は患者の自家組織の導入を促し，内面を偽内膜（血管内皮細胞など）で覆うことを目的としており，通常は生体内で血液が漏れ続けることはない．隙間の割合のことを有孔度（porosity）といい，一般的に woven よりも knitted のほうが 10 倍程度有孔度が高く組織が導入されやすい．従来，術中術後に血液が漏れることを防ぐために，自己血液などを用いて隙間を埋めるプレクロッティング（pre-clotting）操作が必要であったが，近年はあらかじめゼラチンやコラーゲンを隙間に充填したシールグラフトが主流である．

内シャントには，針を刺すため止血性に優れる ePTFE やポリウレタン製人工血管が用いられている．

5 人工弁

生体心臓は容積型のポンプであり，左右心室にそれぞれ流入弁と流出弁をもつ．これらの弁の機能が悪くなると循環不全を引き起こす．この心臓弁膜症に対して自然弁の修復が困難な場合に人工弁置換術が行われる．人工弁は機械弁と生体弁に大別される．

機械弁は，中央部に独立したヒンジをもつ 2 枚の扉が一方向に開閉する構造をした二葉弁が主流である．各社ヒンジ部のピボット形状などに特徴をもたせてあるが，すべての弁で血液接触部（リーフレット，オリフィス）にパイロリティックカーボンが使用されており，耐久性が高く機械的な故障を生じることはまずない．機械弁は人工材料と血液が直接触れ続けるため抗凝固療法が必要となる．一般にワルファリンなどの抗血小板剤の継続的な服用が必須となるため，妊娠を望む女性や定期的な服用が困難な患者には機械弁を使用できない．

生体弁は，異種生体弁，同種生体弁，自己生体弁に分類できるが，一般に生体弁といえば異種生体弁を指す．生体弁はウシの心膜やブタの大動脈弁を加工した三葉弁で，抗血栓性に優れ，機械弁よりも軽度の抗凝固療法で管理できる利点がある．異種材料であるが，加工段階で脱抗原化されているため免疫的な拒絶反応はない．長期間の埋め込みによって石灰化が起こることがあるため，最近は石灰化抑制処理を施した生体弁が開発されている．従来，

弁形状を保つためのステントとの機械的特性の違いにより弁尖の劣化が課題とされていたが，現在ではフレキシブルなステントとの組み合わせにより耐久性が改善されている．

6 人工心臓

人工心臓には，自己の不全心を摘出して血液ポンプと置換する全人工心臓（total artificial heart：TAH）（**図10-13(c)**）と，自己心は残して心機能を血液ポンプで補助する補助人工心臓（ventricular assist device：VAD）（**図10-13(a), (b)**）がある．さらに，血液ポンプが体外に設置される体外設置型（**図10-13(a)**），ポンプを体内に埋め込む植込型（**図10-13(b), (c)**）に分類することができる．

TAH： TAHは世界的にはいくつかの製品があるが，国内ではまだ研究段階である．

図10-13　人工心臓

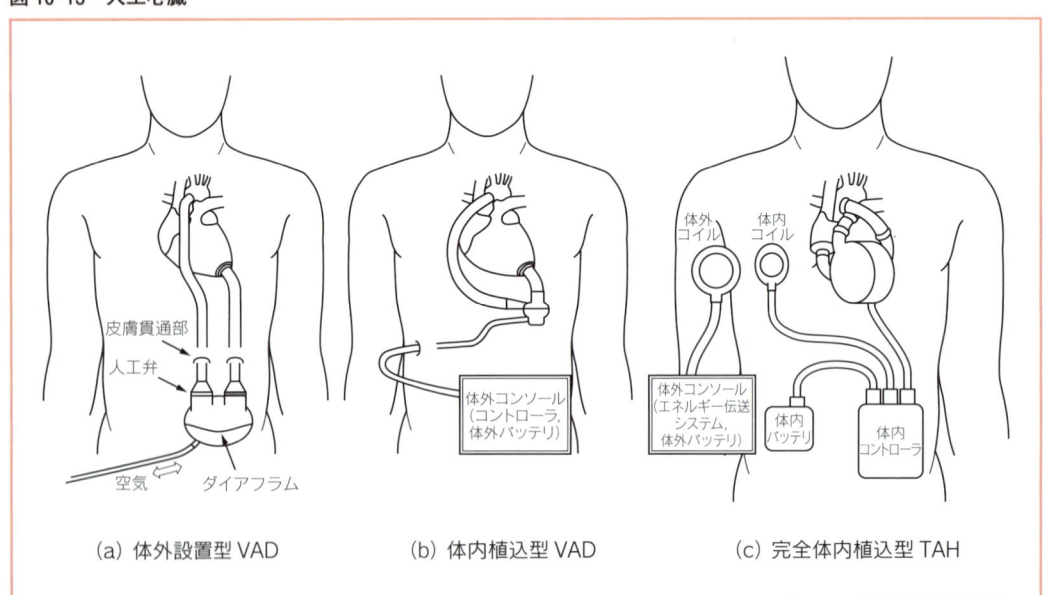

(a) 体外設置型 VAD　　(b) 体内植込型 VAD　　(c) 完全体内植込型 TAH

・補助人工心臓(VAD)と全人工心臓(TAH)：(a)，(b)は自己心を残し，心尖部脱血，大動脈送血のVAD，(c)は心房より自己心を切除し，2つの血液ポンプに置換するTAHである．
・体外設置型と体内植込型：(a)は血液ポンプを体外に設置する体外設置型，(b)は血液ポンプを体内に設置する植込型である．
・拍動流と連続流：(a)は血液室と空気室を隔てるダイアフラムを往復させて拍動流を生み出し，(b)はモータで遠心ポンプを駆動して連続流を生み出す．
・完全体内植込型：体内に血液ポンプ以外にコントローラやバッテリ，経皮エネルギー伝送コイルを埋め込んで，皮膚貫通部を完全になくしたもの．

1—補助人工心臓

左心を補助する LVAD, 右心を補助する RVAD, 両方を補助する BiVAD がある. 補助人工心臓といえば LVAD を指すことが多い. LVAD は左室（左房）から脱血し, 大動脈に送血するため, PCPS とは異なり自己心の後負荷を軽減させることができる.

▶ 1）体外設置型 VAD

経皮的に挿入したカテーテルポンプによる短期 VAD（通称 Impella など）もある.

ダイアフラムポンプなどの容積型の血液ポンプを空気駆動で動かすタイプの VAD が主流で, 人工弁が必要だが拍動流で補助することができる. 通称ニプロ VAD, AB5000, EXCOR などの製品がある. 空気駆動装置の大きさ, 駆動音, 人工弁の開閉音, 血液ポンプが体外に置かれ 2 本の太いチューブが皮膚を貫くことから, 患者の QOL は植込型に比べ低くなる.

▶ 2）植込型 VAD

血液ポンプと駆動電子回路, バッテリーなど全てのコンポーネントを体内に埋め込む完全体内植込型の人工心臓は, 日本ではまだ製品化されていない.

容積型よりも小型な遠心または軸流ポンプをモータで駆動する VAD が主流で, 体外設置型よりも皮膚を貫通するドライブラインを細くすることができる. 通称 EVAHEART, DuraHeart, HeartMate Ⅱ, Jarvik2000, HVAD などの製品がある. 連続流ポンプであるが, 自己心の拍動に伴い VAD 前後の圧力が変化することで, ある程度の脈動で補助することができる. ウェアラブル（ポータブル）の充電式バッテリで駆動できるので在宅治療が可能で, 復学, 復職している患者もいる.

2—適応

わが国では, 1997 年に臓器の移植に関する法律が施行され, 脳死からの心臓移植が可能となった. 多くの国民に周知され, 数度の改正を経て, 臓器の提供者数は増加しているが, ドナー不足が解消される見通しはない. 現在, 移植の平均待機期間は千日をこえ, その長期の待機を可能にしているのが VAD 治療である. 植込型 VAD は, 心臓移植適応患者に対するブリッジ（bridge to transplant：BTT）を目的に用いられ, 拡張型および拡張相肥大型心筋症, 虚血性心筋疾患, 弁膜症, 先天性心疾患, 心筋炎後心筋症などが対象である. 体外設置型は, これらに加えて心臓手術後の人工心肺離脱困難などの心臓移植を前提としない急性心不全の回復目的（bridge to recovery：BTR）にも適応される. 欧米では, 心臓移植の適応外となる重症心不全患者に半永久的に VAD を装着する destination（DT）治療も進められている.

3—抗凝固療法

　VADは長期に抗凝固療法を管理する必要がある．術後急性期はヘパリン，数日後にバイアスピリン（抗血小板薬），ワルファリンカリウム（抗凝固薬）を経口投与することが多い．どの段階でも，血栓だけでなく出血にも注意を払う必要がある．ワルファリンカリウムの投与量はPT-INRの値を参考に管理するため，在宅で測定できる装置（コアグチェック）もある．

4—合併症

　VAD装着前の患者は重度の循環不全状態のため，VAD治療はさまざまな合併症を引き起こす可能性がある．遠隔期では，故障，血栓，溶血などの一般的な血液ポンプ由来のトラブルの他に，脳梗塞，脳出血，感染症（ドライブライン貫通部，植込みポンプのポケット部など）があげられる．

5—実施基準とレジストリ

レジストリ： 患者の症状や，装置の状態などを登録したデータベース．

　植込型VADの臨床応用を安全，円滑に進めるため，実施基準，実施施設基準，実施医基準などが設けられている．またVADは，実際には治験中の観察期間よりも長期にわたって患者に使用されるため，市販後の臨床使用情報をJ-MACS（Japanese registry for Mechanically Assisted Circulatory Support）が一括収集し安全対策に活かしている．

参考文献

1）倉島直樹，荒井裕国，坂本　徹：特集　補助循環法の進歩—IABP—. *Clinical Engeneering*, **19**（6）：595〜602, 2008.

2）荒井裕国：大動脈内バルーンパンピング法—IABP—. 体外循環と補助循環. 第25回日本人工臓器学会教育セミナー. 15〜26, 日本人工臓器学会, 2009.

3）阿部稔雄，上田裕一：最新人工心肺—理論と実際—第三版. 203〜215, 名古屋大学出版会, 2007.

4）染谷忠男：特集　補助循環と血液浄化の安全—Fool proof と Fail safe—IABP（大動脈内バルーンパンピング）. ハートナーシング, **15**（12）：62〜69, 2002.

5）井野隆史，安達秀雄：大動脈内バルーンパンピング（IABP）. 最新体外循環. 268〜273, 金原出版, 1997.

6）尾本良三，見目恭一，鈴木　聖：IABP と V-A バイパス. 循環補助. 145〜170, 金原出版, 1992.

7）大動脈内バルーンポンプ　CS300. 体外循環技術, **36**（1）：76〜78, 2009.

体外循環一般

用語	意味	英語
体外循環	生体から血液を体外回路に誘導し，何らかの操作を加えて再度生体に灌流する	extracorporeal circulation
人工心肺(装置)	開心術などを支える体外循環に必要な器材・装置	pump-oxygenator or cardio-pulmonary bypass
灌流	体外回路を含めた血液の循環	perfusion
人工心肺開始	人工心肺を開始する	pump on
人工心肺離脱	人工心肺から離脱する	weaning
人工心肺終了	人工心肺を終了する	pump off
完全灌流	生体の心肺から血液を完全に迂回させる体外循環	total perfusion
部分灌流	生体の心肺から血液の一部分を迂回させる体外循環	pertial perfusion
左心バイパス	左心房から動脈へ血液を灌流させる体外循環	left heart bypass
右心バイパス	右心房または大静脈から肺動脈へ血液を灌流させる体外循環	right heart bypass
両心バイパス	左心，右心バイパスを同時に行う	bilateral cardiac bypass
心肺バイパス	右心房または大静脈から動脈への灌流	heart-lung bypass
補助循環	生体心機能を補助するために行われるバイパス循環	assisted circulation
拍動流	生体心臓に類似した拍動をもった血流の流れ	pulsatile flow
定常流	脈圧のない直流的な血流の流れ	non pulsatile flow
静脈脱血	大静脈または右心系から体外循環のために血液を導出する	venous drainage
落差脱血	大静脈などから人工心肺へ灌流血液の導出に落差を利用する	gravity venous drainage
陰圧吸引補助脱血	ハードシェルタイプ静脈貯血槽を陰圧に保持し落差脱血を補完する脱血法	vacuum-assisted venous drainage
充填(血)液	人工心肺などをあらかじめ満たす血液または代用液	priming solution
充填量	人工心肺などをあらかじめ満たす血液または代用液量	priming volume
冠灌流	冠血流を目的とした灌流	coronary perfusion
遮断	血管などを外部から圧迫して血流を途絶する	clamp, occulsion
大動脈遮断	大動脈を遮断する	aortic clamp
遮断解除	遮断を終了して血流を再開させる	declamp, release
大動脈遮断解除	大動脈を遮断解除する	aortic declamp
カニュレーション	カニューレを血管などへ挿入する	cannulation
ディカニュレーション	カニューレを血管などから抜去する	decannulation
ベント	心腔内の血液貯留の防止にカニューレなどを入れて吸引する	vent
活性化凝固時間	血液に珪素などの凝固活性物質を混合して凝固時間を短縮させて計測する凝固時間	activated clotting time
灌流量	血液のポンプで灌流される血液の量．毎分の量で示す	perfusion rate, flow rate
灌流指数	生体の大きさに比した灌流量．体表面積あたりで示す	perfusion index
適正灌流量	適切な酸素供給が可能な灌流量	optimal flow rate
動脈送血	動脈へ人工心肺などから血液を送る	arterial infusion
静脈灌流	大静脈，右心房などから人工心肺へ血液が戻る	venous return
冠静脈(血)灌流	冠静脈洞から右心房へ冠血液が戻る	coronary return
気管支循環灌流	肺循環血液量の減少疾患で気管支動脈による側副血行路が生じ，この経路より人工心肺へ戻る血液	bronchial venous return
心内血灌流	心臓の切開部へ出てくる全血液	cardiotomy return
動脈圧(灌流圧)	体外循環時の動脈の血圧	arterial pressure
(中心)静脈圧	体外循環時の静脈圧の平均値	(central)venous pressure
動脈送血圧	動脈送血回路圧力	arterial infusion pressure

用語	意味	英語
酸素加	体外循環の人工肺で静脈血液を動脈血化する	oxygeneration
抗凝血薬	血液凝固の防止薬剤	anticoagulant drug
ヘパリン血	凝固を防止するためヘパリンを混入した血液	heparinized blood
CPD 血	抗凝固剤のクエン酸ナトリウム液と保護液のリン酸, ブドウ糖などを混入して採取した血液	CPD blood
濃厚赤血球液	全血より赤血球を分離回収した血液	red cell concentrate
新鮮凍結血漿	全血より血漿を分離回収し急速凍結させた血液	fresh frozen plasma
血液損傷	体外循環などで血液有形成分が破壊される	blood trauma
溶血	体外循環により赤血球が破壊される	hemolysis
血液希釈	体外循環を維持する血液を血液以外の液体で薄める	hemodilution
希釈液	血液希釈を目的に使用する液体	diluent
低体温体外循環	低体温での体外循環	hypothermic perfusion
常温体外循環	常温での体外循環	normothermic perfusion
直腸温	直腸へ直接温度計を挿入して測定した体温	rectal temperature
食道温	食道へ直接温度計を挿入して測定した体温	esophageal temperature
血液温	灌流血液の温度	blood temperature
冷却	低温灌流を目的に血液を冷却する	cooling
加温	灌流血液を加温する	warming
心筋保護法	心停止と心筋保護を目的に冠血管へ保護液を灌流する	cardioplegia
心筋保護液	心停止と心筋保護を目的に冠血管へ灌流させる薬液	cardioplegia solution
晶質性心筋保護液	保護薬液のみの心筋保護液	cristaloid cardioplegia
血液併用心筋保護液	保護薬液に血液を混合した心筋保護液	blood cardioplegia
選択的冠灌流	心停止と保護を目的とした選択的冠灌流	(selective) coronary perfusion
順行性冠灌流	心停止と保護を目的とした順方向冠灌流	antegrade coronary perfusion
逆行性冠灌流	心停止と保護を目的とした逆向性（冠静脈洞よりの）冠灌流	retrograde coronary perfusion

血液ポンプ

血液ポンプ	体外循環で血流を灌流するためのポンプ	blood pump
動脈ポンプ	動脈へ血液送入を目的とするポンプ	arterial pump
吸引ポンプ	開心術の術野に出血した血液を吸引するポンプ	suction pump
冠灌流ポンプ	冠動脈へ血液を送血するポンプ	coronary perfusion pump
静脈ポンプ	静脈から体外回路へ静脈血を脱血するポンプ	venous pump
拍動流ポンプ	拍動流を目的としたポンプ	pulsatile pump
定常流ポンプ	脈圧のない直流的なポンプ	non pulsatile pump
ローラポンプ	ポンプ用管を外部からローラでしごいて血液を送りだすポンプ	roller pump
単ローラポンプ	ローラの数が1つのもの	single roller pump
複ローラポンプ	ローラの数が2つのもの	double roller pump
多ローラポンプ	ローラの数が3以上のもの	multi-roller pump
ポンプ用管	ローラポンプに使用するゴム管またはビニール管など	pumping tube, pumping chamber
ポンプヘッド	ポンプチューブを装着し血液を駆出させる部分	pumping head
駆動部分	ローラポンプを回転させるための電気モータとその付属品など	driving unit
手まわしハンドル	ローラポンプを手動でまわすハンドル	hand crank
圧閉（度）	ローラポンプのローラがポンプチューブを圧迫する度合い	occlusion
完全圧閉	ローラがポンプチューブを強く圧迫した状態	tight occlusion
不完全圧閉	ローラがポンプチューブを緩く圧迫した状態	non-tight occlusion
適正圧閉	ローラがポンプチューブを適当な強さで圧迫した状態	critical occlusion
遠心ポンプ	血液を回転させ，その遠心力で血液を駆出させるポンプ	centrifugal pump
軸流ポンプ	直線流路内のインペラを回転させ回転軸方向に血液を駆出させるポンプ	axial pump

人工肺

用語	意味	英語
人工肺	酸素加と炭酸ガス排出を行う人工肺で気泡型と膜型がある	artificial lung, oxygenator
気泡型人工肺	血液に直接酸素ガスを吹送させて酸素加と炭酸ガス排出を行う人工肺	bubble oxygenator
回転円板型人工肺	血液層に浸した多数の円板を回転させて血液をフィルム状にしてガス交換を行う人工肺	disc oxygenator
スクリーン型人工肺	血液をスクリーン状に薄く流してガス交換を行う人工肺	screen oxygenator
シート型人工肺	塩ビシートを張り合わせて作製した気泡型人工肺	sheet oxygenator
膜型人工肺	薄い高分子膜を介してガス交換を行う人工肺	membrane oxygenator
均質膜型肺	ガス透過性高分子膜型肺，シリコーン膜などでガス交換を行う人工肺	true membrane oxygenator
多孔質膜型肺	微細孔膜型肺，ポリプロピレン膜などの表面に細孔をつけガス交換を行う人工肺	microporus membrane oxygenator
複合膜型肺	多孔質膜を均質膜で裏打ちした膜型肺，長期間使用可	compound membrane oxygenator
中空糸膜型肺	中空糸状型膜型人工肺	capillary type membrane oxygenator
中空糸内部灌流型肺	血液を中空糸の内側を灌流させる膜型人工肺	extraluminal capillary type membrane oxygenator
中空糸外部灌流型肺	血液を中空糸の外側を灌流させる膜型人工肺	intraluminal capillary type membrane oxygenator
コイル型肺	帯状にした膜をスペーサーを挿入してロール巻きした人工肺	coil type membrane oxygenator
積層型肺	封筒状にした膜をスペーサーを挿入して積層に積み重ねた人工肺	parallel plate type membrane oxygenator
血液流入口	人工肺への血液流入口	blood inlet
血液流出口	人工肺への血液流出口	blood outlet
混合(酸素加)筒	気泡型人工肺の酸素加を行う部位	mixing tube
酸素ガス飛散盤	気泡型人工肺で吹送酸素を微小径にして混合筒に送り込む通気性盤	oxygen-gas dispeser
消泡室	気泡型人工肺で血液中の酸素ガスを除泡する部位	debubbling chamber
均質膜	ガス透過性高分子膜でシリコーン膜などがある	true membrane
多孔質膜	膜表面に微細孔が開孔している膜でポリプロピレン膜がある．長期間使用が難しい	microporus membrane
複合膜	多孔質膜を均質膜で裏打ちした膜である．長期間使用可能	compound membrane

その他

用語	意味	英語
動脈フィルタ	凝血塊，脂肪球，ガラス片，ゴムなどの異物除去のために患者動脈返血直前の送血回路に組み入れられる20～40μm程度の捕捉器	arterial filter
人工心肺回路	人工心肺を形成するための体外での血液流路	cardio-pulmonary bypass circuit
静脈貯血槽	脱血した静脈血を貯留する機器	venous reservoir
心血貯血槽	吸引，ベントポンプからの血液をフィルタを通過させ貯血する機器	cardiotomy reservoir
熱交換器	血液温を調節して体温調整を図る機器	heat exchanger
カニューレ	人工心肺回路と患者とを接続する繋ぎ手で動脈,静脈,ベント，心筋保護液注入などのカニューレがある	cannula
血液濃縮器	人工心肺灌流液の限外濾過法による濃縮器	ultrafiltration
冷温水供給装置	熱交換器に冷温水を供給する装置	cooler-heater

心臓病略語

Af	atrial fibrillation	心房細動
aF	atrial flutter	心房粗動
AI	aortic insufficiency	大動脈弁閉鎖不全
Aneu	aneurysm	大動脈瘤
ANG	angina pectoris	狭心症
AS	aortic stenosis	大動脈弁狭窄
ASD	atrial septal defect	心房中隔欠損症
AAS	aortic arch syndrome	大動脈弓症候群
Abs. PV	absence of pulmonary valve	肺動脈弁欠損
AA	aneurysm ascending aorta	上行大動脈瘤
A. Arch	aneurysm aortic arch	大動脈弓瘤
	arrhythmia	不整脈
AVB	atrioventricular block, AV–block	房室電導障害
CHD	congenital heart disease	先天性心疾患
Coarc. A	coarctation of the aorta	大動脈縮窄症
Cor. AVF	coronary ateriovenous fistula	冠状動脈瘻
Cp	cor pulmonale	肺性心
CCHD	cyanotic congenital heart disease	チアノーゼ性先天性心疾患
Ct. TGA	corrected transposition of the great (arteries)	修正大血管転位
Des. A	aneurysm dessending aorta	下行大動脈瘤
DORV	double outlet right ventricle	両大血管右室起始症
Dow. S	Down syndrome	ダウン症候群
Ebs. M	Ebstein's malformation	エプスタイン奇型
ECD	endocardial cushion defect	心内膜床欠損症
HPRH (Hpo–Rh)	hypoplastic right heart	右心室形成不全症
HPLH (Hpo–Lh)	hypoplastic left heart	左心室形成不全症
Hyp–T	hypertention	高血圧
Hypo–T	hypotention	低血圧
Hyp–V	hyperventilation	換気亢進
IHSS	idiopathic hypertrophic subaortic stenosis	特発性肥大大動脈弁下部狭窄症
IRBBB	incomplete right bundle branch block	不完全右脚ブロック
LRSh	left to right shunt	左右短絡
MI	mitral insufficiency	僧帽弁閉鎖不全
Med. T	mediastinal tumor	縦隔洞腫瘍
MS	mitral stenosis	僧帽弁狭窄症
MSI	mitral steno–insufficency	僧帽弁閉鎖不全症
MVR	mitral valve replacement	僧帽弁置換術
MYC–Inf. (MC–Inf)	myocardial infarction	心筋硬基症
NCCHD	noncyanotic congenital heart disease	非チアノーゼ性心疾患
PC	constructive pedicarditis	収縮性心膜炎
PDA	patent ductus arteriosus	ボタロー氏管開存症
PPH (PH)	primary pulmonary hypertension	肺動脈高血圧症
PS	pulmonary stenosis	肺動脈狭窄症
PAPVR	partial anomalous pulmonary venous return	部分肺静脈還流異常
PMYC. D, (PMD)	primary myocardial disease	原発性心筋症
Par. TC (PT)	paroxysmal tachycardia	発作性頻拍症
PAT	paroxysmal atrial tachycardia	発作性心房性頻拍
PCI. A	pericarditis acuta	急性心膜炎
R. SV	ruptured aneurysm of sinus valsalva	バルサルバ洞動脈破裂
SV	single ventricle	単心室
SBE	subacute bacterial endocarditis	亜急性細菌性心内膜炎
T/F	tetralogy of Fallot	ファロー四徴症
T/P	transposition of the great arteries	大血管転位
T/A	tricuspid atresia	三尖弁閉鎖症
T/S	tricuspid stenosis	三尖弁狭窄
TVR	tricuspid valve replacement	三尖弁置換術
TGA	transposition of the great arteries (transposition of aorta and pulmonary artery)	大血管転位
TI	tricuspid insufficiency	三尖弁閉鎖不全
TAPVR	total anomalous pulmonary venous return	総肺静脈灌流異常
Vf.	ventricular fibrillation	心室細動
VSD	ventricular septal defect	心室中隔欠損症
Vx	varix	静脈瘤
V. T.	ventricular tachydardia	心室性頻拍症
WPW–S	Wolff–Parkinson–White syndrome (syndrome of accessory pathway)	WPW症候群

カテおよび計測などの用語，略語

ACG	angiocardiography	心臓血管造影
BMR	basal metabolic rate	基礎代謝率
BP	blood pressure	血圧
CAG	cerebral angiography	脳血管造影
CAG	coronary angiography	冠動脈造影
CVP	central venous pressure	中心静脈圧
ECG	electrocardiogram	心電図
EEG	electroencephalogram	脳波
EMG	electromyogram	筋電図
ESR	erythrocyte sedimentation rate	赤血球沈降速度
FBS	fasting blood sugar	空腹時血糖値
GTT	glucose tolerance test	糖負荷検査
LHC	left heart catheterization	左心カテ
PCG	phonocardiogram	心音図
PP	pulse pressure	脈圧
PSP	phenolsulfonphthalein	フェノールスルフォンフタレイン
RCH	right heart catheterization	右心カテ
VCG	vector cardiogram	ベクトル心電図
	arteriography	動脈造影
	bronchoscopy	気管支鏡検査
	cardiac catheterizathion	心臓カテーテル
	esophagoscopy	食道鏡検査
	gastroscopy	胃鏡検査
	abdominal puncture	腹腔穿刺
	pleural puncture	胸腔穿刺
	sternal puncture	胸骨穿刺
	spinal puncture	脊椎穿刺
	pneumothorax	気胸
	tracheotomy	気管切開
	thrombus	血栓
	cholecystography	胆のう造影
	bone marrow puncture	骨髄穿刺
	venesection	静脈切開
	crossmatch test	交差試験
	rectoscopy	直腸鏡検査
	retrograde arterial catheterization	逆行性左心カテ
	pyelography	腎造影
	tomography	断層撮影
	venography	静脈撮影

主訴や症状に関する用語

apnea	無呼吸
bradycardia	徐脈
bronchial asthma	気管支喘息
coma	昏睡
dyspnea	呼吸困難
extrasystole	期外収縮
orthopnea	起坐呼吸
pneumothorax	気胸
palpitation	動悸
tachycardia	頻脈
PAC (premature artial contraction)	心房性期外収縮
PVC (premature ventricular contraction)	心室性期外収縮

人工心肺回路用ビニル管規格

号	寸法（mm）
	内径×外径
1	3×5
2	5×8
3	6×10
4	8×12
5	10×14
6	12×17

針規格

針ゲージ	内径 mm
14 G	1.73
16 G	1.3
18 G	0.95
20 G	0.8
22 G	0.6

コネクターサイズ

inch	外径 mm
1/4	6.4（6）
5/16	7.9（8）
3/8	9.5（10）
1/2	12.7（12）

1 inch＝25.4 mm
French÷Π＝mm

カニューレサイズ

french	外径 mm
12 F	3.82
14 F	4.46
16 F	5.1
18 F	5.73
20 F	6.37
22 F	7
24 F	7.64
26 F	8.28
28 F	8.92
30 F	9.55
32 F	10.2
34 F	10.8
36 F	11.5
38 F	12.1

Ⅰ．生体機能代行装置学

【現行】生体機能代行技術学

【旧】生体機能代行装置学

(1) 呼吸療法装置

大 項 目	中 項 目	小 項 目
1. 原理と構造	(1) 酸素療法装置	①概論
		②保育器
		③酸素濃縮器
		④マスク，開放式マスク
		⑤鼻カニューレ
		⑥ネブライザ付酸素吸入装置
		⑦高流量鼻カニューレ酸素療法
	(2) 吸入療法装置	①ジェットネブライザ
		②超音波ネブライザ
		③メッシュネブライザ
		④pressurized Metered Dose Inhaler(pMDI) Dry Powder Inhaler (DPI)
	(3) 人工呼吸器	①換気モード概論
		②気道内陽圧方式
		③胸郭外陰圧方式
	(4) 呼吸回路	①呼吸回路と気管チューブ
	(5) 高気圧治療装置	①治療原理および適応と禁忌および指導
		②装置
	(6) モニタリング	①人工呼吸器での換気量，気道内圧，流量測定
		②血液ガス分析（カテーテル採血を含む）
		③パルスオキシメトリ
		④カプノメトリ
		⑤経皮ガスモニタ
		⑥循環動態測定
	(7) 周辺医用機器	①酸素流量計
		②酸素濃度計
		③吸引器
		④加温加湿器（人工鼻を含む）
		⑤用手人工換気器具
		⑥NO ガス（一酸化窒素）治療機器
		⑦気管挿管で使う器具，ビデオ喉頭鏡
2. 呼吸療法技術	(1) 総論	①自発呼吸と人工呼吸
		②各種換気モード
		③人工呼吸開始基準
	(2) 酸素療法	①酸素療法の目的
	(3) 人工呼吸器の設定	①換気設定とアラーム設定
	(4) 患者状態の把握	①患者アセスメント
		②有害事象・合併症
	(5) 人工呼吸の維持	①喀痰吸引の資格，手技
	(6) 人工呼吸器からの離脱	①ウィーニングと抜管
3. 在宅呼吸管理	(1) 在宅酸素療法	①酸素濃縮装置
		②液体酸素
	(2) 在宅人工呼吸	①NPPV
		②TPPV
	(3) CPAP 療法	①CPAP

大 項 目	中 項 目	小 項 目
4. 安全管理	(1) 安全対策	①酸素療法装置
		②吸入療法装置
		③人工呼吸器
		④高気圧治療装置
		⑤周辺医用機器
	(2) 日常・定期点検	①酸素療法装置
		②吸入療法装置
		③人工呼吸器
		④高気圧治療装置
		⑤周辺医用機器
	(3) 消毒と洗浄	①酸素療法装置
		②吸入療法装置
		③人工呼吸器
		④高気圧治療装置
		⑤周辺医用機器
	(4) 災害対策	①医療ガス
		②電源
		③用手換気器具

(2) 体外循環装置・補助循環装置

大 項 目	中 項 目	小 項 目
1. 原理と構成	(1) 血液ポンプ	①ローラポンプ
		②遠心ポンプ
		③拍動流と定常流
	(2) 人工肺	①気泡型
		②膜型
		③構造，灌流方式
		④膜の材質，コーティング
	(3) 人工心肺	①ポンプチューブ
		②動脈フィルタ
		③熱交換器と冷温水槽
		④貯血槽
		⑤吸引回路，ベント回路
		⑥冠灌流回路
		⑦血液濃縮器
2. 体外循環の病態生理	(1) 体外循環と血液	①血液損傷
		②血液希釈の影響
		③血液成分の変動
		④酸塩基平衡と電解質の変動
		⑤抗凝固
		⑥内分泌系の変動
		⑦免疫系の変動
	(2) 循環動態	①灌流量，血圧，末梢血管抵抗
3. 体外循環技術	(1) 人工心肺充填液	①準備，計算方法
		②充填液の種類
	(2) 適正灌流	①至適灌流量
		②血液希釈の程度
		③体温コントロール
		④ガス交換のコントロール
	(3) モニタリング	①動脈圧
		②中心静脈圧
		③心電図

大 項 目	中 項 目	小 項 目
3. 体外循環技術	(3) モニタリング	④体温
		⑤左房圧
		⑥血液ガス分析
		⑦尿量
		⑧人工心肺装置内モニタリング
	(4) 心筋保護	①心筋保護の目的と意義
		②心筋保護液の種類
		③心筋保護液の注入
4. 補助循環法	(1) 循環補助	①IABP
		②PCPS
		③補助人工心臓
	(2) 呼吸補助	①ECMO
5. 安全管理	(1) 体外循環のトラブル対策	①送血圧異常
		②脱血不良
		③回路チューブの脱落
		④人工肺の故障
		⑤血液ポンプの故障
	(2) 体外循環の合併症	①空気塞栓
		②大動脈解離
		③凝固機能異常
		④溶血

(3) 血液浄化療法装置

大 項 目	中 項 目	小 項 目
1. 血液透析療法	(1) 目的	①体内不要物質・過剰水分の除去
		②体内欠乏物質の補充
		③体液異常の是正
	(2) 原理	①拡散
		②限外濾過
	(3) 分類	①血液透析
		②血液濾過・血液透析濾過
	(4) 構成	①標準的な回路構成
		②希釈法と置換液量
	(5) 透析器, 濾過器	①種類
		②膜
		③構造
		④性能指標
	(6) 透析装置と関連システム	①透析液供給装置
		②透析装置
		③水処理システム
	(7) 透析液, 補充液	①種類
		②組成
	(8) 抗凝固薬	①血液の凝固機序
		②抗凝固薬の種類と特徴
	(9) バスキュラーアクセス	①急性期（緊急用）
		②慢性期（維持用）
	(10) 患者管理	①治療中の管理
		②各種検査
		③合併症対策
		④食事制限・食事療法
	(11) 適正透析	①治療指標
		②治療スケジュール（治療時間と頻度）

大 項 目	中 項 目	小 項 目
1. 血液透析療法	(12) 安全管理	①保守点検
		②安全管理と事故対策
		③感染対策
		④災害対策
2. 腹膜透析療法	(1) 目的	①体内不要物質・過剰水分の除去
		②体内欠乏物質の補充
		③体液異常の是正
	(2) 原理	①拡散
		②濾過
	(3) 方法	①治療法
		②透析液
	(4) 特徴と合併症	
3. アフェレシス療法	(1) 目的	①病因物質・病因関連物質の除去
		②体内欠乏物質の補充
	(2) 原理	①拡散，限外濾過
		②精密濾過
		③吸着
	(3) 種類と方法	①持続的血液浄化
		②血液吸着（直接血液灌流）
		③血漿吸着
		④血漿交換
		⑤その他のアフェレシス療法
	(4) 適応と特徴	①持続的血液浄化
		②アフェレシス療法

【編者略歴】

見目 恭一（けんもく きょういち）

1970年	宇都宮大学工学部電気工学科卒業
1971年	帝国通信工業株式会社
1975年	三井記念病院MEサービス部
1978年	埼玉医科大学附属病院MEサービス部
1996年	埼玉医科大学附属病院MEサービス部課長
2006年	埼玉医科大学保健医療学部医用生体工学科助教授
2008年	埼玉医科大学保健医療学部医用生体工学科准教授
2011年	埼玉医科大学保健医療学部医用生体工学科教授
2017年	埼玉医科大学名誉教授
	現在に至る　学士（工学）

福長 一義（ふくなが かずよし）

1995年	日本工学院専門学校臨床工学科卒業（臨床工学技士）
1998年	東京電機大学工学部電子工学科（飛び級）
2000年	東京電機大学理工学部博士前期課程修了（応用電子工学専攻）
2003年	東京電機大学理工学部博士後期課程修了（応用システム工学専攻）
2003年	東京電機大学フロンティア共同研究センター助手
2006年	杏林大学保健学部臨床工学科助手
2008年	杏林大学保健学部臨床工学科講師
2012年	杏林大学保健学部臨床工学科准教授
2018年	杏林大学保健学部臨床工学科教授
	現在に至る　博士（工学）

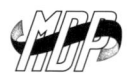

臨床工学講座
生体機能代行装置学
体外循環装置　第2版　　　　ISBN978-4-263-73422-3

2012年 2 月 1 日　第1版第 1 刷発行
2018年 1 月10日　第1版第10刷発行
2019年 3 月15日　第2版第 1 刷発行
2025年 1 月10日　第2版第 7 刷発行

監　修　一 般 社 団 法 人
　　　　日本臨床工学技士
　　　　教育施設協議会

編　集　見 目 恭 一
　　　　福 長 一 義

発行者　白 石 泰 夫

発行所　医歯薬出版株式会社
〒113-8612 東京都文京区本駒込1-7-10
TEL.（03）5395-7620（編集）・7616（販売）
FAX.（03）5395-7603（編集）・8563（販売）
https://www.ishiyaku.co.jp/
郵便振替番号　00190-5-13816

乱丁，落丁の際はお取り替えいたします　　　印刷・三報社印刷／製本・明光社
　　　　© Ishiyaku Publishers, Inc., 2012, 2019. Printed in Japan